国家卫生和计划生育委员会"十三五"规划教材

全国高等学校教材

供医学影像学专业用

医学电子学基础

Fundamentals of Medical Electronics

第4版

主　编　鲁　雯　郭明霞

副主编　王晨光　周英君

编　　委（以姓氏笔画为序）

王晨光（哈尔滨医科大学）　　　陈洪斌（吉林医药学院）

车琳琳（泰山医学院）　　　　　周英君（牡丹江医学院）

刘太刚（新乡医学院）　　　　　莫　华（广西医科大学）

陆改玲（包头医学院）　　　　　郭明霞（天津医科大学）

陈建方（蚌埠医学院）　　　　　鲁　雯（泰山医学院）

编写秘书　车琳琳（兼）

人民卫生出版社

图书在版编目（CIP）数据

医学电子学基础/鲁雯,郭明霞主编.—4 版.—北京：
人民卫生出版社,2016

本科医学影像学专业第四轮规划教材

ISBN 978-7-117-23617-1

Ⅰ.①医⋯　Ⅱ.①鲁⋯②郭⋯　Ⅲ.①医用电子学–
医学院校–教材　Ⅳ.①R312

中国版本图书馆 CIP 数据核字（2016）第 257045 号

人卫智网	www.ipmph.com	医学教育、学术、考试、健康，
		购书智慧智能综合服务平台
人卫官网	www.pmph.com	人卫官方资讯发布平台

医学电子学基础
第 4 版

主　　编：鲁　雯　郭明霞
出版发行：人民卫生出版社(中继线 010-59780011)
地　　址：北京市朝阳区潘家园南里 19 号
邮　　编：100021
E – mail：pmph @ pmph.com
购书热线：010-59787592　010-59787584　010-65264830
印　　刷：三河市潮河印业有限公司
经　　销：新华书店
开　　本：850×1168　　1/16　　印张：17
字　　数：503 千字
版　　次：2000 年 10 月第 1 版　　2016 年 12 月第 4 版
　　　　　2021 年 11 月第 4 版第 9 次印刷(总第 37 次印刷)
标准书号：ISBN 978-7-117-23617-1/R·23618
定　　价：45.00 元

全国高等学校医学影像学专业第四轮规划教材修订说明

医学影像学专业本科教育始于1984年，32年来我国的医学影像学高等教育进行了以教学内容和课程体系改革为重点的教学改革，并取得了阶段性成果。教材是教学内容的载体，不仅要反映学科的最新进展，而且还要生动地体现教育思想和观念的更新。教育教学改革的成果最终要体现在教材中并通过教材加以推广，这就要求教材建设应与教育教学改革相一致。落实学校教育要把提高素质、传授知识、培养能力融为一体，推动教学方法改革，确立在教师主导下学生在教学过程中的主体地位，努力提高教育教学质量。因此，在当前教育教学改革不断深入的形势下，努力抓好教材建设势在必行。

一、我国高等医学影像学教育教材建设历史回顾

1. 自编教材　1984年，在医学影像学专业建立之初，教材多根据各学校教学需要编写，其中《放射学》《X线物理》《X线解剖学》在国内影响甚广，成为当时教材的基础版本。由于当时办医学影像学（原为放射学）专业的学校较少，年招生人数不足200人，因此教材多为学校自编，油印，印刷质量不高，但也基本满足当时教学的需要。

2. 协编教材　1989年，随着创办医学影像学专业的学校增加，由当时办医学影像学专业最早的天津医科大学发起，哈尔滨医科大学、中国医科大学、川北医学院、泰山医学院、牡丹江医学院等学校联合举办了第一次全国医学影像学专业（放射学专业）校际会议。经协商，由以上几所院校联合国内著名的放射学家共同编写本专业和专业基础课的部分教材。教材编写过程中，在介绍学科的基础知识、基本理论、基本技能的基础上，注重了授课与学习的特点和内容的更新，较自编教材有了很大进步，基本满足了当时的教学需要。

3. 规划教材　1999年，全国高等医学教育学会医学影像学分会成立后，由学会组织国内相关院校进行了关于教材问题的专题会议，在当年成立了高等医药院校医学影像学专业教材评审委员会，组织编写面向21世纪医学影像学专业规划教材。

2000年，由人民卫生出版社组织编写并出版了国内首套7部供医学影像学专业使用的统编教材，包括《人体断面解剖学》《医学影像物理学》《医学电子学基础》《医学影像设备学》《医学影像检查技术学》《医学影像诊断学》《介入放射学》。

2005年，第二轮修订教材出版，增加了《影像核医学》《肿瘤放射治疗学》，使整套教材增加到9部。同时期，我国设立医学影像学专业的学校也由20所增加到40所，学生人数不断增长。

2010年，第三轮修订教材完成编写和出版，增加了《医学超声影像学》，使该套教材达到10部。此外，根据实际教学需要，将《人体断面解剖学》进行了系统性的修改，更新为《人体断面与影像解剖学》。这10年间，全球医学影像学发展极为迅猛，学科内容进一步扩增，我国设立医学影像学专业的学校也增加到80所，年招生人数超过1万人。

前三轮规划教材凝结了众多医学教育者的经验和心血，为我国的高等医学影像学教育作出了重要贡献。第三轮教材中的《医学影像检查技术学》《医学影像诊断学》《介入放射学》《影像核医学》

《肿瘤放射治疗学》还被评为了普通高等教育"十二五"国家级规划教材，充分肯定了本套教材的编写质量。

二、第四轮医学影像学专业规划教材编写特色

面对社会的进步和科学技术的发展，医学影像学高等教育的教学呈现出四个方面的特点，即现代科学技术和医学教学融合、出现跨学科教学、学生参与教学过程的主动学习以及重视教育结果和质量。 教材的编写应密切结合我国目前医学教学改革的总体要求，密切结合医学影像学的发展对人才培养的要求，因此，全国高等学校医学影像学专业第三届教材评审委员会和人民卫生出版社在充分调研论证的基础上，决定从 2015 年开始启动医学影像学专业规划教材第四轮的修订工作。

第四轮规划教材的编写特色如下：

第一，立足人才培养，促进教材整体发展 教材建设不仅要符合现代化的教育理念，更要注重体现对学生素质教育、实践能力和创新意识的培养，要与医学影像学学科建设和课程建设紧密结合，服务于教学改革，充分反映教学改革和学科发展的最新成果。 坚持以本专业人才培养目标为教材编写的基础，打造成"教师好教""学生好学"的经典教材。

第二，加强顶层设计，创新教材建设机制 教材编写坚持遵循整套教材顶层设计、科学整合课程、实现整体优化的编写要求；鼓励实践教材建设，满足实践教学需要。 在理论教材方面，《人体断面与影像解剖学》书名再次论证，进一步优化为《人体断层影像解剖学》；在实验教材方面，根据教学实际需要，增加《医学电子学基础实验》；在学习指导与习题集方面，将全部理论教材品种配齐相应的《学习指导与习题集》；在数字出版方面，全部理论教材品种都配套编写了相应的网络增值服务，并与理论教材同步出版发行。

第三，坚持编写原则，确保教材编写质量 坚持贯彻落实人民卫生出版社在规划教材编写中通过实践传承的"三基、五性、三特定"的编写原则："三基"即基本知识、基本理论、基本技能；"五性"即思想性、科学性、创新性、启发性、先进性；"三特定"即特定对象、特定要求、特定限制。精练文字，控制字数，同一教材和相关教材的内容不重复，相关知识点具有连续性，内容的深度和广度严格控制在教学大纲要求的范畴，力求更适合广大学校的教学要求，减轻学生负担。

本套规划教材将于 2016 年 11 月陆续出版发行。 希望全国广大院校在使用过程中，能够多提宝贵意见，反馈使用信息，为下一轮教材的修订工作建言献策。

全国高等学校医学影像学专业第三届教材评审委员会

规划教材

序号	书名	主编	副主编
1	人体断层影像解剖学（第4版）	王振宇　徐文坚	张雪君　付升旗　徐海波
2	医学影像物理学（第4版）	吉　强　洪　洋	周志尊　童家明　谢晋东
3	医学电子学基础（第4版）	鲁　雯　郭明霞	王晨光　周英君
4	医学影像设备学（第4版）	韩丰谈	李　彪　李林枫　李晓原
5	医学影像检查技术学（第4版）	于兹喜　郑可国	余建明　于铁链　张修石
6	医学影像诊断学（第4版）	韩　萍　于春水	余永强　王振常　刘林祥　高剑波
7	介入放射学（第4版）	郭启勇	滕皋军　杨建勇　郑传胜
8	影像核医学与分子影像（第3版）	黄　钢　申宝忠	陈　跃　李亚明　王全师　兰晓莉
9	肿瘤放射治疗学（第3版）	徐向英　曲雅勤	伍　钢　李国文　杜　勇
10	医学超声影像学（第2版）	姜玉新　冉海涛	田家玮　胡　兵　周晓东

配套教材

序号	书名	主编
1	人体断层影像解剖学实验指导（第2版）	徐　飞　徐文坚
2	医学影像物理学实验（第4版）	仇　惠　张瑞兰
3	医用放射防护学（第2版）	洪　洋　谢晋东
4	医学电子学基础实验	王晨光　周英君
5	影像核医学与分子影像图谱（第2版）	王全师　黄　钢

学习指导与习题集

序号	书名	主编
1	人体断层影像解剖学学习指导与习题集（第2版）	付升旗　王振宇
2	医学影像物理学学习指导与习题集（第3版）	童家明　吉　强
3	医学电子学基础学习指导与习题集（第2版）	郭明霞　鲁　雯
4	医学影像设备学学习指导与习题集（第2版）	韩丰谈
5	医学影像检查技术学学习指导与习题集（第2版）	郑可国　于兹喜
6	医学影像诊断学学习指导与习题集（第2版）	于春水　韩　萍
7	介入放射学学习指导与习题集	郭启勇
8	影像核医学与分子影像学习指导与习题集（第2版）	陈　跃　黄　钢
9	肿瘤放射治疗学学习指导与习题集（第2版）	徐向英
10	医学超声影像学学习指导与习题集	冉海涛

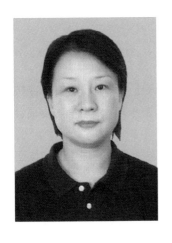

鲁　雯

现任泰山医学院放射学院副院长，教授，博士，硕士生导师。 中国医学装备协会医学实验设备分会理事，《中国医学装备杂志》编委。

1994 年获上海交通大学生物医学工程专业硕士学位；2008 年获同济大学博士学位。 近年来主持和参与科技部、省自然科学基金研究课题 6 项，主编及参编人民卫生出版社规划教材 5 部，发表教学和科研论文 30 余篇。 现为省级精品课程《医学电子仪器》及省级卓越工程师教育培养项目负责人。长期从事医学影像学本科教学工作。

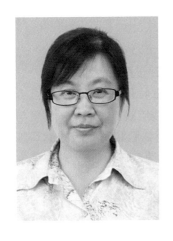

郭明霞

天津医科大学医学影像学院教授，硕士生导师。 从事教学工作 28 年。

1988 年获南开大学无线电电子学专业硕士学位；2002 年获天津大学生物医学工程专业博士学位；曾在天津医科大学影像医学与核医学方向做博士后研究工作。 主持和参加科研基金项目 19 项，其中国家 863 计划项目 1 项，国家自然科学基金项目 6 项，省部级科研基金项目 8 项；发表科研论文 40 余篇，获天津市科技进步三等奖 1 项；2009 年获天津市优秀博士后研究人员；参编教材 7 部，副主编教学指导书 1 部，其中参加了《医学电子学基础》第 1 版至第 3 版的编写工作。

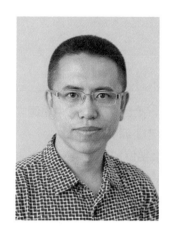

王晨光

现任哈尔滨医科大学物理教研室主任，教授，硕士生导师，教育部高等学校大学物理课程教学指导委员会委员及医药院校物理课程教学指导委员会副主任委员，黑龙江省物理学会常务理事。

从事教学工作至今 26 年。承担物理学、电子学和影像物理学的教学工作以及生物物理学方向的科研工作。先后主持或参与国家自然科学基金科研项目多项；在国内外学术期刊上包括以第一或通信作者在内发表 SCI 收录的科研论文 20 余篇；主编和参编包括国家级规划教材在内的教材 10 余部。

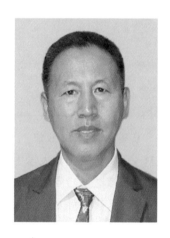

周英君

现任牡丹江医学院影像学院副院长，教授，电工电子教研室主任。

1982 年毕业于哈尔滨师范大学物理系，其后在牡丹江医学院任教至今有 34 年，先后讲授过电子技术基础、电工学、X 线电视原理、电子测量与电子工艺等课程。参加了《医学电子学基础》第 2 版和第 3 版的编写工作，还主编其他教材 10 余本，主持省级教学研究课题近 10 项，获得国家级和省级奖 10 余项，发表论文 10 余篇。

　　《医学电子学基础》是根据全国高等学校医学影像学专业规划教材（第四轮）会议的精神修订的医学影像学专业系列规划教材之一。 在教材修订过程中，遵循医学影像学专业的培养目标；贯彻学科整合课程、实现整体优化；淡化学科意识、注重系统科学；坚持"三基"（基础理论、基本知识、基本技能）、"五性"（思想性、科学性、先进性、启发性、适用性）、"三特定"（特定对象、特定要求、特定限制）的原则。 本轮教材编写时继承了第3版中优秀和成熟的部分，在结构编排和内容取舍方面作了相应的调整，删去了第3版教材中的第六章高频电路和第十一章医用仪器干扰的抑制和安全用电；增加了第二章变压器与电动机，使整个教材的结构体系更趋科学合理。

　　本教材特色鲜明，以加强医学影像学专业学生基本理论、基本知识和基本技能为目的，为学生学习本专业相关的后续课程奠定必要的基础。 本书可作为医科院校医学影像学专业五年制学生的教材，也可作为医学影像学专业专科和其他医学专业学生的选用教材，同时还可作为医务工作者的参考书。

　　全书共十章内容。 第一章由包头医学院陆改玲编写；第二章由蚌埠医学院陈建方编写；第三章由哈尔滨医科大学王晨光编写；第四章由吉林医药学院陈洪斌编写；第五章由天津医科大学郭明霞编写；第六章由广西医科大学莫华编写；第七章由牡丹江医学院周英君编写；第八章由泰山医学院车琳琳编写；第九章由新乡医学院刘太刚编写；第十章由泰山医学院鲁雯编写；全书由鲁雯、郭明霞、王晨光、周英君审定和统稿。 本书还配有网络增值服务及《医学电子学基础学习指导与习题集》、《医学电子学基础实验指导》配套教材。

　　前3版的编写工作奠定了教材的框架和基本内容，理顺了与系列教材中其他教材的划分与衔接。本届编委会对前三届编委会的全体成员，特别是第1版主编高翠霞教授、第2、3版主编陈仲本教授表示敬意。 再版过程中得到南昌大学和新疆医科大学的大力协助；陈洪斌为网络增值服务做了大量工作，在此一并鸣谢。

　　由于编者水平有限，书中难免有错漏和不妥之处，恳请读者赐正。

鲁　雯　郭明霞

2016 年 7 月

第一章 电路基础　　　　　　　　　　　　　　　　　　　　　　1

第二章 变压器与电动机　　　　　　　　　　　　　　　　　　31

第九章　触发器和时序逻辑电路　　　　　　　　　　　203

第十章　数/模（D/A）与模/数（A/D）转换器　　　　230

附录 1　电阻器的阻值和误差表示法　　　　　　　　　　241

第一章 电路基础

电路理论是从物理学中的电磁学发展起来的,它的基本概念、基本理论是学习本门课程的基础,其原理和方法已在通讯、计算机、医学影像设备等各个电子技术领域中得到了广泛应用。本章着重学习电路的基本概念、基本元件特性和电路基本定律,掌握分析电路的规律与方法。内容分为直流电路、交流电路及电容充放电电路三部分,掌握本章内容将为学习后续章节和后续课程奠定基础。

第一节 直流电路

一、电路的基本概念

1. 电路的组成和作用 电路(circuit)是电流的通路,是由电工设备或电路元件按一定方式组合而成。通常由电源、负载和中间环节三个部分组成。电路有两大基本作用:一是实现电能的输送、分配和转换;二是实现对电信号的传递、变换、储存和处理。如图1-1a所示为一个简单电路,干电池做电源,灯泡做负载,导线和开关作为中间环节将灯和电池连接起来就构成了手电筒照明电路。

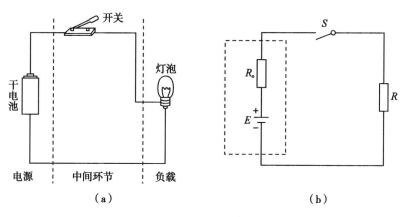

图1-1 简单电路及模型
a. 简单电路;b. 电路模型

2. 电路模型 实际电路的电磁过程是非常复杂的,很难进行有效地分析计算。为了便于电路分析和计算,通常将实际电路模型化,也就是将电路元件理想化,即忽略次要因素,抓住足以反映其功能的主要电磁特性,把实际电路元件按其主要特性抽象为理想电路元件来描述。常用的有可以将电能转换为热能的电阻元件、表示电场性质的电容元件、表示磁场性质的电感元件及电压源元件和电流源元件等。于是灯泡可以理想化为纯电阻元件;电容器可以用理想电容元件来表示;电感线圈可以用理想电感元件来表示。忽略电阻的导线称为理想导线。显然,理想电路元件是实际电路元件的理想化或近似,其电特性唯一。有些情况下,某些电路元件不能视为理想元件,如实际电源的内阻不能忽略时,该电源可看成一个理想电源与一个纯电阻元件的组合。

将实际电路元件由理想元件及其组合取代,构成与实际电路具有相同电磁性质的电路,称为电路模型。如图1-1b就是图1-1a的电路模型。本书所讨论的电路均指电路模型,并将理想电路元件简称电路元件,常见电路元件图形如表1-1所示。将电路元件用规定的图形符号代表而绘制的图形称为电路图,即电路模型图。为了便于电路分析,通常将一个电路分为两部分,电源内部的电路称为内电路,如图1-1b虚框内所示的电路;电源外部的电路称为外电路。

表1-1所示为六种常见电路元件图形符号。

表 1-1　六种常见理想电路元件图形符号

元件名称	图形符号	元件名称	图形符号
电阻		电池	
电容		理想电压源	
电感		理想电流源	

二、电流、电压及参考方向

1. 电流　电荷在电场的作用下定向移动形成电流(current)。电流的大小用电流强度(简称电流)来表示,其数值为单位时间内通过导体某一横截面的电荷量。

电流有直流和交流之分。大小和流向均不随时间变化的电流叫作直流电流,简称直流。用大写字母 I 表示。设在时间 t 内,通过导体某一横截面的电荷量为 Q,则有

$$I = \frac{Q}{t} \tag{1-1}$$

大小和方向都随时间变化的电流叫作交变电流,简称交流,用小写字母 i 表示。设时间 dt 内通过导体某一横截面积的电荷量为 dq,则有

$$i = \frac{dq}{dt} \tag{1-2}$$

在国际单位制中,时间的单位为秒(s),电荷量的单位为库仑(C),电流的单位为安培(A)。常用单位有毫安(mA)、微安(μA)。

$$1A = 10^3 mA = 10^6 \mu A$$

电流的实际方向规定为正电荷定向移动的方向。在分析复杂电路时,一般很难判断出电流的实际方向,或电流的实际方向在不断地变化,在电路图中无法确定其实际方向。而在进行定量计算时,需要任意假设一个电流方向作为分析电路的参考,这个假设的电流方向称为电流的参考方向。电流的参考方向采用实线箭头表示。计算结果若电流值为正,表明电流的实际方向与其参考方向相同,如图 1-2a 所示;若电流值为负,表明电流的实际方向与其参考方向相反,如图 1-2b 所示。

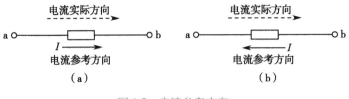

图 1-2　电流参考方向
a. $I>0$;b. $I<0$

2. 电压　电压(voltage)是衡量电场力对电荷做功本领大小的物理量。电路中两点间的电压在数值上等于将单位正电荷从一点移到另一点时电场力所做的功。

若电场力把单位正电荷 q 从 a 点移到 b 点电场力所做的功为 W_{ab},则 a、b 两点间的电压 U_{ab} 为

$$U_{ab} = \frac{W_{ab}}{q} \tag{1-3}$$

电压的单位是伏特,简称伏(V)。常用单位有千伏(kV)、毫伏(mV)和微伏(μV)。

$$1\,kV = 10^3\,V = 10^6\,mV = 10^9\,\mu V$$

电压分为直流电压和交流电压。直流电压是恒定电压,用大写字母 U 表示,交流电压是大小和方向随时间变化的电压,用小写字母 u 表示。

电压的实际方向规定为正电荷在电场力作用下的移动方向,即电压降低的方向,所以电压也称为电压降。与电流的参考方向类似,在分析与计算电路时,通常假设一个电压参考方向作为分析电路的参考。电压的参考方向有三种表示方式:①采用正(+)、负(-)极性表示;②采用实线箭头表示;③采用双下标表示,如图 1-3 所示。若计算结果为正值,表明实际方向与其参考方向相同,如图 1-3a 所示;若计算结果为负值,表明实际方向与其参考方向相反,如图 1-3b 所示。电源电动势 E 的实际方向与电压的实际方向相反,是由电源负极指向正极。一般直流电源的极性已知,所以就选它的实际方向作为参考方向,用实线箭头或正、负极性表示,如图 1-3c 所示。

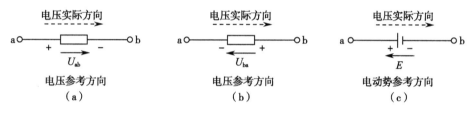

图 1-3 电压、电动势参考方向
a. $U_{ab}>0$;b. $U_{ba}<0$;c. $E>0$

需要指出,电压、电流的实际方向是确定的,它不会因为如何假定而改变。电压、电流的参考方向可以任意选择,但为了方便起见,一般将电压和电流的参考方向选为一致,如图 1-4a 所示,通常将这种参考方向称为关联参考方向。反之,为非关联参考方向,如图 1-4b 所示。

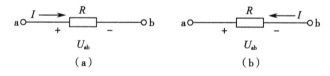

图 1-4 电压、电流参考方向
a. 关联参考方向;b. 非关联参考方向

三、欧姆定律

欧姆定律(Ohm's law)是电路的基本定律之一,根据电路组成结构的不同可以分为部分电路欧姆定律和全电路欧姆定律。

1. 部分电路欧姆定律 实验证明,流过电阻 R 的电流 I 与其两端电压 U 成正比,而与电阻成反比,称部分电路的欧姆定律。

在图 1-5a 所示的关联参考方向下,其表达式为

$$I = \frac{U}{R} \tag{1-4}$$

在图 1-5b 所示的非关联参考方向下,其表达式为

$$I = -\frac{U}{R} \tag{1-5}$$

应用欧姆定律时应注意,表达式中有两套正负号:式前的正负号是由电压和电流的参考方向确定的;电压和电流的正负则说明了实际方向与参考方向之间的关系。

2. 全电路欧姆定律　如果电路包括电源在内,且形成一个闭合电路,称为全电路,如图 1-6 所示。在这样的电路中,电流与电源的电动势成正比,与电路中负载电阻及电源内阻之和成反比,称为全电路欧姆定律,其表达式为

$$I = \frac{E}{R+r_0} \tag{1-6}$$

式中 E 为电源电动势, R 为负载, r_0 为电源的内阻。

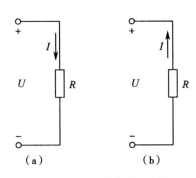

图 1-5　部分电路欧姆定律
a. 关联参考方向;b. 非关联参考方向

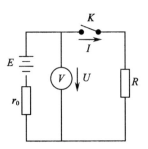

图 1-6　全电路欧姆定律

四、基尔霍夫定律

欧姆定律阐明了电阻元件上电压、电流之间的相互约束关系,明确了元件特性只取决于元件本身而与电路连接方式无关这一基本规律。基尔霍夫定律(Kirchhoff's law)是电路中所遵循的基本规律,是分析和计算较为复杂电路的基础,该定律解决了电路结构上整体规律,具有普遍性。

1. 电路基本概念

(1) 支路:不含分支的一段电路称为支路(branch)。如图 1-7 所示电路中有 adb、acb 和 ab 三条支路。同一支路中各元件流过的是同一个电流。

(2) 节点:三条或三条以上支路的连接点称为节点(nodal point)。如图 1-7 所示电路中有 a 和 b 两个节点。

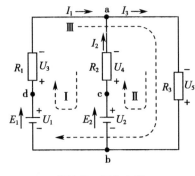

图 1-7　复杂电路

(3) 回路:电路中任意一个闭合路径称为回路(loop)。如图 1-7 所示电路中有 acbda、abca 和 abda 三个回路。

(4) 网孔:内部不含支路的回路叫网孔。如图 1-7 所示电路中有 acbda 和 abca 两个网孔。

(5) 网络:复杂的电路称为网络。具有两个引出端子的网络称为二端网络。

2. 基尔霍夫第一定律　基尔霍夫第一定律阐明了电路中任一节点上各支路电流之间的约束关系,故基尔霍夫第一定律也称为节点电流定律。由于电流的连续性,电路中任何一点均不能有电荷的累积。因此,基尔霍夫电流定律指出:在任一时刻,流入某

一节点的电流之和恒等于流出该节点的电流之和,即

$$\sum I_{入} = \sum I_{出} \tag{1-7}$$

或

$$\sum I_{入} - \sum I_{出} = 0$$

即

$$\sum I = 0 \tag{1-8}$$

因此,基尔霍夫电流定律也可陈述为:在任一时刻,汇集于任一节点的电流的代数和为零。如果假定流入节点的电流取"+"号,则流出节点的电流应取"-"号,反之亦然。在应用基尔霍夫电流定律时,必须首先在电路图上标明待求节点上所有电流的参考方向。

例如,图 1-7 中的节点 a,根据式(1-8),可列出节点电流方程

$$I_1 + I_2 - I_3 = 0$$

对于图 1-7 节点 b,节点电流方程为

$$I_3 - I_1 - I_2 = 0$$

显然,上述两个方程只有一个是独立的。一般来说,电路有 n 个节点,可以列出 $(n-1)$ 个彼此独立的节点电流方程。

基尔霍夫电流定律不仅适用于节点,还可推广应用于任意一个假设的封闭面,如图 1-8 所示虚线框中就是一个封闭面。它包围的是一个三角形电路,有三个节点,在任一时刻,通过任一封闭面的电流的代数和恒等于零,即

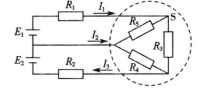

图 1-8　封闭电路

$$I_1 + I_2 + I_3 = 0$$

3. 基尔霍夫第二定律　基尔霍夫第二定律阐明了电路中任一闭合回路各段电压之间的约束关系,故基尔霍夫第二定律也称为回路电压定律。基尔霍夫电压定律指出:在任一时刻,沿任一闭合回路绕行一周,回路中各段电压降的代数和恒等于零,即

$$\sum U = 0 \tag{1-9}$$

应用基尔霍夫电压定律时,应首先在回路中标定电压(或电流)的参考方向和回路绕行方向(绕行方向可以任选)。当某段电路的电压参考方向与绕行方向一致时,该段电路的电压取正值;当电压参考方向与绕行方向相反时,则该段电路的电压取负值。

例如,图 1-7 中回路 I,根据式(1-9),其回路电压方程为

$$-U_1 + U_3 - U_4 + U_2 = 0$$

在图 1-7 中,$U_1 = E_1$,$U_2 = E_2$,$U_3 = I_1 R_1$,$U_4 = I_2 R_2$,故上式也可表示为

$$-E_1 + I_1 R_1 - I_2 R_2 + E_2 = 0$$

或

$$E_1 - E_2 = I_1 R_1 - I_2 R_2$$

即

$$\sum E = \sum(IR) \tag{1-10}$$

式(1-10)为基尔霍夫电压定律的另一种表达式。

上述三个回路方程中只有两个是独立的,因为它们中的任意两个方程相加减,可得出第三个方程。一般情况下,独立回路电压方程数 L 等于电路的网孔数。

综上所述,应用基尔霍夫定律求解复杂电路各支路电流的一般步骤:

(1) 假设各支路电流的参考方向,并用箭头标明;

（2）根据电流的参考方向,对 n 个节点,列出（n-1）个独立的节点电流方程;

（3）对选定的闭合回路设定一个绕行方向;

（4）列出求解所需的独立的回路电压方程;

（5）对列出的独立的电流和电压方程求解,得出所求支路电流值。

【例1-1】 电路如图1-9所示,已知 $E_1 = 12V$, $E_2 = 8V$, $R_1 = 0.6\Omega$, $R_2 = 0.5\Omega$, $R_3 = 3\Omega$。求各支路电流。

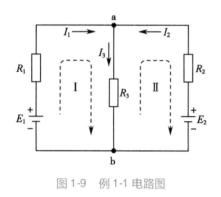

图1-9 例1-1电路图

解：首先在图中标明电流和电压的参考方向。因取关联参考方向,故电压的参考方向不必标出。

求三个未知电流 I_1、I_2 和 I_3,需列出三个独立方程。根据 KCL

对节点 a 有 $\qquad I_1 + I_2 - I_3 = 0$

因为电路的网孔数 L=2,所以可列出两个独立的回路电压方程。在图中选定Ⅰ、Ⅱ两个回路,标明其绕行方向。根据 KVL 可得

回路Ⅰ $\qquad E_1 = I_1 R_1 + I_3 R_3$

回路Ⅱ $\qquad -E_2 = -I_2 R_2 - I_3 R_3$

将已知量代入上述电流和电压方程中,解联立方程,得

$$I_1 = 5A, I_2 = -2A, I_3 = 3A$$

在一般情况下,基尔霍夫第二定律能提供的独立回路方程数 l 等于电路支路数 m 与独立节点数（n-1）的差,即 $l = m - (n-1)$,联立节点电流方程,从而解得所求支路电流。这种方法称为支路电流法,适用于分析计算较复杂的电路。

应该指出,基尔霍夫定律不仅适用于直流电阻电路,也适用于交流电路及各种不同性质的元件所构成的电路。

五、电压源和电流源

电源是维持电路中电流的能源,如发电机、电池等,它既能向外电路提供电压,又能提供电流。实际电源可以采用两种电路模型来表示,即电压源和电流源。

1. 电压源 电压源可以看成电动势 E 和内阻 R_0 的串联组合,如图1-10a 虚线框内所示。当电压源向负载 R_L 提供电压和电流时,电源两端的电压 U（也叫输出电压）与输出电流 I 之间有如下关系

$$U = E - IR_0 \qquad (1-11)$$

上式表明,随着输出电流的增大,电压源的输出电压线性下降,且内阻 R_0 愈大,下降愈多。

当图1-10a 中的电压源内阻 $R_0 = 0$ 时,不论电源的输出电流 I 如何变化,其输出电压 U 将等于电动势 E,即 $U = E$,这样的电压源称为理想电压源或称为恒压源,图1-10b。理想电压源的特点:输出电压恒定,输出电流可取任意值,由负载电阻 R_L 决定。实际电压源和理想电压源的伏安特性如图1-10c 所示。

理想电压源实际上并不存在,但如果电压源内阻远小于负载电阻,即 $R_0 \ll R_L$,则内阻压降 $IR_0 \ll U$,于是 $U \approx E$,输出电压基本恒定,可以近似视为理想电压源。比如通常使用的稳压电源就可以看成理想电压源。

2. 电流源 电流源可以看成恒值电流 I_S 与内阻 R_S 的并联,如图1-11a 虚线框内所示。假定电流源与负载电阻 R_L 相连时,电流源向 R_L 提供的电流为 I,加于 R_L 的电压为 U,则流过内阻 R_S 的电流为

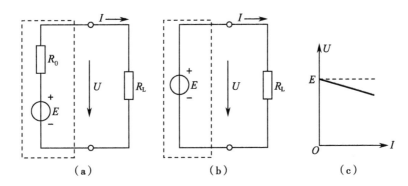

图 1-10 电压源及其伏安特性
a. 实际电压源电路；b. 理想电压源电路；c. 电压源的伏安特性曲线

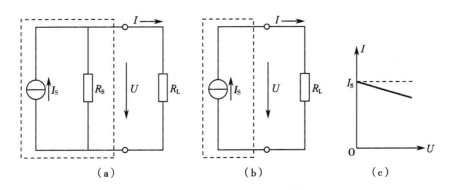

图 1-11 电流源及其伏安特性
a. 实际电流源电路；b. 理想电流源电路；c. 电流源的伏安特性曲线

$\dfrac{U}{R_S}$，电源两端的电压 U 与输出电流 I 的关系为

$$I=I_S-\frac{U}{R_S} \tag{1-12}$$

上式表明，在输出电压 U 一定的情况下，输出电流随电流源内阻 R_S 的减小而减小，内阻愈小，其分流作用愈大，致使输出电流愈小，电流源的伏安特性就愈差。

在电流源内阻 $R_S\to\infty$ 的情况下，式（1-12）中的输出电流 I 将恒等于 I_S，而不随负载电阻 R_L 的变化而变化，这种电流源称为理想电流源或恒流源，如图 1-11b 所示。理想电流源的特点：输出电流恒定、输出电压可取任意值，由负载电阻 R_L 决定。电流源的伏安特性如图 1-11c 所示。

理想电流源实际上并不存在，但如果电源内阻远大于负载电阻，即 $R_S\gg R_L$，则 $I\approx I_S$，输出电流基本恒定，这时可以近似看作理想电流源。如半导体三极管在一定条件下，其输出电流几乎不变，就可以近似地看作恒流源。

从上面的讨论可以看出，为了使电压源和电流源更接近理想的电压源和电流源，电压源的内阻 R_0 应越小越好，而电流源的内阻 R_S 应越大越好。

3. 电压源与电流源的等效变换　在简化电路分析时，有时需要将电压源变换成电流源，或者将电流源变换成电压源。但不管怎样变换，对负载 R_L 来说，输出电流 I 和输出电压 U 应当都相同，即进行等效变换。由图 1-10a 可得

$$U=E-IR_0 \qquad \text{或} \qquad I=\frac{E}{R_0}-\frac{U}{R_0} \tag{1-13}$$

再由图 1-11a 得

$$I = I_S - \frac{U}{R_S} \tag{1-14}$$

根据电源等效变换的要求,上述两式的对应项应相等,由此可得电压源与电流源等效变换的条件为

$$I_S = \frac{E}{R_0}, \qquad R_S = R_0 \tag{1-15}$$

上式表明,当电压源和电流源的内阻相等,电流源的恒定电流等于电压源的短路电流时,电压源和电流源都能在负载电阻 R_L 上产生相同的电压和电流,即对负载而言,电源的这两种电路模型是等效的。因此,式(1-15)就是它们的等效变换条件,只要给出了电源的一种电路模型的参数,就可以根据上述条件将它转换成另一种电路模型。

4. 受控电源　前面所讨论的电压源和电流源都是独立电源。所谓独立电源,就是电压源的输出电压或电流源的输出电流不受外电路的控制而独立存在的。此外,电路中还有另一种电源,即电压源的电压或电流源的电流受电路中其他电压或电流的控制,这类电源统称为受控电源,简称受控源。

受控源有四种类型,即电压控制电压源(VCVS)、电流控制电压源(CCVS)、电压控制电流源(VCCS)、电流控制电流源(CCCS)。四种理想受控源模型如图 1-12 所示。

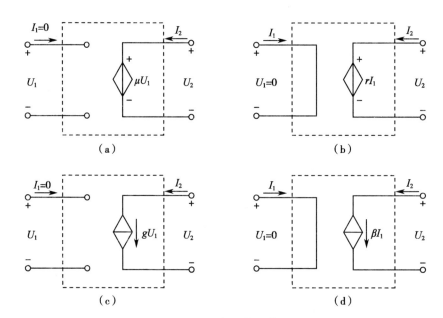

图 1-12　理想受控源模型
a. 电压控制电压源;b. 电流控制电压源;c. 电压控制电流源;d. 电流控制电流源

所谓理想受控源,是指它的控制端(输入端)和受控端(输出端)均为理想的。对于电压控制的受控源,其输入端电阻为无穷大($I_1 = 0$);对于电流控制的受控源,其输入端的电阻为零($U_1 = 0$)。在受控端,对于受控电压源,其输出端电阻为零,输出电压恒定;对于受控电流源,其输出端电阻为无穷大,输出电流恒定。这一特点与理想独立电压源、电流源相同。

如果受控源的控制量与受控量成正比,即图 1-12 中的 μ、r、g、β 都为常数时,这类受控源称为线性受控源。例如图 1-12d 中,输出电流 I_2 受输入电流 I_1 的控制,其外特性为

$$I_2 = \beta I_1 \tag{1-16}$$

式中,β 是输出电流与输入电流之比,称为电流放大系数。

六、叠加定理和戴维南定理

电路分析中经常利用一些基本定理对复杂电路进行简化计算。本节介绍最常用的叠加定理和戴维南定理。

1. 叠加定理　如果电路中有多个电源,各支路中的电流由这多个电源共同作用而产生。对线性电路而言,任何一条支路中的电流或某个元件两端的电压,都可以看成由电路中各个电源(电压源或电流源)分别作用时,在此所产生的电流或电压的代数和,这一规律称之为叠加定理。

图 1-13a 所示的电路中有两个电源,用叠加定理可求出各支路的电流。由图 1-13b 和图 1-13c 可知,I_1' 是当电路中只有 E_1 单独作用时,在第一支路中所产生的电流。I_1'' 是当电路中只有 E_2 单独作用时,在第一支路中所产生的电流。

因为

$$I_1' = \frac{R_2 + R_3}{R_1 R_2 + R_2 R_3 + R_3 R_1} E_1 \qquad (1\text{-}17)$$

$$I_1'' = \frac{R_3}{R_1 R_2 + R_2 R_3 + R_3 R_1} E_2 \qquad (1\text{-}18)$$

得到
$$I_1 = I_1' - I_1'' \qquad (1\text{-}19)$$

由于 I_1'' 的方向与 I_1 的参考方向相反,所以取负号。

同理
$$I_2 = I_2'' - I_2' \qquad (1\text{-}20)$$

$$I_3 = I_3' + I_3'' \qquad (1\text{-}21)$$

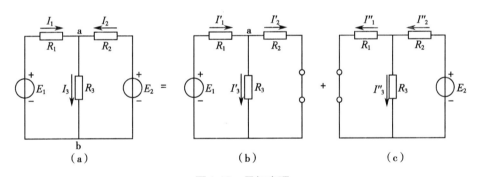

图 1-13　叠加定理
a. 多电源电路;b. 单电源 E_1 电路;c. 单电源 E_2 电路

要使电路中只有一个电源单独作用,应假设其他电源不存在(即将各个理想电压源短路,令其电动势为零;各个理想电流源开路,令其电流为零),但其内阻不能忽略。

应该注意:①叠加定理只适用于线性电路,不适用于非线性电路。即使在线性电路中,也只能用于计算电压或电流,而不能用于功率的计算,因为功率与电压或电流不是线性关系;②各电源单独作用时,其余电源为零,即理想电压源短路,理想电流源开路,其他电路元件的大小和连接方式均不变;③各个电源单独作用时产生的分电流和分电压的参考方向,与电路中全部电源作用时对应的电压和电流的参考方向相同,叠加时取"+"号,反之取"−"号。

2. 戴维南定理　戴维南定理指出:任何一个有源线性二端网络都可以等效成为一个理想电压源和内阻串联的电源。等效电源的电动势 E 等于该有源二端网络的开路电压(即该二端网络与外电路断开时其两端点之间的电压),而内阻 R_0 则等于此二端网络内部所有电源都为零时(即各个理想电压源短路,理想电流源开路)的两个输出端点之间的等效电阻。

在一个电路中,往往只要计算其中某一支路或元件上的电流或电压,这样,相对于该支路或元件来说,电路的其余部分只有两个端点与它连接。根据戴维南定理可知,不管其余部分电路的内部结构如何复杂,都可以用一个等效电源来代替,这样就能将复杂电路化为简单回路求解。如果用等效电源替代的那部分电路中含有电源,且有两个出线端,则称它为有源二端网络,如图 1-14 中虚线框内所示。如果二端网络中不含有电源,则称为无源二端网络。

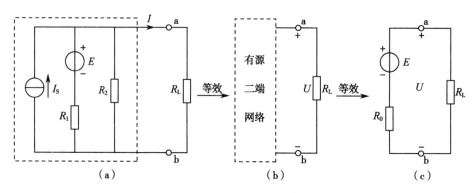

图 1-14　有源二端网络和戴维南等效电路
a. 电路图;b. 有源二端网络;c. 戴维南等效电路

举例说明戴维南定理的应用。

【例 1-2】　电路如图 1-15a 所示,已知 $E_1 = 1\mathrm{V}, I_{S1} = 2\mathrm{A}, R_1 = 2\Omega, R_2 = 3\Omega, R_L = 5\Omega$。试用戴维南定理计算通过 R_L 的电流 I。

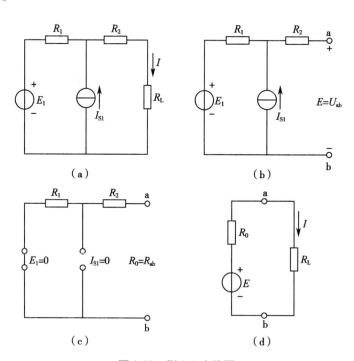

图 1-15　例 1-2 电路图

解:先将图 1-15a 中的电阻 R_L 断开,画出图 1-15b,并求等效电源电动势 E。

$$E = U_{ab} = I_{S1} R_1 + E_1 = 2 \times 2 + 1 = 5\mathrm{V}$$

将图 1-15b 中的理想电压源短路($E_1 = 0$)，理想电流源开路($I_{S1} = 0$)，画出图 1-15c，并求等效电阻 R_0。

$$R_0 = R_{ab} = R_1 + R_2 = 2 + 3 = 5\Omega$$

画出戴维南等效电路图 1-15d，并求 I。

$$I = \frac{E}{R_0 + R_L} = \frac{5}{5+5} = 0.5A$$

显然，当计算电路中某一特定支路或元件上的电流和电压时，采用戴维南定理求解较为方便。

第二节　正弦交流电路

在日常生活和实际工作中，我们常常会遇到一种大小和方向都作周期性变化的电压或电流，称为交流电(alternate current，AC)。在交流电作用下的电路称为交流电路，交流电的形式有很多种，它们的变化规律各不相同，一般把大小和方向(或极性)随时间作周期性变化的电动势、电压与电流，分别称为交流电动势、电压和电流，用小写字母 e、u、i 表示。当电动势、电压与电流随时间按正弦规律变化时，则统称为正弦量或正弦交流电(sinusoidal AC)。在正弦交流电作用下的电路称为正弦交流电路。

一、正弦交流电的三要素

图 1-16 所示为正弦量的波形图，正弦量的一般表达式为

$$x = X_m \sin(\omega t + \varphi_x) \tag{1-22}$$

式中 x 为正弦量的瞬时值；X_m 为正弦量的最大值或幅值；ω 为正弦量的角频率；$(\omega t + \varphi_x)$ 为正弦量的相位角；φ_x 为正弦量的初相位角。

具体描述正弦电动势、电压和电流的表达式为

$$e = E_m \sin(\omega t + \varphi_e)$$
$$u = U_m \sin(\omega t + \varphi_u)$$
$$i = I_m \sin(\omega t + \varphi_i) \tag{1-23}$$

正弦量的特征分别由角频率、幅值和初相位来确定。因此，角频率、幅值、初相位称为正弦量的三要素。对确定的正弦交流电路，其正弦量的三要素也是确定的。

1. 周期、频率与角频率

（1）周期：正弦量完成一次周期性变化所需要的时间称为周期(cycle)，用 T 表示，单位为秒(s)。

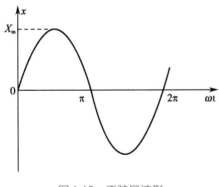

图 1-16　正弦量波形

（2）频率：正弦量在 1 秒时间内完成周期性变化的次数（或称周期数）称为频率(frequency)，用 f 表示，单位为赫兹(H_z)。显然

$$f = \frac{1}{T} \tag{1-24}$$

我国和大多数国家都采用 50Hz 作为电力正弦交流电的标准频率，这种频率在工业上应用广泛，习惯上称为工频，常用的交流电动机和照明用电都用这种频率。

在其他不同技术领域所使用的交流电的频率有所不同，如医用中高频 X 线机使用的频率是几百赫

兹到几百千赫兹。

（3）角频率：单位时间内正弦量变化的电角度称为角频率（angular frequency），用 ω 表示，单位为弧度/秒（rad/s）。因为一个周期内正弦量经历了 2π 弧度，所以角频率

$$\omega = \frac{2\pi}{T} = 2\pi f \tag{1-25}$$

式（1-25）描述了周期、频率、角频率之间的关系，它们均表示正弦量变化的快慢。

2. 瞬时值、幅值与有效值

（1）瞬时值：正弦量在某一时刻的数值大小称为瞬时值（instantaneous value）。瞬时电动势、瞬时电压、瞬时电流分别用小写字母 e、u、i 表示。瞬时值是随时间变化的量。

（2）最大值：正弦量的最大瞬时值称为最大值（maximal value）或幅值（amplitude），电动势、电压、电流的幅值分别用带下标 m 的大写字母 E_m、U_m、I_m 表示。

（3）有效值：有效值（effective value）表示交流电压和电流的大小，如交流电压表所指示的数值就是电压有效值。如果一个交流电流和一个直流电流在相等的时间内通过同一个电阻时，所产生的热效应相等，则交流电流的有效值在数值上等于这个直流电流的大小。电动势、电压和电流的有效值分别用大写字母 E、U、I 表示。

理论证明，正弦交流电的有效值与最大值之间有以下关系

$$E = \frac{E_m}{\sqrt{2}} \approx 0.707 E_m$$

$$U = \frac{U_m}{\sqrt{2}} \approx 0.707 U_m \tag{1-26}$$

$$I = \frac{I_m}{\sqrt{2}} \approx 0.707 I_m$$

在实际电工技术中，若无特殊说明，正弦交流电的大小都指有效值。交流用电器的额定电压、额定电流都用有效值表示。一般的电压表和电流表所指示的数值都是指有效值。通常使用的交流电压 220V、380V，交流电流 5A、10A 等均指有效值。

3. 相位、初相位与相位差

（1）相位：式（1-23）中的（$\omega t + \varphi_e$）（$\omega t + \varphi_u$）和（$\omega t + \varphi_i$）称为正弦量的相位角或相位（phase），单位为弧度（rad）或度（°），它是一个随时间变化的角度，在不同的时刻 t，其数值不同，正弦量大小也就不同，因此相位反映了正弦量的变化进程。

（2）初相位：$t=0$ 时刻的相位称为初相位（initial phase）。式（1-23）中的 φ_e、φ_u 和 φ_i 分别表示 e、u 和 i 的初相位。对于不同的计时起点，初相位不同，正弦量的初始值也不同，到达最大值或某一数值的时间也就不同。因此，要确定一个正弦量，必须规定计时起始时刻，就是确定正弦量的初相位。图 1-16 所示为初相位为零的正弦量。图 1-17 所示为初相位不为零的正弦量，即当 $t=0$ 时，瞬时值 $x>0$，初相位 $\varphi_x>0$。

（3）相位差：正弦交流电路中，在研究两个及以上同频率的正弦量时，通常需要比较和确定它们之间的相位关系。两个同频率正弦量的相位角之差，称为相位角差或相位差（phase difference），常用 φ 表示。如两个同频率的正

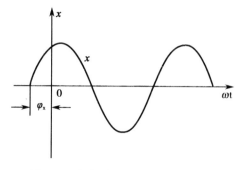

图 1-17　初相位不为零的正弦量波形

弦电流 $i_1 = I_{1m}\sin(\omega t + \varphi_{i1})$，$i_2 = I_{2m}\sin(\omega t + \varphi_{i2})$，它们间的相位之差

$$\varphi = (\omega t + \varphi_{i1}) - (\omega t + \varphi_{i2}) = \varphi_{i1} - \varphi_{i2} \tag{1-27}$$

由式(1-27)可知,两个同频率正弦量在任何时刻的相位差都等于初相位之差,即两者的相位关系由初始状态决定,与时间无关。

图 1-18 为 i_1、i_2 波形,其初相位 $\varphi_{i1} = 0$、$\varphi_{i2} = \varphi_2$,相位差 $\varphi = \varphi_{i1} - \varphi_{i2} = -\varphi_2$。由于初相位不同,$i_1$、$i_2$ 到达最大值或零值的时间不同。因此,可以利用相位差来判断两个波形到达最大值或零值的先后顺序。

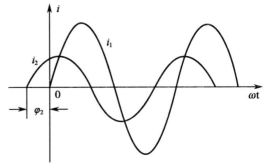

图 1-18　两个不同初相位的电流波形

（1）$\varphi > 0$,则 $\varphi_{i1} > \varphi_{i2}$,$i_1$ 超前 i_2,就是说 i_1 比 i_2 先到达最大值、最小值或零,如图 1-19a 所示。若 $\varphi < 0$,则 $\varphi_{i1} < \varphi_{i2}$,$i_1$ 滞后 i_2,i_2 比 i_1 先到达最大值、最小值或零,如图 1-18 所示。

（2）$\varphi = 0$,则 $\varphi_{i1} = \varphi_{i2}$,$i_1$ 与 i_2 同相,i_1 与 i_2 同时到达最大值、最小值或零,如图 1-19b 所示。

（3）$\varphi = \pi$,则 i_1 与 i_2 反相,当一个到达最大值时,另一个为最小值,如图 1-19c 所示。

（4）$\varphi = \pm\pi/2$,则 i_1 与 i_2 正交,当一个到达最大值(或最小值)时,另一个为零,如图 1-19d 所示。

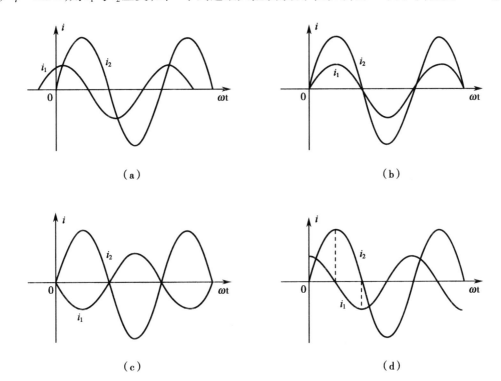

（a）　　　　　　　　　　　　（b）

（c）　　　　　　　　　　　　（d）

图 1-19　两个同频率正弦量的相位关系
a. i_1 超前 i_2;b. i_1 与 i_2 同相;c. i_1 与 i_2 反相;d. i_1 与 i_2 正交

从图 1-19 中可以看到,改变正弦量的计时起点时,它们的相位和初相位随之改变,但两者之间的相位差始终保持不变。

二、正弦交流电的表示方法

在电工技术中为了便于研究正弦量,常用几种不同的方法来表示正弦量。一般采用的有:三角函数

表示法、波形图表示法和相量表示法。

1. 三角函数式表示法 表达式(1-23)就是正弦量的三角函数表示法,式中包含了正弦量的角频率、最大值和初相位。只要知道正弦量的三要素,即可写出正弦量的表达式。欲求某一时刻正弦量的瞬时值,将时间 t 代入三角函数式中便可求得。这种方法是正弦量的基本表示方法,但在正弦量的加减运算时较为烦琐。

2. 波形图表示法 如图1-20所示正弦电流的波形图,横坐标表示电角度,纵坐标表示正弦电流的瞬时值。波形图表示法比较形象,可以直接观察出正弦量的三要素,比较出几个正弦量的大小和相位关系。但是,对正弦量的加减运算却很困难。

3. 相量表示法 所谓相量表示法就是用一个在直角坐标中绕原点旋转的有向线段来表示正弦量。利用相量法可以对同频率的正弦量进行加减运算,运算方法相对简单,这是分析计算正弦量常用的一种方法。

设有一正弦电压 $u = U_m \sin(\omega t + \varphi_u)$,其波形如图1-21右边所示。在图1-21左边的坐标中以原点 O 为中心的 x-y平面内有一个矢量 OA,矢量 OA 的长度为正弦量的最大值 U_m。矢量 OA 的初始位置(t=0时的位置)与 x 轴正方向间的夹角等于正弦量的初相位 φ_u,并以正弦量的角频率 ω 作

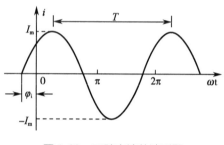

图1-20 正弦电流的波形图

逆时针旋转。这样,矢量 OA 便具有了正弦量的三个要素,并且任何时刻它在 y 轴上的投影即为该时刻正弦量的瞬时值。例如,当 t=0 时,$u_0 = U_m \sin\varphi_u$;当 t=t$_1$ 时,$u = U_m \sin(\omega t_1 + \varphi_u)$。因此,正弦量 $u = U_m \sin(\omega t + \varphi_u)$ 就可以用旋转的有向线段来表示。

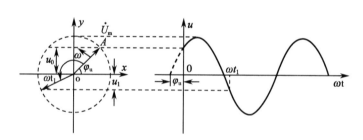

图1-21 旋转有向线段表示正弦量

由于旋转矢量与空间矢量的意义不同,它在平面图上的方向不代表空间方向,而是代表正弦量的相位,又因为它能够旋转,故称为旋转相量,简称相量(phasor),正弦量的最大值相量用 $\dot{U}_m$、$\dot{I}_m$ 和 $\dot{E}_m$ 表示,有效值相量用符号 $\dot{U}$、$\dot{I}$ 和 $\dot{E}$ 表示。必须指出:只有正弦量才能用相量表示;有效值相量在 y轴上的投影不表示正弦量的瞬时值。

如前所述,同频率正弦量的相位差是一个常数,不随时间而改变。因此,同频率正弦量的各相量的相对位置也不随相量的旋转而改变。在做多个同频率正弦量的相量图时,只需在同一个坐标体系中作出 t=0 时所有正弦量的相量,就可以清晰地看出各正弦量的大小和相互间的相位关系,而不必把正弦量在每一时刻的位置都作出来,这样形成的图形称为相量图。如图1-22为正弦量 $i = 5\sqrt{2}\sin(\omega t - 20°)$(A),$u = 100\sqrt{2}\sin(\omega t + 45°)$(V)的有效值相量 $\dot{I}$、$\dot{U}$,它们同时以角速度 ω 逆时针旋转,相对位置不变,其相位差为

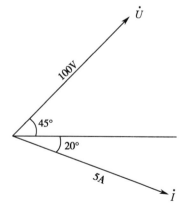

图1-22 两个同频率正弦量的相量图

$\varphi=\varphi_u-\varphi_i=65°$，电压始终超前电流65°。

同频率的正弦交流电用相量图表示后，它们的和差运算就可以用矢量加减的平行四边形法则来运算，最后可以求出正弦量的和与差，运算的结果仍是同频率的正弦量。

三、电阻、电感与电容元件在交流电路中的特性

电阻 R、电感 L、电容 C 是组成交流电路的三种基本元件。本节重点讨论在正弦交流电源作用下三种元件中电压与电流之间的关系。

1. 电阻元件的交流电路　图 1-23a 是由电阻元件和交流电源组成的交流电路。设电源电压 $u=U_m\sin\omega t$，交流电流 i 通过电阻 R，其参考方向如图 1-23a 所标示的方向。

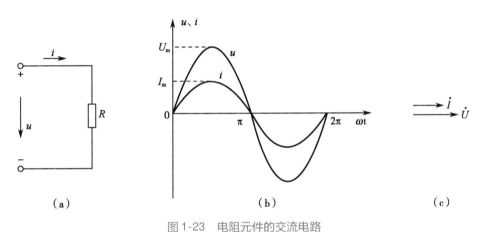

图 1-23　电阻元件的交流电路
a. 电路结构；b. 波形图；c. 相量图

根据欧姆定律，电流的瞬时值 i 为

$$i=\frac{u}{R}=\frac{U_m}{R}\sin\omega t=I_m\sin\omega t \tag{1-28}$$

由式（1-28）可以看出：在电阻元件的交流电路中，通过电阻的电流 i 和电阻两端的电压 u 是同频率、同相位。其波形如图 1-23b 所示，相量图如图 1-23c 所示。

在式（1-28）中

$$I_m=\frac{U_m}{R} \quad 或 \quad I=\frac{U}{R} \tag{1-29}$$

式（1-29）表明，在电阻元件的交流电路中，电阻两端的电压与流过它的电流的最大值和有效值遵循欧姆定律。

2. 电感元件的交流电路　图 1-24a 是由电感线圈和交流电源组成的交流电路。图中取 u、i 为关联参考方向，线圈的自感电动势 ε 的参考方向与电流方向一致。

众所周知，自感电动势 $\varepsilon=-L\dfrac{di}{dt}$，根据基尔霍夫电压定律，即

$$u=-\varepsilon=L\frac{di}{dt}$$

设电路中的电流为 $i=I_m\sin\omega t$，则

$$u=L\frac{di}{dt}=L\frac{d(I_m\sin\omega t)}{dt}=I_m\omega L\cos\omega t=U_m\sin\left(\omega t+\frac{\pi}{2}\right) \tag{1-30}$$

15

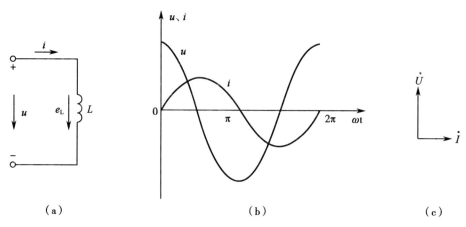

图 1-24　电感元件的交流电路
a. 电路结构；b. 波形图；c. 相量图

由式(1-30)可以看出,在电感元件的交流电路中,通过电感 L 的电流 i 和电感两端的电压 u 的频率相同,电压相位超前电流 $\dfrac{\pi}{2}$ 。电压和电流波形如图 1-24b 所示,相量图如图 1-24c 所示。

由式(1-30)可知

$$U_m = I_m \omega L \quad 或 \quad \frac{U_m}{I_m} = \frac{U}{I} = \omega L \tag{1-31}$$

式(1-31)表明,在电感元件的交流电路中,电压与电流之比为 ωL ,单位是欧姆(Ω)。当电压一定时, ωL 愈大,电流愈小。说明 ωL 具有对电流起阻碍作用的性质,称为感抗(inductive reactance),用 X_L 表示,即

$$X_L = \omega L = 2\pi f L \tag{1-32}$$

式(1-32)说明,感抗 X_L 与电感 L、频率 f 成正比。频率愈高,感抗愈大。当 $f=0$ 时, $X_L=0$ 。所以,电感元件具有"通直流,阻交流"和"通低频,阻高频"的特征,根据这个原理可制成各种扼流圈。

3. 电容元件的交流电路　图 1-25a 是一个由交流电源和电容器组成的交流电路。

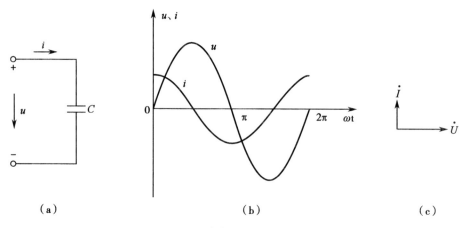

图 1-25　电容元件的交流电路
a. 电路结构；b. 波形图；c. 相量图

设电源电压 $u = U_m \sin\omega t$,该交变电压加在电容器两端,电容器极板上的电量随之发生变化,则电路

中形成电流

$$i = \frac{dq}{dt} = C\frac{du}{dt} = C\frac{d(U_m\sin\omega t)}{dt} = U_m\omega C\cos\omega t = I_m\sin\left(\omega t + \frac{\pi}{2}\right) \qquad (1\text{-}33)$$

可见，在电容元件的交流电路中，通过电容 C 的电流 i 和电容器两端的电压 u 的频率相同，电流相位超前电压 $\frac{\pi}{2}$。电压和电流波形如图 1-25b 所示，相量图如图 1-25c 所示。

由 (1-33) 式可知

$$I_m = U_m\omega C \quad 或 \quad \frac{U_m}{I_m} = \frac{U}{I} = \frac{1}{\omega C} = \frac{1}{2\pi fC} \qquad (1\text{-}34)$$

式 (1-34) 说明，在电容元件的交流电路中，电压与电流之比为 $\frac{1}{\omega C}$，单位是欧姆（Ω）。当电压一定时，$\frac{1}{\omega C}$ 愈大，电流愈小，说明 $\frac{1}{\omega C}$ 对电流具有阻碍作用，称为容抗（capacitive reactance），用 X_C 表示，即

$$X_C = \frac{1}{\omega C} = \frac{1}{2\pi fC} \qquad (1\text{-}35)$$

由式 (1-35) 可知，容抗 X_C 与电容 C、频率 f 成反比。频率愈高，容抗愈小，故在交流电路中电容元件可视为短路。在直流电路中，$f = 0$，$X_C \rightarrow \infty$，电容相当于开路。所以电容元件具有"隔直流，通交流""阻低频，通高频"的作用。

四、RLC 串并联交流电路及其谐振

实际电路往往不是由单一参数组成的电路，而是由两个或更多元件构成的电路。例如电动机和继电器等电感性电路，当其线圈内阻不可忽略时，其电感 L 和电阻 R 同时存在。电阻 R、电感 L 和电容 C 串联或并联接在交流电源上，就组成了 RLC 串联或并联交流电路。

1. RLC 串联交流电路及谐振 如图 1-26a 所示为 R、L、C 串联的交流电路。

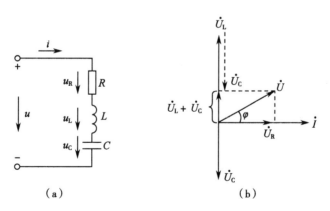

图 1-26 RLC 串联交流电路
a. 电路结构；b. 相量图

由于串联电路中电流处处相等，因此，设电流 $i = I_m\sin\omega t$ 为参考量，则各元件上的电压瞬时值为

$$u_R = I_m R\sin\omega t = U_{Rm}\sin\omega t$$

$$u_L = I_m\omega L\sin\left(\omega t + \frac{\pi}{2}\right) = U_{Lm}\sin\left(\omega t + \frac{\pi}{2}\right)$$

$$u_C = \frac{I_m}{\omega C} \sin\left(\omega t - \frac{\pi}{2}\right) = U_{Cm} \sin\left(\omega t - \frac{\pi}{2}\right) \tag{1-36}$$

u_R、u_L 与 u_C 都是同频率的正弦量,相加后仍为同频率的正弦量。根据串联电路的特点,总电压为

$$u = u_R + u_L + u_C = U_m \sin(\omega t + \varphi) \tag{1-37}$$

式中 U_m 为总电压的最大值,φ 为总电压 u 与电流 i 的相位差。

由于 u_R、u_L 与 u_C 频率相同,所以利用相量图法求 U(或最大值 U_m)和 φ 最为简便,即 $\dot{U} = \dot{U}_R + \dot{U}_L + \dot{U}_C$。以电流相量 $\dot{I}$ 为参考相量,分别作出相量 $\dot{U}_R$、$\dot{U}_L$、$\dot{U}_C$。由于 $\dot{U}_L$ 与 $\dot{U}_C$ 的方向相反,可先求出它们的相量和($\dot{U}_L + \dot{U}_C$)。若 $\dot{U}_L$ 的绝对值大于 $\dot{U}_C$,则它们的相量和的方向与 $\dot{U}_L$ 相同;反之,与 $\dot{U}_C$ 的方向相同。然后再将($\dot{U}_L + \dot{U}_C$)与 $\dot{U}_R$ 进行相量相加,得出总电压相量 $\dot{U}$,如图 1-26b 所示。由电压相量 $\dot{U}$、$\dot{U}_R$ 和($\dot{U}_L + \dot{U}_C$)所组成的直角三角形,称为电压三角形,如图 1-27a 所示。由电压三角形求得总电压的有效值为

$$U = \sqrt{U_R^2 + (U_L - U_C)^2} = I\sqrt{R^2 + (X_L - X_C)^2} = IZ \tag{1-38}$$

式中

$$Z = \sqrt{R^2 + (X_L - X_C)^2} = \sqrt{R^2 + \left(\omega L - \frac{1}{\omega C}\right)^2} \tag{1-39}$$

Z 称为交流电路的总阻抗(impedance),单位是欧姆(Ω)。其中($X_L - X_C$)称为电抗(reactance),用 X 表示,即

$$X = X_L - X_C = \omega L - \frac{1}{\omega C} \tag{1-40}$$

由式(1-39)中可看出,阻抗 Z、电阻 R、电抗 X 三者之间的关系也可以用一个直角三角形表示,称为阻抗三角形,如图 1-27b 所示。电压三角形各量均除以电流 I,即可得到阻抗三角形。需要指出:阻抗不是相量,画阻抗三角形时不加箭头。

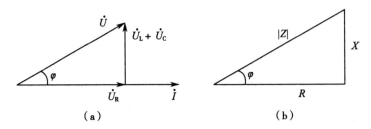

图 1-27　电压、阻抗三角形
a. 电压三角形；b. 阻抗三角形

从电压三角形和阻抗三角形中可知,总电压 $\dot{U}$ 和电流 $\dot{I}$ 之间的相位差为

$$\varphi = \arctan\frac{U_L - U_C}{U_R} = \arctan\frac{X_L - X_C}{R} \tag{1-41}$$

式(1-41)表明,当频率一定时,电压与电流的相位关系由电路参数(L、C)的大小决定。若 $X_L > X_C$,则 $\varphi > 0$,电压超前电流 φ,电路呈电感性;若 $X_L < X_C$,则 $\varphi < 0$,电压滞后电流 φ,或者说电流超前电压 φ,电路呈电容性;若 $X_L = X_C$,则 $\varphi = 0$,电压与电流同相,电路呈电阻性。

当电路参数确定时,电路频率的变化也将影响电路的性质,如 f 增加,引起 X_L 增加、X_C 减小,电路的感性程度增加,容性程度减弱。

【例1-3】　在图1-26a所示的电路中,已知$R=15\Omega$、$L=127\text{mH}$、$C=160\mu\text{F}$、$U=220\text{V}$ $f=50\text{Hz}$。试求:①电路总阻抗;②电流有效值;③各元件电压的有效值;④总电压与电流的相位差;⑤画出电路的相量图。

解:(1) $X_L=2\pi fL=2\times3.14\times50\times127\times10^{-3}=40\Omega$

$$X_C=\frac{1}{2\pi fC}=\frac{1}{2\times3.14\times50\times160\times10^{-6}}=20\Omega$$

$$Z=\sqrt{R^2+(X_L-X_C)^2}=\sqrt{15^2+(40-20)^2}=25\Omega$$

(2) $I=\dfrac{U}{Z}=\dfrac{220}{25}=8.8\text{A}$

(3) $U_R=IR=8.8\times15=132\text{V}$

$U_L=IX_L=8.8\times40=352\text{V}$

$U_C=IX_C=8.8\times20=176\text{V}$

(4) $\varphi=\arctan\dfrac{X_L-X_C}{R}=\arctan\dfrac{40-20}{15}=53°$

(5) 画出的相量图如图1-28所示。

如前所述,在RLC串联交流电路中,当$X_L=X_C$时,$\varphi=0$,总电压与电流同相,电路呈电阻性,这时电路的状态称为串联谐振(series resonance)。因此,RLC串联交流电路发生谐振的条件为

$$X_L=X_C \quad \text{或} \quad \omega L=\frac{1}{\omega C} \tag{1-42}$$

又因为$\omega=2\pi f$,所以由式(1-42)可得出串联谐振频率f_0为

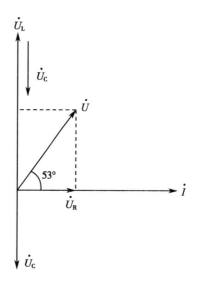

图1-28　例1-3的相量图

$$f_0=\frac{1}{2\pi\sqrt{LC}} \tag{1-43}$$

式(1-43)表明,串联谐振频率f_0只与电路参数L和C有关。调整电源频率或电感、电容参数,都可以使电路发生串联谐振。

串联谐振时电路具有以下特征:

(1) 电路中的阻抗最小,总阻抗等于电路的电阻,即$Z=R$,电路中的电流最大。

(2) 由于电源电压与电流同相,电路呈纯电阻性,因此电源供给电路的能量全部被电阻消耗,电源与电路之间不发生能量交换,能量的交换只发生在电容器与电感线圈之间。

(3) 电感两端的电压与电容两端的电压大小相等、相位相反、相互抵消,对整个电路不起作用,故电源电压等于电阻两端的电压。

谐振时,电感电压U_L或电容电压U_C与电源电压U的比值称为电路的品质因数(quality factor),用Q表示,即

$$Q=\frac{U_L}{U}=\frac{U_C}{U}=\frac{X_L}{R}=\frac{X_C}{R}=\frac{\omega_0 L}{R}=\frac{1}{\omega_0 CR} \tag{1-44}$$

式(1-44)表明,当$X_L=X_C>R$时,电容或电感元件上的电压高于电源电压,所以串联谐振又称为电压谐振。如果U_L、U_C过高时,可能会击穿线圈和电容器的绝缘。因此,在电力系统中一般要避免串联谐振的发生。

【例1-4】　在图1-26a所示电路中,已知$R=50\Omega$,$L=4.0\text{mH}$,$C=160\text{pF}$,电源电压$U=25\text{V}$。求:①电路的谐振频率;②谐振时的电流和总阻抗;③电容器两端的电压;④电路的品质因数。

解：（1）谐振频率为

$$f_0 = \frac{1}{2\pi\sqrt{LC}} = \frac{1}{2\times3.14\times\sqrt{4.0\times10^{-3}\times160\times10^{-12}}} = 2.0\times10^5\,\text{Hz}$$

（2）谐振时，电路中的电流为 $I_0 = \dfrac{U}{R} = \dfrac{25}{50} = 0.5\,\text{A}$

$$总阻抗\ Z = \sqrt{R^2 + (X_L - X_C)^2} = R = 50\,\Omega$$

（3）容抗 $X_C = \dfrac{1}{2\pi f_0 C} = \dfrac{1}{2\times3.14\times2.0\times10^5\times160\times10^{-12}} = 5.0\times10^3\,\Omega$

$$电容器两端的电压为\ U_C = I_0 X_C = 0.5\times5.0\times10^3 = 2.5\times10^3\,\text{V}$$

（4）电路的品质因数为 $Q = \dfrac{U_C}{U} = \dfrac{2.5\times10^3}{25} = 100$

从计算结果可知，电容器两端的电压为电源电压的 100 倍。

2. RLC 并联交流电路及谐振　图 1-29 是 RLC 并联交流电路。设电源电压 $u = U_m\sin\omega t$，R 是电感线圈的内阻，其阻值一般比较小，为了分析方便，可以忽略不计。由于电路是并联关系，加在电感支路和电容支路两端电压相同，但各支路电流不同。设电路的各支路电流为 $i、i_L、i_C$，可得 $i = i_L + i_C$ 或 $\dot{I} = \dot{I}_L + \dot{I}_C$。

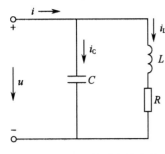

图 1-29　RLC 并联交流电路

由于 $i_L、i_C$ 的相位相反，当 $I_L < I_C$ 时，总电流在相位上超前电源电压，电路的总阻抗呈电容性；当 $I_L > I_C$ 时，总电流在相位上滞后电源电压，电路的总阻抗呈电感性；当 $I_L = I_C$ 时，总电流与电源电压同相，电路的总阻抗呈电阻性，此时电路处于并联谐振（parallel resonance）状态。所以电路发生并联谐振的条件是 $I_L = I_C$，即 $X_L = X_C$，电路的并联谐振频率为

$$f_0 = \frac{1}{2\pi\sqrt{LC}} \tag{1-45}$$

可见，并联谐振频率 f_0 由电路参数（$L、C$）决定，与串联谐振频率的计算公式一样。

在实际电路中，电路总会有电阻存在，回路也一定有能量损失，所以并联谐振时，两条支路电流不会完全相等，总电流也总有一定数值，阻抗也不会是无穷大。

综上所述，电路并联谐振时具有下列特征：

（1）电路的总阻抗最大，理论证明总阻抗 $Z_0 = \dfrac{L}{RC} \approx \dfrac{(\omega_0 L)^2}{R}$，且呈电阻性，总电流和电源电压同相位。

（2）在电源电压不变的情况下，电路的总电流最小，即

$$I = I_0 = \frac{U}{Z_0} = U\frac{R}{(\omega_0 L)^2} \tag{1-46}$$

（3）电感和电容支路的电流几乎相等且较大，支路电流与总电流之比称为电路的品质因数 Q，即

$$Q = \frac{I_C}{I} = \frac{I_L}{I} = \frac{\omega_0 L}{R} = \frac{1}{R\omega_0 C} \tag{1-47}$$

Q 值标志着谐振回路的质量，Q 值越大，损耗越小；反之，Q 值越小，损耗越大。由式（1-47）可知，并

联谐振时,支路电流是总电流的 Q 倍,所以并联谐振又称电流谐振。并联谐振时,支路电流大于总电流,是因为 I_L 与 I_C 的相位相反,互相补偿而不必经过电源的缘故。

利用并联谐振时电路的总阻抗最大和总电流最小的特点,可以达到选频目的,从而构成滤波器、LC 正弦振荡器和选频放大器等。

五、三相交流电路

三相交流电路是由三相交流电源供电的电路。三相交流电与单相交流电相比具效率高、输电经济等优点,是电能的生产、输送、分配和使用的主要形式,在现代社会的
生产和生活中被广泛应用。

1. 三相交流电源　三相交流电源是由三相交流发电机产生的。
三相交流发电机的工作原理如图 1-30 所示,它主要由定子(电枢)和
转子(磁极)两部分组成。定子中嵌有三个形状结构相同、绕向一致、
匝数相等的三个绕组,构成 A、B、C 三相。每相有两个端口,始端为
A、B、C,末端为 X、Y、Z。三个绕组之间的空间位置互成 120°。转子
是发电机的转动部分,它产生的磁场在空间按正弦规律分布。当转
子由原动机推动以角速度 ω 逆时针方向转动时,可以在三个绕组中
分别感应出最大值相等、频率相同、相位互差 120°的三个正弦电动
势,这种三相电动势称为三相对称电动势,分别为 e_A,e_B,e_C,并以 e_A
为参考正弦量,其瞬时值表达式为

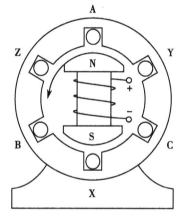

图 1-30　三相交流发电机的原理图

$$e_A = E_m \sin\omega t$$
$$e_B = E_m \sin(\omega t - 120°)$$
$$e_C = E_m \sin(\omega t + 120°)$$

$$(1-48)$$

波形图和相量图如图 1-31 所示。

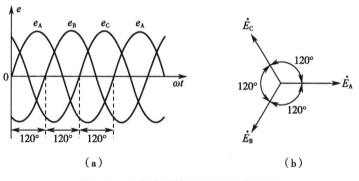

（a）　　　　　　　　　　（b）

图 1-31　三相电动势的波形图及相量图
a. 波形图;b. 相量图

由式(1-48)和图 1-31 可知,三相对称电动势的瞬时值之和恒为零。用平行四边形法则,也可得到三相对称电动势的相量之和恒为零。

2. 三相交流电源的星形连接　将发电机三相绕组的末端 X、Y、Z 连接在一起,引出一根导线,每个绕组的始端 A、B、C 也各引出一根导线,这种连接方式称为三相交流电源的星形连接,简称 Y 形连接,如图 1-32(a)所示。在 Y 形连接中,末端的连接点称中性点 N,从中性点引出的导线称为中性线(neutral line)或零线,从每个绕组的始端引出的导线称为端线或相线。这就是三相四线制(in three-phase four wire system)电源。

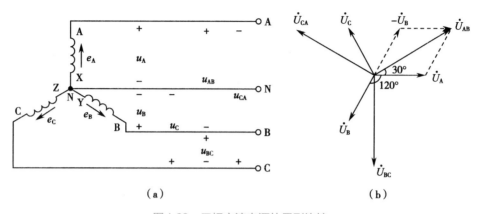

图 1-32　三相交流电源的星形连接
a. 连接方式;b. 线电压与相电压的相量图

在三相四线制电源中,相线与中性线之间的电压称为相电压(phase voltage),用 U_P 表示,其有效值分别为 U_A、U_B 和 U_C;相线与相线之间的电压称为线电压(line voltage),用 U_L 表示,其有效值分别为 U_{AB}、U_{BC} 和 U_{CA}。线电压 U_L 和相电压 U_P 显然是不等的。由于三相电源的对称性,线电压与相电压的相量关系为

$$\begin{aligned}
\dot{U}_{AB} &= \dot{U}_A - \dot{U}_B \\
\dot{U}_{BC} &= \dot{U}_B - \dot{U}_C \\
\dot{U}_{CA} &= \dot{U}_C - \dot{U}_A
\end{aligned} \qquad (1\text{-}49)$$

由式(1-49)可以画出线电压与相电压的相量图。首先画出对称的三个相电压相量 $\dot{U}_A$、$\dot{U}_B$ 和 $\dot{U}_C$。因为线电压 $\dot{U}_{AB} = \dot{U}_A - \dot{U}_B = \dot{U}_A + (-\dot{U}_B)$,利用平行四边形法则作出 $\dot{U}_A$ 与 $-\dot{U}_B$ 的相量和,即为 $\dot{U}_{AB}$。同理可作出 $\dot{U}_{BC}$ 和 $\dot{U}_{CA}$,如图 1-32(b)所示。从图中看出

$$U_{AB} = 2U_A\cos30° = \sqrt{3}\,U_A$$

$$U_{BC} = 2U_B\cos30° = \sqrt{3}\,U_B$$

$$U_{CA} = 2U_C\cos30° = \sqrt{3}\,U_C$$

可见,线电压也是三相对称电压。线电压与相电压的关系为

$$U_L = \sqrt{3}\,U_P \qquad (1\text{-}50)$$

综上所述,在电源的星形连接中,相电压 U_P、线电压 U_L 都是三相对称电压;在数值上,线电压是相电压的 $\sqrt{3}$ 倍;在相位上,线电压超前相电压 30°。当相电压 U_P 为 220V 时,线电压 U_L 为 $\sqrt{3} \times 220V = 380V$。所以,三相四线制电源能够同时提供两种电源电压,这是三相四线制供电方式的优点之一。

3. 三相交流电路的负载连接　在三相交流电路中,如果各相负载的性质相同、阻抗相等,这样的三相负载称为三相对称负载,否则称为三相不对称负载。三相交流电路中负载有星形和三角形两种连接方法。

(1) 负载的星形连接:如图 1-33 所示,把三相负载的每一相分别连接在三相交流电源的相线和中性线之间,这种接法称为三相负载的星形连接,用符号"Y"表示。图中 Z_A、Z_B 和 Z_C 为三相负载阻抗。三相负载的公共连接点称为负载中性点,用 N′ 表示。

在三相交流电路中,流过各相负载的电流称为相电流(phase current),用 I_P 表示;流过各条相线的电流称为线电流(line current),用 I_L 表示;流过中性线的电流称为中性线电流(neutral current),用 I_N 表示。

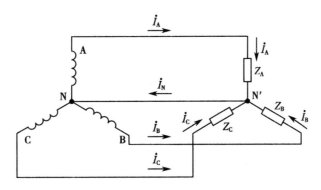

图 1-33　负载星形连接的三相电路

显然,在图 1-34 所示的三相四线制电路中,相电流和线电流相等,即

$$I_P = I_L \tag{1-51}$$

每相绕组两端的电压称为负载的相电压,负载的相电压就是电源的相电压 U_P;负载的线电压就是电源的线电压 U_L;负载的线电压 U_L 与负载的相电压 U_P 仍是 $\sqrt{3}$ 倍的关系,即 $U_L = \sqrt{3}\,U_P$。

对于图 1-33 的中性点 N′,根据基尔霍夫电流定律,可得

$$\dot{I}_N = \dot{I}_A + \dot{I}_B + \dot{I}_C \tag{1-52}$$

若负载为三相对称负载,即各相负载的阻抗完全相同,$Z = Z_A = Z_B = Z_C$,则相电流 $\dot{I}_A$、$\dot{I}_B$、$\dot{I}_C$ 三相对称,这时中性线电流恒等于零,即 $\dot{I}_N = \dot{I}_A + \dot{I}_B + \dot{I}_C = 0$。此时,中性线没有电流通过,可以省略。

当三相负载不对称时,相电流 $\dot{I}_A$、$\dot{I}_B$、$\dot{I}_C$ 不再对称,中性线电流不等于零,中性线上有电流通过,此时电路必须有中性线。

在三相不对称负载的电路中,中性线的作用是使各相负载的相电压相等并保持不变。如果中线断开,各相负载的电压将不再相等,阻抗较小的负载所得电压减小,阻抗较大的负载所得电压增高,致使该相负载烧毁。所以,对三相不对称负载的星形连接,必须采用三相四线制供电,保证各相负载的正常工作。

（2）负载的三角形连接:如图 1-34a 所示,把三相负载分别连接在三相电源每两根相线之间,这种接法称为三相负载的三角形连接,用符号"△"表示。

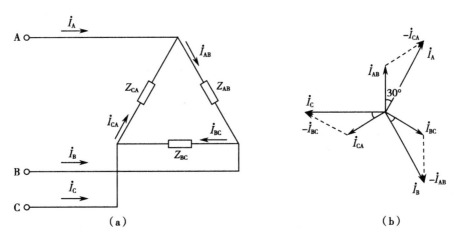

图 1-34　负载三角形连接
a. 连接方式;b. 线电流与相电流的相量图

由图 1-34a 可以看出,不论三相负载对称与否,各负载的相电压总是对称的,负载的相电压就是电源的线电压,即 $U_P = U_L$。各相负载的相电流为

$$\dot{I}_{AB} = \frac{\dot{U}_{AB}}{Z_{AB}}, \quad \dot{I}_{BC} = \frac{\dot{U}_{BC}}{Z_{BC}}, \quad \dot{I}_{CA} = \frac{\dot{U}_{CA}}{Z_{CA}} \tag{1-53}$$

根据基尔霍夫电流定律,可得出各线电流与相电流的相量关系为

$$\dot{I}_A = \dot{I}_{AB} - \dot{I}_{CA}, \quad \dot{I}_B = \dot{I}_{BC} - \dot{I}_{AB}, \quad \dot{I}_C = \dot{I}_{CA} - \dot{I}_{BC} \tag{1-54}$$

当三相负载对称时,各相的电流也是对称的,其线电流 $\dot{I}_L$ 与相电流 $\dot{I}_P$ 的相量图如图 1-34(b)所示。从图中看出

$$\frac{1}{2}I_A = I_{AB}\cos 30° = \frac{\sqrt{3}}{2}I_{AB}$$

由此得

$$I_L = \sqrt{3}\,I_P \tag{1-55}$$

线电流滞后相电流 30°。

需要指出的是,若三相负载阻抗不对称,则上述关系就不存在。在电路分析时,需要每相分别进行。

第三节　电容器及充放电电路

一、电容器与电容

1. 电容器　电容器(capacitor)是一种储存电荷的元件。是由中间夹有绝缘介质且相互靠近的两块金属极板及两根引线构成。如果在它的两极施加电压,两极板上就会出现等量异号电荷,从而在两极板间建立起电场,并储存了电场能量。所以,电容器具有储存电荷的能力,是电工设备和电子仪器中广泛使用的元件之一。

电容器的种类很多,按其结构不同可分为:固定电容器、可变电容器和微调电容器三类。按所用电介质的不同可分为:纸介、云母、陶瓷、油介和电解电容器等。按用途分为:高频旁路、低频旁路、滤波、调谐、高频耦合、低频耦合、小型电容器。

2. 电容　电容(capacitance)是衡量电容器储存电荷能力的物理量,用大写字母 C 表示。理论和实验证明,电容器每个极板上储存的电荷 Q 与两极板间的电压 U 成正比。即

$$Q = CU \quad \text{或} \quad C = \frac{Q}{U} \tag{1-56}$$

上式中电容 C 是比例系数。对于某一确定的电容器,其电容 C 为常数,与 Q、U 无关,由电容器本身结构性质决定,反映了电容器容纳电荷本领。如果电荷以库仑(C)为单位,电压以伏特(V)为单位,则电容的单位是法拉,简称法(F)。法拉的单位较大,常用微法(μF)或皮法(pF)作单位。

$$1F = 10^6\,\mu F = 10^{12}\,pF$$

电容器外壳上通常标有电容和耐压值等参数。例如,标有"100μF/50V"的电容器,其电容是 100μF,耐压值为 50V,即它所能承受的最高直流电压是 50V。如果接在交流电路中使用,交流电压的最大值不允许超过它的耐压值。

二、电容器充放电电路

1. 电容器充电　使电容器带电的过程叫作电容器充电。在图 1-35 所示电路中,若 t=0 时刻将开关 S 扳至 a 端位置,则电容器 C、电阻 R 和电源 U 组成一个回路,电源 U 通过电阻 R 向电容器 C 充电。

由基尔霍夫电压定律可得

$$U = i_c R + u_c$$

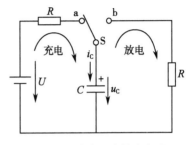

图 1-35　电容器充放电电路

因 $q=Cu_c$,所以充电电流 $i=\dfrac{\mathrm{d}q}{\mathrm{d}t}=\dfrac{\mathrm{d}(Cu_c)}{\mathrm{d}t}=C\dfrac{\mathrm{d}u_c}{\mathrm{d}t}$,将其代入上式,整理后得

$$U = RC\frac{\mathrm{d}u_c}{\mathrm{d}t} + u_c \tag{1-57}$$

式(1-57)是 $t \geqslant 0$ 电容器充电电路的微分方程。根据初始条件 $t=0$ 时,$u_c=0$,解方程得出充电时电容器两端电压为

$$u_c = U(1 - e^{-\frac{t}{RC}}) \tag{1-58}$$

而充电电流为

$$i_c = \frac{U}{R}e^{-\frac{t}{RC}} \tag{1-59}$$

由式(1-58)和式(1-59)可知:在充电过程中电容器两端电压 u_c 随时间 t 按指数规律上升,而充电电流 i_c 随时间按指数规律下降。图 1-36 是电容器充电曲线。

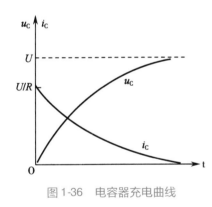

图 1-36　电容器充电曲线

图 1-36 表明,在充电电路接通的瞬间,$t=0$,$u_c=0$,$q=0$,充电电流 $i_c=\dfrac{U}{R}$ 最大;随着充电时间的延续,电容器积累的电荷逐渐增加,u_c 逐渐升高,因而充电电流 i_c 随之减小。当电容器充电时间足够长时,电容器两极板间电势差达到最大值,等于电源电压 U,电容器上所积累的电荷达到最大值,充电电流趋近于零,充电过程基本结束。

2. 电容器放电　电容器释放电荷的过程叫作电容器放电。在图 1-35 所示电路中,如果电容器充电结束后将开关 S 由 a 端扳至 b 端,电容器将通过电阻 R 放电。

在放电过程中,由基尔霍夫电压定律可知

$$u_c - i_c R = 0$$

因 $q=Cu_c$,故 $i_c=-\dfrac{\mathrm{d}q}{\mathrm{d}t}=-C\dfrac{\mathrm{d}u_c}{\mathrm{d}t}$,将其代入上式,整理后得

$$\frac{\mathrm{d}u_c}{u_c} + \frac{\mathrm{d}t}{RC} = 0$$

根据初始条件 t=0 时,$u_c=U$,解方程得出放电时电容器两端电压为

$$u_c = Ue^{-\frac{t}{RC}} \tag{1-60}$$

而放电电流为

$$i_c = \frac{U}{R}e^{-\frac{t}{RC}} \qquad (1\text{-}61)$$

式(1-61)表明,在放电过程中,u_c 和 i_c 随时间 t 按指数规律衰减变化的曲线如图 1-37 所示。

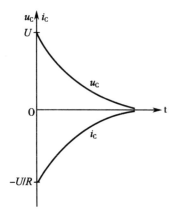

由图 1-37 可知,在电容器放电开始的瞬间,t = 0,$u_c = U$,放电电流 $i_c = U/R$ 最大;随着放电时间的延续,两极板上的等量异号电荷通过电阻 R 不断中和,u_c 和 i_c 逐渐减小,直至电容器所带电荷放尽,放电电流等于零时,放电过程结束。

3. 时间常数 从式(1-58)~(1-61)可以看出:无论充电还是放电,其过程的快慢均与电阻 R 和电容 C 的乘积有关。RC 越小,充放电过程越快;RC 越大,充放电过程越慢。因此,把 R 与 C 的乘积定义为电容器充放电电路的时间常数(time constant),用 τ 表示,即

$$\tau = RC \qquad (1\text{-}62)$$

图 1-37 电容器放电曲线

τ 是描述电容器充放电快慢的物理量,当 R 的单位是欧姆(Ω)、C 的单位是法拉(F)时,τ 的单位是秒(s)。

电容器充电时,不同 t 值对应的 u_c 和 i_c 之值,如表 1-2 所示。

表 1-2　电容器充电时不同 τ 值对应的 u_c 和 i_c 之值

t	0	τ	2τ	3τ	4τ	5τ	……	∞
u_c	0	0.632U	0.865U	0.95U	0.982U	0.993U	……	U
i_c	$\frac{U}{R}$	$0.368\frac{U}{R}$	$0.135\frac{U}{R}$	$0.05\frac{U}{R}$	$0.018\frac{U}{R}$	$0.007\frac{U}{R}$	……	0

从表 1-2 中可以看出:当 t = τ 时,u_c = 0.632U,因此,τ 是电容器两端电压 u_c 从零上升到 U 的 63.2% 所需要的时间。当 t→∞ 时,$u_c = U$,表明电容器充电时间足够长时,电容器端电压等于电源电压 U。但实际上 t = 4τ 时,u_c = 0.982U;当 t = 5τ 时,u_c = 0.993U,电容器两端电压已基本达到电源电压,充电过程基本结束。同样,放电时间 t = (4 ~ 5)τ 时,电容器两端电压及放电电流已非常接近于零,放电过程基本结束。所以,通常认为电容器的充、放电时间为 (4 ~ 5)τ。

综上所述,电容器充、放电过程中电容器极板上的电量及其端电压不能突变,而是随时间变化的,故常把它称为暂态过程(transient state process)。电容器充、放电结束后,电路中的电流都趋于零,相当于开路,即认为电容器处于隔断直流状态。如果把电容器接入交流电路中,由于交流电压的极性不断改变,电容器被反复充电、放电,电路中就始终有电流通过,认为电容器处于交流流通状态。所以,电容器在电路中有"隔直流、通交流"的作用。电容器的暂态过程在电子技术的振荡、放大、脉冲及其运算电路中都有着广泛的应用。

(陆改玲)

习题一

（一）填空题

1-1　电路通常是由（　　）（　　）和（　　）三部分组成。

1-2　电流和电压的参考方向一致，称为（　　）参考方向；参考方向相反，称为（　　）参考方向。

1-3　对于一个有 n 个节点和 m 条支路的电路，共有（　　）个独立的节点电流方程和（　　）个独立的回路电压方程。

1-4　对于电压控制的受控源，其输入端电阻为（　　）；对于电流控制的受控源，其输入端的电阻为（　　）。

1-5　在应用叠加定理时，各个独立电源单独作用时，应假设其他电压源（　　），电流源（　　）。

1-6　正弦交流电的三要素是（　　）（　　）和（　　），角频率的单位是（　　），相位的单位是（　　）或（　　）。

1-7　电感元件具有"通（　　）阻（　　）""通（　　）阻（　　）"的特性。电容元件具有"隔（　　）通（　　）""阻（　　）通（　　）"的特性。

1-8　在电阻元件的交流电路中，电流与电压的相位关系是（　　）；在电感元件的交流电路中，电流与电压的相位关系是（　　）；在电容元件的交流电路中，电流与电压的相位关系是（　　）。

1-9　三个频率相同、振幅相同，相位彼此相差（　　）的电压源构成三相交流电源。

1-10　在三相四线制供电系统中，相电压 U_P 是指（　　）与（　　）之间的电压；线电压 U_L 是指（　　）与（　　）之间的电压，其中 U_L＝（　　）U_P。线电压与相电压的相位关系是（　　）。

（二）选择题

1-11　对电流源来说，当 R_0 处于某种情况时，$I=I_s$ 为一恒量，这样的电流源称为理想电流源，R_0 处于的情况是（　　）

　　a. $R_0=0$　　　　b. $R_0=\infty$　　　　c. $R_0>R$　　　　d. $R_0<R$

1-12　某电压源的内阻 $R_0=2\Omega$，电动势 $E=10V$，当将它变换为电流源时，其内阻 R_s 和电流 I_s 分别为（　　）

　　a. 5Ω，$2A$　　b. 10Ω，$5A$　　c. 2Ω，$5A$　　d. 2Ω，$10A$

1-13　应用叠加定理来分析计算电路时，应注意以下几点，错误的是（　　）

　　a. 叠加定理只适用于线性电路

　　b. 各电源单独作用时，其他电源置零

　　c. 叠加时要注意各电流分量的参考方向

　　d. 叠加定理适用于电流、电压、功率

1-14　某含源二端网络的开路电压为 10V，如在网络两端接以 15Ω 的电阻，二端网络端电压为 7.5V，此网络的戴维南等效电路的电动势 E 和 R_0 分别为（　　）

　　a. 10，2.5　　b. 10，5　　c. 5，2.5　　d. 5，5

1-15　处于谐振状态的 RLC 串联电路，当电源频率升高时，电路将呈现出（　　）

　　a. 电阻性　　b. 电感性　　c. 电容性　　d. 电抗性

1-16　一电容接到 $f=50Hz$ 的交流电路中，容抗 $X_c=240\Omega$，若改接到 $f=25Hz$ 的电源时，则容抗 X_c 为（　　）

　　a. 80Ω　　b. 120Ω　　c. 160Ω　　d. 480Ω

1-17　在正弦交流电路中，当电感电压与电流取关联参考方向，则电流（　　）

　　a. 超前电压 $90°$　　b. 同相　　c. 反相　　d. 落后电压 $90°$

1-18　下列说法中，正确的是（　　）

　　a. 串联谐振时阻抗最小　　　　b. 并联谐振时阻抗最小

　　c. 串联谐振时电流最小　　　　d. 并联谐振时电流最大

1-19 某正弦电压的有效值为380V，频率为50Hz，在 t=0 时，$u=380$V，则该正弦电压的表达式为（　　）

a. $u=380\sin(314t+900)$ V

b. $u=380\sin314t$ V

c. $u=380\sqrt{2}\sin(314t+450)$ V

d. $u=380\sqrt{2}\sin(314t-450)$ V

1-20 三相四线制电路中，连接照明负载的是（　　）

a. 一根中性线和一根相线

b. 两根中性线

c. 两根相线

d. 一根相线即可

（三）简答题

1-21 简述对一个含有 m 条支路 n 个节点的电路，其支路电流法的求解步骤。

1-22 简述在应用叠加定理时需注意什么。

1-23 如何把一个有源二端网络化为一个无源二端网络？ 在此过程中，有源二端网络内部的电压源和电流源应如何处理？

1-24 感抗、容抗和电阻有何相同？ 有何不同？

1-25 如何理解电容元件的"通交隔直"作用？

1-26 简述 RLC 串、并联电路谐振时，分别具有什么特点。

1-27 简述三相交流电流与单相交流电流相比，具有哪些优点。

（四）计算与分析题

1-28 用叠加定理求题图 1-1 所示电路中的电压 U。已知 $I_S=3$A，$U_S=6$V，$R_1=1\Omega$，$R_2=2\Omega$，$R_3=6\Omega$，$R_4=6\Omega$。

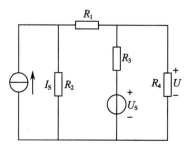

题图 1-1　习题 1-28 图

1-29 用戴维南定理求题图 1-2 中通过 R_3 的电流。 电路参数如题图 1-2 所示。

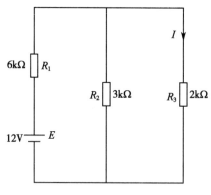

题图 1-2　习题 1-29 图

1-30 设正弦电流 $i=100\sin(314t-60°)$A。 试问：①它的频率、周期、最大值、有效值、初相位各是多少？ ②画出 i 的相量图；③如果 i' 与 i 反相，写出 i' 的三角函数式。

1-31 某电感元件 $L=25.4$mH，接到电压为 $u=220\sqrt{2}\sin(314t+60°)$ V 的电源上，求感抗 X_L 和电流 I 是多少？ 当电源的频率增大一倍时，电流是多少？

1-32　三个相同的灯泡分别与电阻、电容、电感串联后接于交流电源上，如题图 1-3 所示，若 $R = X_C = X_L$，问灯泡的亮度有什么不同？假如所有的参数不变，将电路改接在电压相同的直流电源上，问达到稳定状态后，与接在交流电时相比，各灯泡亮度有什么变化？

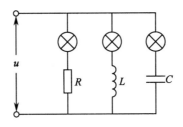

题图 1-3　习题 1-32 图

1-33　如题图 1-4 所示，已知电阻、电感上的分电压 $U_1 = 140\text{V}$，电容上的分电压 $U_2 = 40\text{V}$，电流 $i = 10\sqrt{2}\sin200t\,\text{A}$，且电流和总电压同相。求：①总电压 U 及 R、X_L、X_C；②写出总电压 u 表达式。

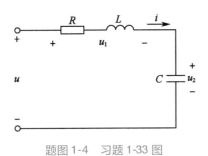

题图 1-4　习题 1-33 图

1-34　某 RLC 串联交流电路，$R = 80\Omega$，$L = 2\text{H}$，$C = 10\mu\text{F}$，通过的交流电频率为 50Hz，电流的有效值为 5A。求：

（1）加于整个串联电路的电压幅值；

（2）分别在 R、L、C 上的电压有效值；

（3）总电压与总电流的相位差。

1-35　设某一 RL 串联电路的电阻 $R = 2000\Omega$，电感 $L = 0.1\text{H}$，交流电的频率为 1000Hz，试用相量法求：①电感上的电压有效值与该串联电路总电压有效值之比；②总电压比电感上的电压落后的相位。

1-36　已知电源是 380/220 伏三相四线制，分别给三层楼房供电。现在三层楼房中安装照明电灯。①若每层楼安装 220V、40W 电灯 110 盏；②若 A 相改为 220V、100W 电灯 110 盏，其余两相不变。求在上述两种情况下，各相负载的电流以及中线电流。

1-37　在题图 1-5 所示电路中，电容器两端已充电至 10V，已知 $R_1 = R_2 = R_4 = 5\text{k}\Omega$，$R_3 = 10\text{k}\Omega$，$C = 10\mu\text{F}$，当开关闭合后，经过多少时间，放电电流下降到 0.1mA？

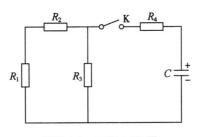

题图 1-5　习题 1-37 图

1-38　在题图 1-6 所示电容器充放电电路中，当开关 S 指向 1 时，电容器充电。已知 $R = 2\text{k}\Omega$，$C = 100\mu\text{F}$，

$\varepsilon = 100V$。 求：①充电开始时的电流；②充电结束时电容器极板间的电势差以及电容器上的电荷量；③当 $t = 0.2$ 秒时电容器极板间的电势差、电容器上的电荷量以及电路中的电流。

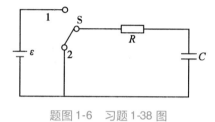

题图 1-6 习题 1-38 图

变压器是一种常见的电气设备,在电力系统和电子线路中应用广泛。在电力系统中,若要输送一定的电功率,一般来说电压越高,线路电流就越小。这不仅可以减小线路上的功率损耗,而且还可减小输电线的截面积,这就需要变压器将交流发电机发出的电压升高;在用电时,为了保证用电安全和符合用电设备的电压要求,还要用变压器降低电压。此外,在电子线路中,变压器还常用来耦合电路,传送信号,并实现阻抗匹配。

电动机的作用是将电能转换为机械能。现代各种生产机械都广泛应用电动机来驱动。电动机可分为交流电动机与直流电动机两大类。交流电动机又可分为异步电动机和同步电动机;直流电动机按照励磁方式的不同又分为他励、并励、串励和复励四种。

此外,为了在生产过程中对电动机等电器进行自动控制,使生产机械各部件的动作按顺序进行,保证生产过程和加工工艺合乎预定要求。还有一些按钮开关、接触器、继电器等低压电器来实现自动控制。

第一节　变压器

一、变压器的结构

变压器(transformer)应用很广,种类很多,但它们的结构却基本相同,都由闭合铁心和绕在其上的线圈构成,如图 2-1 所示。通常把绕在铁心(iron core)上的线圈称为绕组,把接电源的绕组称为一次绕组(或称初级线圈、原绕组),接负载的绕组称二次绕组(或称次级线圈、副绕组),并习惯把电压低的绕组称为低压绕组,电压高的绕组称为高压绕组。两个绕组的电路是分开的,它们通过铁心中磁通 Φ 的耦合而联系起来。

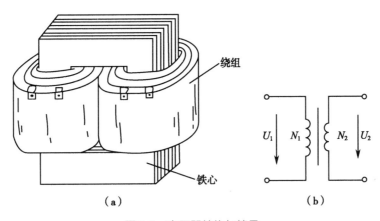

图 2-1　变压器结构与符号
a. 结构;b. 符号

1. 铁心　铁心是变压器磁通的主要通路,又起支撑绕组的作用。为了提高导磁性能和减小铁心损耗,变压器的铁心由彼此绝缘的硅钢片叠成。常见的铁心形状有"日"形和"口"形两种,对应制成的变压器分别称为壳式变压器和芯式变压器。壳式变压器的特点是铁心包围绕组,如图 2-2a 所示,小容量变压器多采用壳式结构。芯式变压器的特点是绕组包围铁心,其结构见图 2-2b,大容量变压器多采用芯式结构。还有一种 C 形变压器,其铁心由低铁损冷轧硅钢带绕成,具有损耗小、效率高以及电磁干扰小的特点。在相同的参数下,C 形变压器铁心的体积最小。图 2-2c 为 C 形变压器结构示意图。

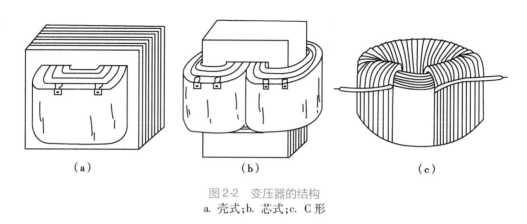

图 2-2　变压器的结构
a. 壳式；b. 芯式；c. C 形

2. 绕组　变压器的绕组用绝缘性能良好的漆包线绕制,有些大型变压器则采用纱包铜线或丝包铜线绕制。通常将原、副绕组绕成若干直径不等的同心圆筒,套入铁心柱上。为了提高绕组与铁心之间的绝缘性能,一般将低压绕组安装在里,高压绕组安装在外,如图 2-3 所示。

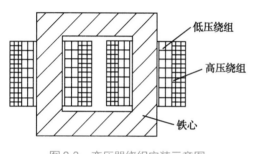

图 2-3　变压器绕组安装示意图

绝缘是变压器制造时考虑的主要问题。绕组与铁心、绕组与绕组、层与层之间都要有良好的绝缘材料相隔。要求绝缘材料既薄又能承受较高的电压,常用的绝缘材料有电容器纸、聚酯薄膜、黄蜡绸等。在 X 线机设备中,高压变压器副绕组输出几十千伏以上的高压,无论是副绕组对原绕组,还是副绕组对铁心等绝缘都有非常高的要求。

变压器工作时铁心和绕组都会发热,因此必须考虑冷却问题。小容量变压器采用自然风冷,即依靠空气的自然对流和辐射将热量散发。大容量变压器则多采用油冷方式,将变压器浸入变压器油内,使其产生的热量通过变压器油传给外壳而散发。X 线机的高压变压器就采用油冷方式。此外,变压器油还具有良好的绝缘性能。

二、变压器的工作原理

变压器是利用电磁感应原理传输电能和信号的常用设备。具有电压变换、电流变换和阻抗变换的能力。

1. 电压变换　将变压器原绕组接通电压为 u_1 的交流电源而副绕组不接负载,这种运行状态称为变压器的空载运行,如图 2-4a 所示。这时便有空载电流 i_0 流过原绕组,从而在铁心中产生交变的磁通 Φ,由电磁感应定律可推导出交变磁通在原、副绕组中产生感应电动势的大小为:

$$E_1 = 4.44fN_1\Phi_{\mathrm{m}} \qquad E_2 = 4.44fN_2\Phi_{\mathrm{m}} \tag{2-1}$$

式中 E_1、E_2 为原、副绕组感应电动势的有效值,f 为交流电源的频率,N_1、N_2 为原、副绕组的匝数,Φ_{m} 为交变磁通的最大值。如果忽略漏磁通和原绕组导线电阻的影响,就有 $U_1 \approx E_1$,而副绕组开路,即有 $U_2 = E_2$,因此,原、副绕组电压的比值为:

$$\frac{U_1}{U_2} \approx \frac{E_1}{E_2} = \frac{4.44fN_1\Phi_{\mathrm{m}}}{4.44fN_2\Phi_{\mathrm{m}}} = \frac{N_1}{N_2} = K \tag{2-2}$$

式中 K 称为变压器的变比。由式(2-2)可知,变压器空载运行时,原、副绕组的电压比近似等于两者的匝数比。若 $N_1 > N_2$,即变比 $K > 1$,则变压器降压;若 $N_1 < N_2$,即变比 $K < 1$,则变压器升压。由此可见,当电源

电压 U_1 一定时,只要改变变比 K,就可得到不同的输出电压 U_2,这就是变压器的电压变换作用。

2. 电流变换 将变压器原绕组接通电压为 u_1 的交流电源,副绕组与负载 R_L 相接,这种运行状态就是变压器的负载运行,如图 2-4b 所示。变压器负载运行时,副绕组中就有电流 i_2 通过,这时原绕组电流由 i_0 增大到 i_1,表明副绕组向负载输出能量,原绕组就必须从电源吸取相应的能量。若忽略变压器的损耗,则电源提供的功率应等于负载所得到的功率,即 $I_1 U_1 \approx I_2 U_2$,且实验表明,负载运行时变压器仍具有电压变换作用,即 $U_1/U_2 = K$,因此有

$$\frac{I_1}{I_2} \approx \frac{U_2}{U_1} = \frac{N_2}{N_1} = \frac{1}{K} \tag{2-3}$$

式(2-3)表明,变压器负载运行时,绕组电流与绕组匝数近似成反比。高压绕组的匝数多,它所通过的电流就小,绕制时可用较细的导线;低压绕组的匝数少,它通过的电流就大,绕制时需用较粗的导线。改变变比 K,就可以改变原、副绕组电流的比值,这就是变压器的电流变换作用。

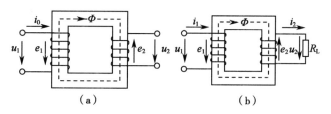

图 2-4 变压器运行状态
a. 空载运行;b. 负载运行

3. 阻抗变换 变压器除了能变换电压和电流外,还可以进行阻抗变换。在图 2-5 中,变压器副绕组接负载阻抗 Z_2,对于原绕组来说,可用另一阻抗 Z_1 来等效代替。这时,原绕组一侧的电压、电流和功率均应保持不变,即将 $U_1 = KU_2$ 及 $I_1 = I_2/K$ 代入后可得到

$$Z_1 = \frac{U_1}{I_1} = \frac{KU_2}{\frac{I_2}{K}} = K^2 \frac{U_2}{I_2} = K^2 Z_2 \tag{2-4}$$

由式(2-4)可知,选取适当的变比 K,可以把负载阻抗 Z_2 等效变换到原绕组一侧所需要的阻抗值 Z_1。在电子电路中,常使用变压器来实现阻抗匹配,以获得较高的功率输出。

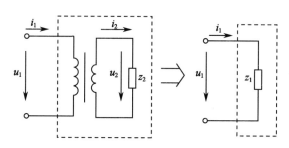

图 2-5 变压器负载阻抗及等效变换

三、变压器的特性和额定值

1. 变压器的外特性 变压器一次电压 U_1 为额定值时,$U_2 = f(I_2)$ 的关系曲线称为变压器的外特性,如图 2-6 所示。图 2-6 中 U_{20} 是空载时二次电压,称为空载电压,其大于等于主磁通在二次绕组中产生的感应电动势 E_2;φ_2 为 U_2 和 I_2 之间的相位差。分析表明,当负载为电阻或电感性时,二次电压 U_2 将随

电流 I_2 的增加而降低,这是因为随着电流 I_2 的增大,二次绕组的电阻电压降和漏磁通感应电动势增大而造成的。

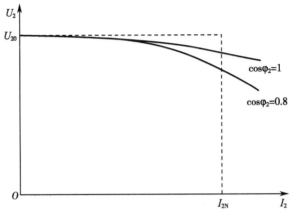

图2-6　变压器的外特性曲线

由于二次绕组电阻压降和漏磁通感应电动势较小,U_2 的变化一般不大。电力变压器的电压变化率

$$\Delta U = \frac{U_{20} - U_2}{U_{20}} \times 100\% \tag{2-5}$$

式中 U_{20} 和 U_2 分别为空载和额定负载时的二次电压,一般 ΔU 为 3% ~ 6%。

2. 变压器的损耗和效率　变压器的输入功率除了大部分输出给负载外,还有很小一部分损耗在变压器内部。

(1) 变压器的损耗:变压器的损耗包括铁损 P_{Fe} 和铜损 P_{Cu}。铁损耗是由交变磁通在铁心中产生的,包括磁滞损耗和涡流损耗。当外加电压 U_1 和频率 f 一定时,主磁通 Φ_m 基本不变,铁损耗也基本不变,故铁损耗又称为固定损耗。铜损耗是由电流 I_1、I_2 流过一次、二次绕组的电阻所产生的损耗,它随着电流的变化而变化,故称为可变损耗。由于变压器空载运行时铜损耗 RI_0^2 很小,此时从电源输入的功率(称为空载损耗)基本上损耗在铁心上,故可认为空载损耗等于铁损耗。

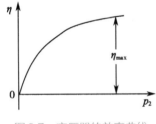

图2-7　变压器的效率曲线

(2) 变压器的效率:变压器的输出功率 P_2 和输入功率 P_1 之比称为变压器的效率,通常用百分数表示

$$\eta = \frac{P_2}{P_1} \times 100\% = \frac{P_2}{P_2 + P_{Fe} + P_{Cu}} \times 100\% \tag{2-6}$$

在图2-7中,效率随着输出功率而变,并有一最大值。变压器效率一般较高,大型电力变压器的效率可达99%以上。这类变压器往往不是一直在满载下运行,因此在设计时通常使最大效率出现在 50% ~ 60% 额定负载。

3. 变压器的额定值　额定值常标在铭牌上,故也称为铭牌数据。它是正确使用变压器的依据。主要参数有:①原绕组的额定电压 U_{1N};②副绕组的额定电压 U_{2N};③原绕组的额定电流 I_{1N};④副绕组的额定电流 I_{2N};⑤额定容量 S_N;⑥温升。

【例2-1】　有一单相变压器,原绕组额定电压 $U_{1N} = 220V$,副绕组额定电压 $U_{2N} = 20V$,额定容量 $S_N = 75VA$。求变压器的变比 K,副绕组和原绕组的额定电流 I_{2N},I_{1N}。设空载电流忽略不计。

解:变比　$K = \dfrac{U_{1N}}{U_{2N}} = \dfrac{220}{20} = 11$

副绕组额定电流　$I_{2N} = \dfrac{S_N}{U_{2N}} = \dfrac{75}{20} A = 3.75 A$

原绕组额定电流　$I_{1N} = \dfrac{1}{K} I_{1N} = \dfrac{3.75}{11} A = 0.34 A$

四、变压器绕组的极性

在变压器的实际运用当中,有时需要将变压器的两个(或多个)绕组连接起来使用,用来适应不同的输入电压与满足不同的输出电压要求。图 2-8 为 X 线机高压变压器绕组示意图,它的次级由二个绕组同相串联而成。当需要将多个绕组串联(或并联)使用时,必须注意它们产生的磁通方向,否则因绕组产生的磁通互相抵消,而使绕组内流过很大的电流导致变压器烧坏。为了避免这类情况的发生,便于绕组的正确连接,我们把在同一变化磁通作用下,绕组中感应电动势瞬时极性相同的端子称作变压器绕组的同极性端,用符号"·"标记。同极性端与绕组导线的绕向有关,它们之间很容易互相推断。变压器的绕组经过加工处理后,从外观上已无法辨认导线的具体绕向,这时可通过实验的方法测定同极性端。

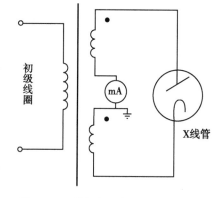

图 2-8　X 线机高压变压器绕组示意图

五、其他种类变压器

变压器种类很多,其他常用的变压器还有自耦变压器(autotransformer)、隔离变压器(isolation transformer)、三相变压器(three phase transformer)等。

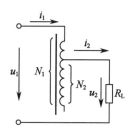

图 2-9　自耦变压器

1. 自耦变压器　原、副绕组有一部分是共用的变压器称为自耦变压器。从图 2-9 可见,自耦变压器只有一个原绕组,副绕组是原绕组的一部分,所以,它实际上是一个利用绕组抽头方式来实现电压改变的变压器。自耦变压器的结构特点是原、副绕组既有磁路耦合,又有电路连通,具有用料省、效率高等优点。由于原、副绕组彼此不再绝缘,使用时应当注意安全。

自耦变压器原、副绕组的电压、电流关系仍符合式(2-2)和式(2-3)。如果将自耦变压器副绕组的抽头改为滑动触头就构成了自耦调压器。中、小型 X 线机控制台的电源变压器多采用自耦调压器的形式,且有抽头、滑动和混合三种方式来实现电压调节,如图 2-10 所示。

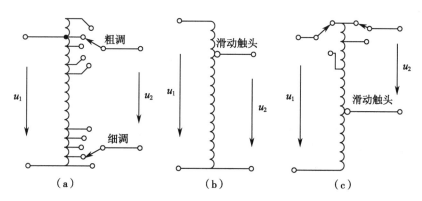

图 2-10　X 线机控制台的电源变压器

a. 抽头式;b. 滑动式;c. 混合式

2. 隔离变压器　隔离变压器是指输入绕组与输出绕组之间存在电气隔离的变压器,隔离的是原、副绕组各自的电流。通常交流电源中有一根导线和大地相连,另一根导线与大地之间有 220V 的电位差,人接触会产生触电;而隔离变压器的次级不与大地相连,任意一条导线与大地之间没有电位差,人接触任意一条导线都不会发生触电,这样就比较安全。其次还有隔离变压器的输出端与输入端是完全"断路"隔离的,这样就有效地对变压器的输入端(电网供给的电源电压)起到了一个良好的过滤作用,滤除干扰信号,从而给用电设备提供了纯净的电源电压。图 2-11 所示为隔离变压器屏蔽与接地示意图。

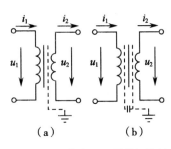

图 2-11　隔离变压器屏蔽与接地
a. 单屏蔽层;b. 双屏蔽层

用隔离变压器使输出端对地悬浮,只能用在供电范围较小、线路较短的场合。此时,系统的对地电容电流小得不足以对人身造成伤害。隔离变压器在医用仪器设备中得到广泛使用,因为医用仪器对安全性要求比较高,同时对电源的干扰比较敏感,采用隔离变压器后,可以初步解决这些问题。

3. 三相变压器　电力系统一般都采用三相制,而单相变压器仅能提供单相电能,尤其是为大功率负载提供电能时,单相变压器显然难以满足要求,这就需要使用三相变器。图 2-12 是具有三个铁心柱的三相变压器结构示意图。每个铁心上都有两个绕组,其中 AX、BY、CZ 为原绕组,ax、by、cz 为副绕组。三相变压器的原、副绕组都可以分别接成星形(Y)或三角形(Δ)。例如在图 2-10 中,初级绕组的接法为 Y 形,次级绕组的接法为 Δ 形。三相变压器在大型 X 线机设备中得到广泛应用。

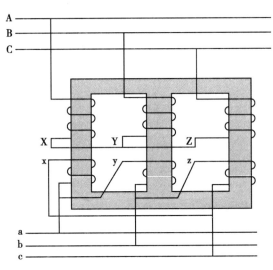

图 2-12　三相变压器

六、中频变压原理简介

在近代电子技术的应用中,中频技术的应用得到了迅速发展。中频是指相对于 50Hz(或 60Hz)工频电源,其电压频率提高到数十千赫兹的中频段。中频技术的核心是逆变(inverter)技术,把直流电压变换为中频交流电压。如医用 X 线设备中的中高频 X 线机采用中频逆变技术后使整机性能得到了大幅度的提升。这里仅介绍中频技术对变压器结构与性能方面的影响。

由式(2-1)可知,变压器绕组两端的电压 U 与铁心中磁通最大值 Φ_m 的关系为 $U=4.44fN\Phi_m$。由于 $\Phi_m=B_mS$,且 B_m(磁感应强度的最大值)只由铁心材料而定,所以有 $U/(fNS)=$ 常数。公式表明,在变压器绕组电压确定的情况下,电压频率的提高可使绕组的匝数减少和铁心截面积减小,使得变压器的体积大为减小。此外,对于中频 X 线机而言,工作电压频率的提高,一方面使变压器输出的交流电压经整流后脉动程度相应减小,使机器输出的 X 线质大为提高,另一方面也有利于对 X 线机相关参数进行实时自动控制。图 2-13 为中频 X 线机系统框图,由图可见,工频 50Hz 的交流电源经整流后变为直流电压,分别送到主逆变与灯丝逆变电路进行频率转换。在主逆变电路中产生的几百赫兹至几十千赫兹的中频电压 u_1 送到高压变压器的初级绕组,而灯丝逆变电路则产生几千或几十千赫兹的中频电压 u_2 送到灯丝变压器初级绕组。

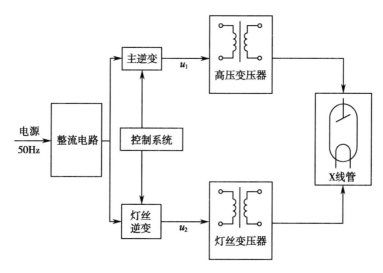

图 2-13　中频 X 线机系统框图

第二节　电动机

电动机(motor)是将电能转换成机械能的生产机械。电动机分为交流电动机(AC motor)和直流电动机(DC motor)两大类。交流电动机又可分为三相异步电动机和单相异步电动机。异步电动机由于构造简单、价格低廉、工作可靠以及使用维护简便等优点,在现代生产活动中被广泛使用。

一、三相异步电动机

1. 三相异步电动机结构　三相异步电动机结构由定子(stator)与转子(rotor)两大部分组成。定子是固定部分,转子是旋转部分,如图 2-14 所示。

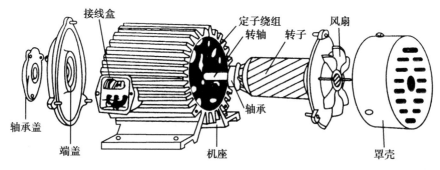

图 2-14　三相异步电动机的构造

（1）定子：定子由机座和装在机座内的圆筒形的定子铁心组成。机座是用铸铁或铸钢制成,铁心由相互绝缘的硅钢片叠成。

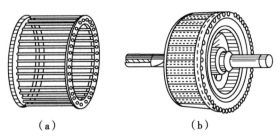

（2）转子：三相异步电动机的转子根据构造不同可分为鼠笼式和绕线式两种。转子铁心也是用硅钢片叠成,外表面上有凹槽,用于放置转子绕组,外形为圆柱状,铁心装在传递机械力的轴上。

鼠笼式的转子绕组做成笼型,在转子铁心的凹槽中放铜条,其两端用端环连接,或在槽中浇注铝液,铸成鼠笼型,如图 2-15 所示。

图 2-15　鼠笼式的转子
a. 笼形绕组;b. 转子外形

绕线式的转子结构如图 2-16 所示,在转子铁心的凹槽中,放置三相绕组,三相绕组接成星形,末端接在一起,始端则分别接至轴上三个彼此绝缘的铜制滑环上。滑环与转轴绝缘,并靠电刷与外界电阻相接,以改善电动机的起动性能和完成调速功能。

三相异步电动机的转子通过转轴在轴承的支承下旋转,轴承装在端盖上,两端盖用螺栓紧固在机座外壳上,轴承放有适量的润滑油,以减小摩擦并用轴承盖遮蔽着,以防止灰尘进入。定子与转子之间必须留有大小适当的间隙,太小容易引起转子与定子相碰;太大则磁阻增加。一般小型电动机的间隙约 $0.35 \sim 0.5 \text{mm}$,大型电动机约为 $1 \sim 1.5 \text{mm}$。

鼠笼型和绕线型异步电动机虽然结构不同,但工作原理相同。鼠笼型电动机由于结构简单、价格低廉、使用方便、工作可靠,因此在生产上应用十分广泛。

2. 三相异步电动机工作原理　在图 2-17 中,一个可绕着轴自由转动的铝框放置在马蹄形磁铁的两极之间,磁铁架装在支架上,并装有手柄。摇动手柄,使磁铁环绕铝框旋转,这时我们将看到铝框随磁铁的旋转而转动。说明在旋转的磁场里,闭合导体会因为电磁感应而成为磁场中的通电导体,进而受到磁场力的作用而顺着磁场方向旋转。

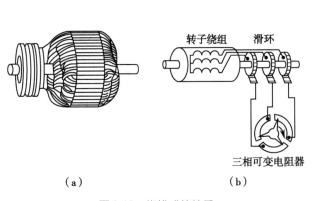

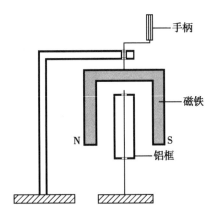

图 2-16　绕线式的转子
a. 转子形状;b. 转子结构

图 2-17　磁铁转动对铝框影响示意图

（1）旋转磁场的产生:三相异步电动机使用三相交流电,旋转磁场(rotating magnetic field)的产生是由三相对称定子绕组中通入三相交流电而产生的。在图 2-18 中,三相定子绕组 AX、BY、CZ 嵌放在定子铁心上的线槽中,在空间形成120°对称分布。三相绕组的尾端 X、Y、Z 连接在一起,首端 A、B、C 接三相交流电。这样,三相绕组就构成了星形接法,在定子铁心中的空腔里就得到了旋转磁场。

在图 2-19 中,i_A、i_B、i_C 为三相交流电流波形。当电流为正时,电流从线圈始端流入,末端流出;当电流为负时,电流从线圈末端流入,始端流出。

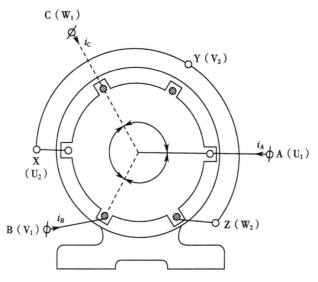

图 2-18　电动机三相定子绕组排列示意图

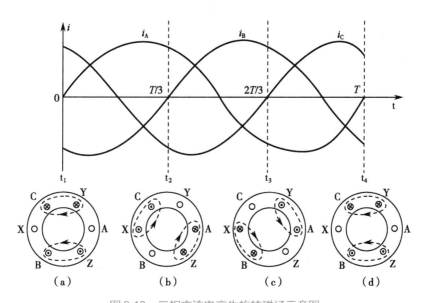

图 2-19　三相交流电产生旋转磁场示意图

a. $t=0$ 时合成磁场；b. $t=T/3$ 时合成磁场；c. $t=2T/3$ 时合成磁场；d. $t=T$ 时合成磁场

当 $t=t_1=0$ 时，A 相电流 $i_A=0$；B 相电流 i_B 负值，电流从 Y 端流入，由 B 端流出；C 相电流为正值，电流从 C 端流入，Z 端流出。根据右手螺旋法则，可判断出此时电流产生的合成磁场如图 2-19a 所示。

当 $t=t_2=\dfrac{T}{3}$ 时，A 相电流 i_A 为正值，电流从 A 端流入、X 端流出；B 相电流 $i_B=0$；C 相电流为负，电流从 Z 端流入、C 端流出。此刻合成磁场的方向如图 2-19b 所示，磁场的方向较 $t=t_1$ 时沿顺时针方向转过了 120°。

同理，$t=t_3=\dfrac{2}{3}T$，$t=t_4=T$ 时刻的合成磁场方向分别如图 2-19c，d 所示。$t=t_3$ 时刻，合成磁场的方向较 t_2 时刻又顺时针旋转了 120°。$t=t_4$ 时刻，磁场又较 t_3 时刻再转过 120°，即自 t_1 时刻到 t_4 时刻，电流变化了一个周期，磁场在空间也旋转了 360°。电流继续变化，磁场也不断地旋转，这就是旋转磁场。这个旋转磁场与马蹄形磁铁旋转作用相同。

1）旋转磁场的转向：图 2-19 所示的三相电流出现正最大值的顺序是 A、B、C，而磁场的旋转方向与这个顺序是一致的，即旋转磁场的转向与通入绕组的三相电流的相序有关。如果将三相交流电通入三相定子绕组的相序改变，即将三相电源的任意两相对调，如将 B 相和 C 相对调后，再分别接入三相定子的 BY、CZ 绕组，三相电流出现正最大值的顺序就变为 A、C、B，所以旋转磁场的转向就改变。

2）旋转磁场的转速：旋转磁场的转速称为电动机的同步转速，用 n_0 表示，其单位是"转/分"，符号为（r/min）。它的大小由交流电的频率及磁场的磁极对数决定，即：

$$n_0 = \frac{60f}{p} \tag{2-7}$$

式（2-7）中 f 为交流电的频率，p 是定子绕组产生的磁极对数。定子线圈采用一定方式分布，可产生多对磁极。

图 2-20 所示的电动机定子线圈数目较图 2-18 所示增加了一倍。每两个相隔 180° 的线圈串联组成一相绕组（A 相绕组由 AX 和 A′X′ 串联组成），将三相绕组的尾端 X′Y′Z′ 连接在一起，首端接三相交流电源，便能产生两对磁极的旋转磁场，其产生的旋转磁场如图 2-21 所示。当电流变化一个周期时，磁场只转过

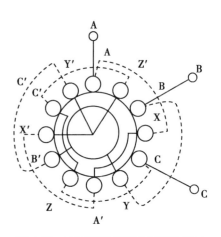

图 2-20　两对磁极的电动机定子绕组

了 180°，即转了 1/2 转。对于一对磁极的电动机当电流变化一个周期时，磁场转过了 360°，即转了一转。以此类推，对于 p 对磁极的电动机，当电流变化一个周期时，磁场在空间就旋转 $1/p$ 转。

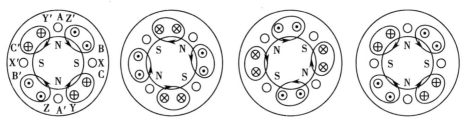

图 2-21　两对磁极的旋转磁场示意图

（2）转子的转动：三相异步电动机转子绕组处在定子绕组产生的旋转磁场中，当旋转磁场转动时，转子绕组导体做切割磁力线运动（注意：转子切割磁力线的运动方向与旋转磁场的旋转方向相反），导体条中必然产生感应电动势，感应电动势的方向由右手定则判断，如图 2-22 所示。在感应电动势的作用下，闭合导条中就有感应电流，转子导条电流又受到旋转磁场的磁场力 F 作用，磁场力的方向由左手定则来确定。由于磁场力产生电磁转矩，转子就绕着轴转动起来。可见转子的转动方向，与旋转磁场的转动方向一致，转子跟着磁场转动。

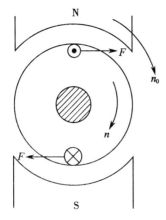

图 2-22　转子转动原理图

转子的转速即为电动机的转速，虽然转子的转动方向与旋转磁场转动方向相同，但转子的转速 n 恒小于旋转磁场的转速 n_0。这是因为如果两者的转速相等，就意味着它们之间无相对运动，转子导条不做切割磁力线的运动，就没有感应电流，也不受磁场力作用，这样转子就不会旋转。所以转子的转速总是小于同步转速，这也是"异步"电动机名称的由来。转子转速虽然小于同步转速，但接近同步转速，两者相差很小。

我们用转差率 s 来表示转子转速与旋转磁场同步转速的相差程度，即：

$$s = \frac{n_0 - n}{n_0} \tag{2-8}$$

转差率 s 是一个重要的物理量,转差率的数值范围 $0 < s \leqslant 1$;电动机起动时,转速 $n = 0$,转差率 $s = 1$;转子转速越接近同步转速,转差率就越小;一般三相电动机的转速接近同步转速,通常电动机在额定运行时的转差率约为 $0.01 \sim 0.09$。

二、单相异步电动机

使用单相交流电的异步电动机称为单相异步电动机。它与三相异步电动机相比,单相电动机效率低,工作性能也较差,因此,在工、农业生产中应用较少。但由于单相异步电动机具有体积小、重量轻、不需要三相交流电等特点,所以在家用电器、医疗器械中应用很广泛。受其工作性能所限,单相异步电动机的功率都较小,一般不超过 1kW。

单相异步电动机的结构及工作原理与三相异步电动机相似,也采用鼠笼转子,在定子绕组产生的旋转磁场作用下,形成电磁转矩而使电动机工作。

三相异步电动机产生旋转磁场比较容易,只需把三相正弦交流电通入对称分布的三相定子绕组即可。如果简单地将单相正弦电流送入单相定子绕组,则不能产生旋转磁场。这是因为随着单相电流由"零→正最大→零→负最大→零"的周期性变化,其中绕组中形成的磁场也是一个由"零→正最大→零→负最大→零"的交变磁场,因此它在空间并不旋转。这种磁场被形象地称为"脉动磁场",如图 2-23 所示。

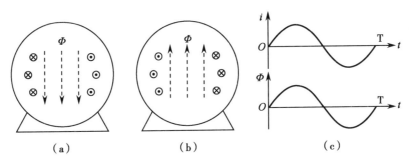

图 2-23 单相交流电产生脉动磁场
a. 正半周电流的磁场;b. 负半周电流的磁场;c. 单相交流电及其磁场波形

原来静止的转子处于这样的脉动磁场中是不会起动运转的。这一点可通过图 2-24 来加以解释。图中圆圈代表转子导体,设此时脉动磁场 Φ 的方向向下,并按正弦规律由弱变强,根据楞次定律,感生电流产生的磁场 Φ' 阻碍脉动磁场 Φ 的增强,即 Φ' 的方向向上,因此转子导体在左右两侧所受到的磁场力相互抵消,故合成电磁转矩为零。对脉动磁场在任意时刻的状态加以分析,均可得到同样的结论,亦即脉动磁场不能对转子产生起动转矩而使之转动。

使单相电动机起动运转的关键是设法建立旋转磁场。根据产生旋转磁场的方法不同,单相异步电动机可分为剖相式和罩极式,现分别叙述如下。

1. 剖相式异步电动机 剖相式电动机包括分相式、电容式和电容运转式三种形式电动机,这里主要介绍电容运转式电动机。

电容运转式电动机的定子槽中嵌有两组绕组,分别称为主绕组和副绕组,它们在空间相隔 90°角。工作时主绕组直接和电源相连,副绕组与电容器串联后再接入电源,其接线如图 2-25 所示。

定子的两个绕组由同一个单相电源供电,由于副绕组串有电容器,故两绕组中的电流位相不同。如果选择恰当,可使副绕组中的电流 i_B 超前于主绕组 i_A 约 90°角,如图 2-26 所示。

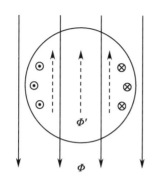

图 2-24 脉动磁场中的转子导体

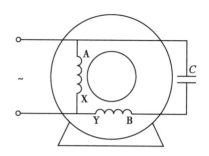

图 2-25 电容运转式电动机接线图

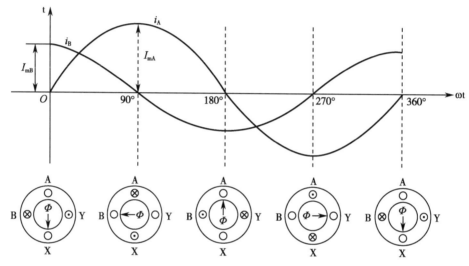

图 2-26 两相电流产生的旋转磁场

图中 AX、BY 分别表示主、副绕组的始末端,并设电流方向为正时由绕组的始端流向末端,用分析三相异步电动机的旋转磁场相似的方法,可得到一个周期内的几个不同时刻两相电流产生的磁场。例如当 t=0 时,$i_A=0$,i_B 为正,即电流从 B 流向 Y,产生的磁场方向自上向下。同理可得,t = T/4、t = T/2、t = 3T/4 时绕组中电流方向及相应的磁场方向。由图 2-26 可知,在电流变化的过程中,磁场方向也相应随着改变,从而在定子绕组中接入单相电源就得到了旋转磁场。

从上述分析可以看出,电容运转式电动机产生旋转磁场的两相电流,是由电容器对单相交流电剖相而得,故通常称该电容器为剖相电容器。

旋转磁场的方向与两个绕组中电流的相位有关,因此要改变这种电机的转向,可将两绕组的任一始、末端对调,或者调换电容器串联的位置来实现,如图 2-27 所示。洗衣机中的电动机的正、反转,通常就是利用定时器中的自动转换开关来进行切换的。

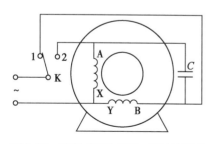

图 2-27 剖相式电动机正、反转接线图

此外,这种电动机的电磁转矩与外加电压的高低有关。故电动机的调速可通过串联有抽头的扼流圈来实现,如图 2-28 所示。改变扼流圈抽头就改变了定子绕组上的电压,从而达到改变电动机转速的目的。一般电扇的调速就多采用这种方式。医院 X 光机中旋转阳极的控制也采用这种调速方式。

2. 罩极式异步电动机 罩极式异步电动机的定子用硅钢片叠压而成,内缘具有凸出的磁极。主绕组就绕在磁极上。每个磁极的一侧开有小槽,用来嵌放副绕组-罩极短路磁环,如图 2-

29 所示。当主绕组接通电源后,它在磁极中产生的磁通中的一部分穿过罩极短路磁环,便在环中产生感生电流。根据楞次定律可知,感生电流产生的磁通将阻碍有短路环那部分磁极中磁通的变化。

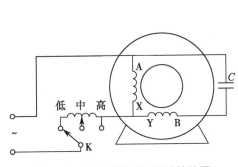

图 2-28 剖相式电动机调速接线图

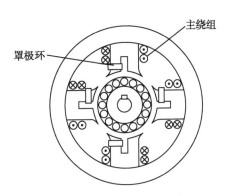

图 2-29 罩极式电动机结构

设主绕组中正弦电流随时间增大时,磁极上无环部分的磁通也增大,而有环部分由于感生电流产生的磁通的阻碍,磁场被削弱,故此时在磁极面下的磁场分布是无环部分较强,有环部分较弱。当主绕组中正弦电流随时间减小时,磁极的无环部分磁通也减小,而有环部分则由于感生电流产生的磁通与主绕组产生的磁通方向一致而使其增强。这时磁极面下的磁场分布是无环部分较弱,有环部分较强。因此可以认为,主绕组中电流随时间变化时,磁极面下磁场的强弱也随之在无环部分与有环部分之间变化,相当于在定子内的空间有一个连续移动的磁场,其作用与旋转磁场的作用相似,也可以使鼠笼转子获得起动转矩而转动。

由于主绕组与副绕组在空间上的相对不可改变,故罩极式的旋转方向是不可逆的,它的旋转方向总是从同磁极的无环部分转向有环部分。这种电动机的结构简单,工作可靠,但转矩很小,功率一般只有几瓦至几十瓦,常用于小型仪器中。

三、直流电动机

直流电机是指能将直流电能转换成机械能或将机械能转换成直流电能的电机。当它作电动机运行时是直流电动机,将电能转换为机械能;作发电机运行时是直流发电机,将机械能转换为电能。直流电动机主要由定子、转子和其他零部件组成,图 2-30a 是两极直流电动机的结构示意图,定子包括机座、磁极(磁极铁心与励磁绕组)以及电刷装置(图中未画出)等,转子又称为电枢(armature),包括电枢绕组、电枢铁心、转轴和换向器(图中未画出)等。

1. 直流电动机工作原理　直流电动机的工作原理也是建立在电磁感应的基础上的。直流电动机的原理可用图 2-30b 说明,图中 N、S 是主磁极,采用直流励磁建立恒定磁场。电枢绕组中有一个线圈,两个引出端分别接在两个换向片上,换向片和电枢绕组随转子转动,电刷 A、B 固定不动,分别接在两个换向片上,通过电刷和换向片的接触将电枢绕组与外电路接通。

当电刷 A 接电源正极,电刷 B 接电源负极时,电流从电刷 A 流入,经换向片 1、线圈 abcd、换向片 2 由电刷 B 流出。电枢绕组的 ab、cd 两边处在磁场中,受磁场力作用,由左手定则可判断 ab 边和 cd 边受磁场力方向如图 2-30b 所示,这对力产生电磁转矩,使电动机电枢逆时针旋转。当电枢转过 180°后,线圈 ab 边转到磁极 S 下,而 cd 转到磁极 N 下,同时由于旋转,换向片 1 与电刷 B 接触,换向片 2 与电刷 A 接触,线圈 ab、cd 中的电流方向也改变方向,由左手定则可判断此时电动机电枢所受电磁力矩仍然使电枢逆时针旋转,所以电动机电枢的旋转方向不变。

从以上分析可知换向器的作用是将电源的直流电变换成电枢绕组的交流电,保证同一磁极下线圈有效导体中的电流方向不变,产生的电磁力矩方向恒定不变,电动机转子能按一定的方向连续旋转。

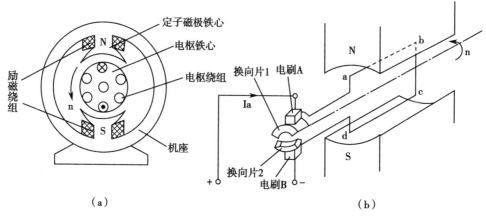

图 2-30　直流电动机示意图
a. 结构；b. 工作原理

2. 直流电动机励磁方式　直流电动机的励磁方式可分为他励、并励、串励和复励四种。如图 2-31 所示。常用的有他励和并励两种电动机。

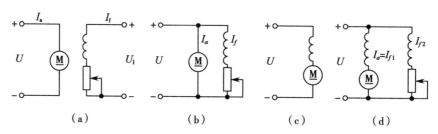

图 2-31　直流电动机的励磁方式
a. 他励；b. 并励；c. 串励；d. 复励

3. 直流电动机使用　直流电动机作为驱动机械，也有对起动、调速和控制的性能要求。下面以并励直流电动机为例，介绍直流电动机的起动、调速性能。

对直流电动机起动的要求：一是有足够大的起动转矩，起动时间短；二是起动电流限制在允许范围内，通常为额定电流的 $(1.5 \sim 2.5)$ 倍。

（1）直接起动：就是不采用任何限流措施的情况下，电枢绕组直接接额定电压起动。起动瞬间转子转速 $n=0$，电枢绕组的电势为零，在加额定电压时，电枢的起动电流为：

$$I_{st} = \frac{U-E}{R_a} = \frac{U}{R_a} \tag{2-9}$$

由于电枢绕组电阻 R_a 很小，起动电流可达额定电流的 $10 \sim 20$ 倍，这样大的起动电流可能在换向器上产生火花，而损坏换向器，这是不允许的。起动转矩正比于起动电流，所以它的起动转矩也很大，起动转矩过大可能造成生产机械的机械性损伤。因此直接起动只允许用于容量较小的电动机中。

（2）串电阻起动：为限制起动电流，可在电枢绕组回路中串入适量的限流电阻 R_{st}。如图 2-32 所示，起动时 $n=0$，$E=0$，起动电流为：

$$I = \frac{U}{R_a + R_{st}} \tag{2-10}$$

其中 R_{st} 是起动电阻，起动时接入，随着电动机转速的升高，逐渐切除起动电阻。

（3）直流电动机调速：调速就是在一定的负载下获得不同的转速，以满足生产的不同需求。在他

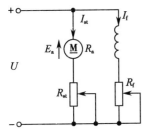

图 2-32 电枢回路串电阻起动

励电动机中采用变电压调速方法,即在负载转矩保持不变、额定励磁不变、电枢回路电阻不变的情况下,通过降低电枢电压,得到变速的方法。在并励电动机中采用变磁通调速方法,即在励磁回路中通过改变串电阻,通过改变励磁电流(磁通)而实现调速的目的。此外,直流电动机在调速方面比交流电动机有很多优点。它调速范围广,可无级变速,且调速简单。因此对调速较复杂的生产机械仍使用直流电动机。

(4) 直流电动机转向:改变直流电动机的转向方法有两种:一是保持励磁绕组两端的电压极性不变,将电枢绕组反接,使电枢电流改变方向;二是保持电枢两端电压极性不变,将励磁绕组反接,使励磁电流改变方向,从而改变磁极的磁性方向。若同时改变了电枢电流方向和励磁电流方向,则电动机的转向不变。

第三节 电动机控制系统

一、开关类电器

1. 按钮开关 按钮开关(push button switch)是一种按下即动作,释放即复位的短时接通的小电流开关(switch)。一般由按钮帽、复位弹簧、桥式动触点、静触点和外壳等组成。如图 2-33 所示。

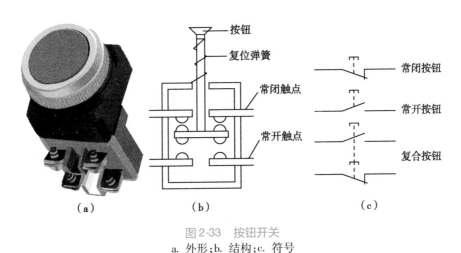

图 2-33 按钮开关
a. 外形;b. 结构;c. 符号

(1) 动合触点:当按钮按下时触点闭合,称动合触点(也称常开触点);即正常状态下,触点断开。

(2) 动断触点:当按钮按下时触点断开,称动断触点(也称常闭触点);即正常状态下,触点闭合。

(3) 复合触点:当按钮按下时,动断触点先断开,然后动合触点才闭合,两触点的动作有一很小的时间差;当按钮松开时,动合触点先断开,然后动断触点才闭合,两触点的动作也有一很小的时间差。

按钮开关适用于交流 500V、直流 440V,电流 5A 以下的电路中。一般情况它不直接操纵主电路的通断,而是在控制电路中发出指令,通过接触器、继电器等电器去控制主电路。

2. 组合开关 组合开关又称转换开关,是一种转动式的闸刀开关。由分别装在多层绝缘件内的动、静触片组成。动触片装在附有手柄的绝缘方轴上,手柄沿任一方向每转动 90°,触片便轮流接通或分断。为了使开关在切断电路时能迅速灭弧,在开关转轴上装有扭簧储能机构,使开关能快速接通与断开,从而提高了开关的通断能力。一般用于交流 380V、直流 220V、电流 100A 以下的电路中做电源开关。图 2-34 所示为转换开关外形与符号。

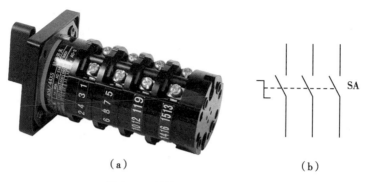

（a）　　　　　　　　　　　　（b）

图 2-34　转换开关外形与符号

a. 外形；b. 符号

3. 行程开关　行程开关（travel switch）是一种由物体的位移来决定电路通断的开关。在日常生活中我们最易碰到的例子就是冰箱了，当你打开冰箱时，冰箱里面的灯就会亮了起来，而关上门就又熄灭了。这是因为门框上有个开关，被门压紧时灯的电路断开，门一开就放松了，于是就自动把电路闭合使灯点亮。这个开关就是行程开关。行程开关又称限位开关，其动作原理与控制按钮相似。可以安装在相对静止的物体（如固定架、门框等，简称静物）上或者运动的物体（如行车、门等，简称动物）上。当动物接近静物时，开关的连杆驱动开关的接点引起闭合的接点分断或者断开的接点闭合。由开关接点开、合状态的改变去控制电路和机构的动作。图 2-35 为直动式行程开关结构示意图。行程开关在机械、医疗等设备中都得到了广泛应用。例如医用 X 线机设备的诊视床转动，当诊视床转动到正 90°时，行程开关动作，断开诊视床电动机的供电电路，使诊视床停止在垂直位置，不至于因过度转动而导致诊视床倾倒；同样在诊视负向转动到-15°时，另一个行程开关也动作，切断诊视床电动机的供电电路。

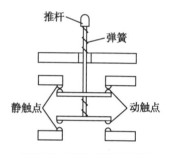

图 2-35　直动式行程开关结构示意图

二、控制类电器

1. 接触器　接触器（contactor）是一种依靠电磁力的作用使触点闭合或分离，从而接通或分断交、直流主电路的控制电器。接触器能实现远距离自动控制和频繁操作，具有欠压保护、零压保护、工作可靠以及寿命长等优点，是自动控制系统和电力拖动系统中应用广泛的低压控制电器。接触器按通过电流的种类不同，可分为交流接触器和直流接触器两大类。

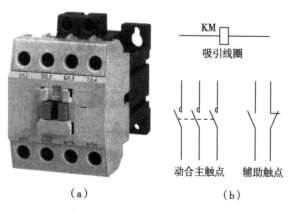

（a）　　　　　　　　（b）

图 2-36　交流接触器外形与符号

a. 外形；b. 符号

（1）交流接触器：交流接触器主要由电磁系统、触点系统和灭弧装置三部分组成。如图 2-36 所示。

当线圈通电后，在铁心中形成强磁场，动铁心在电磁力的作用下吸向静铁心。动铁心吸合时，带动动触点与静触点接触，从而使被控电路接通。当线圈断电后，动铁心在复位弹簧的作用力下迅速离开静铁心，从而使动、静触点断开。根据用途不同，交流接触器一般由三对主触点和若干个辅助触点组成。主触点一般比较大，接触电阻较小，用于接通或分断较大的电流，常接在主电路中；辅助触点一般比较小，接触电阻较大，用于接通或分断较小的电流,常接在控制电路(或称辅助电路)中。容量在20A以上的接触器都有灭弧装置,以熄灭由于主触点断开而产生的电弧,防止烧坏触点。

(2)直流接触器:直流接触器与交流接触器工作原理上基本相同,在结构上也是由电磁机构、触点系统和灭弧装置等部分组成。其不同之处在于铁心通以直流电,不会产生涡流和磁滞损耗,所以不发热,也无振动。

(3)接触器主要技术参数:①吸引线圈额定电压;②主触点额定电压;③主触点额定电流。此外,接触器还有额定绝缘电压,主触点额定工作电压、工作电流等,而辅助触点的额定工作电流一般不大于5A。

2. 继电器 继电器(relay)是一种根据电量或非电量的变化来通、断小电流电路的自动控制电器。其输入信号可以是电压、电流等电量,也可以是时间、转速、温度、压力等非电量,而输出则是触点的动作或电路参数(如电压或电阻)的变化。

随着现代高科技的发展,继电器种类越来越多,应用也越来越广泛,不断涌现高性能、高可靠性、新结构的新型继电器。继电器的结构形式也多样化:按动作原理分,有电磁式继电器、电子式继电器等;按吸引线圈电流分,有直流继电器、交流继电器等;按输入信号分,有电流、电压、时间、温度、速度和压力继电器等;按输出形式分,有无触点和有触点继电器等。

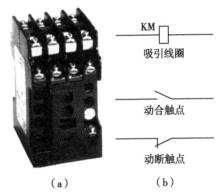

图2-37 中间继电器外形与符号
a. 外形;b. 符号

(1)中间继电器:中间继电器是一种电磁继电器,其结构与工作原理和交流接触器基本相同,只是触点数量较多,且没有主、辅之分,触点额定电流小于5A,不加灭弧装置。中间继电器的用途,一是用来传递信号,同时控制多个电路;二是用来直接接通和断开小功率电动机或其他电气执行元件。图2-37是中间继电器外形与符号。

(2)固态继电器:固态继电器(solid state relay,SSR)是一种新型无触点继电器,它由光电耦合器件、集成触发电路和功率器件组成。图2-38为交流固态继电器原理框图与符号,这种器件为四端器件,其中两个输入端接控制电路,两个输出端接主电路。当输入端接通直流电源时,发光二极管D发光,光电晶体管导通使集成触发电路产生一个触发信号,功率器件双向晶闸管被触发而导通,负载与电源电路接通。

固态继电器没有机械触点,不会产生电弧,故其工作频率、耐冲击能力、可靠性、使用寿命、噪声等技术指标均优于电磁式继电器,因此应用日益广泛。

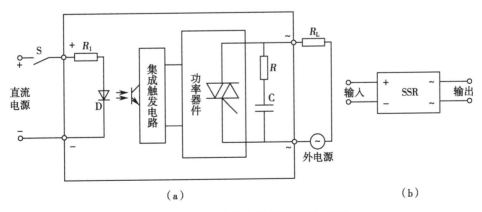

图2-38 交流固态继电器原理框图与符号
a. 原理框图;b. 符号

三、断路保护类电器

1. 熔断器 熔断器(fuse)主要由熔体、熔管和熔座三部分所组成。熔体是熔断器的主要组成部分,常做成片状或丝状。熔管是熔体的保护外壳,在熔体熔断时兼有灭弧作用。熔座是熔体、熔管的安装固定部分。常用的熔断器有瓷插式和螺旋式,其结构与符号如图 2-39 所示。

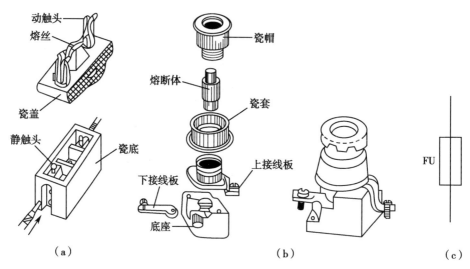

图 2-39　熔断器结构与符号
a. 瓷插式;b. 螺旋式;c. 符号

（1）熔断器主要参数:熔体有额定电流 I_N 和熔断电流两个参数指标,额定电流是指长时间通过熔体而不熔断的电流值。熔断电流一般是额定电流的 2 倍。通过熔体的电流越大,熔体熔断的越快。表 2-1 列出了熔断电流与熔断时间之间的关系。

表 2-1　熔断电流与熔断时间之间的关系

熔断电流	$1.25 \sim 1.3 I_N$	$1.6 I_N$	$2 I_N$	$2.5 I_N$	$3 I_N$	$4 I_N$
熔断时间	∞	1 小时	40 秒	8 秒	4.5 秒	2.5 秒

（2）熔断器选型基本原则

1）熔断器类型的选用:根据使用环境、负载性质和短路电流的大小选用适当类型的熔断器。

2）熔断器额定电压和额定电流的选用:熔断器的额定电压必须等于或大于线路的额定电压。熔断器的额定电流必须等于或大于所装熔体的额定电流。

3）熔体额定电流的选用:设 I_L 为负载额定电流。①阻性负载的短路保护,如照明和电热设备等的短路保护,熔体的额定电流应稍大于或等于 I_L;②单台电动机的短路保护,熔体额定电流 $\geqslant (1.5 \sim 2.5) I_L$;③多台电动机:熔体额定电流 $\geqslant (1.5 \sim 2.5) I_{Lmax} + \sum I_L$。

2. 热继电器 热继电器是一种利用电流的热效应来推动动作机构使触点闭合或断开的保护电器,主要用于电动机的过载保护、断相保护、电流不平衡保护以及其他电气设备发热状态时的控制。热继电器的原理示意与符号如图 2-40 所示。

热元件由电阻丝组成,串接在电动机的电源中,动断触点串接在电动机的控制电路中。当电动机绕组中电流过大时,热元件的电阻丝中产生的热量使双金属片弯曲,推动触点连杆,使动、静触点分离,接触器断电释放,切断电源。电流越大,动作的时间就越短。因此,热继电器用于电动机或其他负载的过载保护以及三相电动机的缺相运行保护。

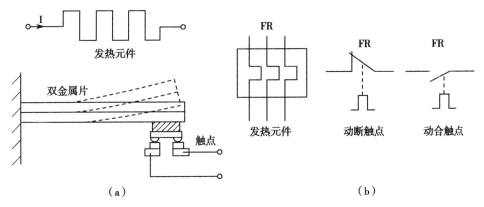

图 2-40　热继电器原理示意与符号
a. 示意图；b. 符号

3. 自动空气断路器　自动空气断路器(circuit breaker)又称为自动空气开关,可用来接通和分断负载电路,控制不频繁起动的电动机,在线路或电动机发生严重的过载、短路以及欠电压等故障时,能够自动切断故障电路(俗称自动跳闸),有效地保护串接在它后面的电气设备。

（1）结构:自动空气断路器的种类很多,其结构大致相同。主要由动、静触点,电磁脱扣器,热脱扣器,手动操作机构以及外壳等组成。

（2）工作原理:图 2-41 是自动空气断路器原理图,它的三对主触点串接在被保护的三相主电路中,当按下绿色按钮时,主电路中的三对主触点保持闭合状态。在正常工作时,电磁脱扣器的线圈产生的吸力不能将衔铁吸合。如果线路发生短路和产生较大过电流时,电磁脱扣器的吸力增大,将衔铁吸合,带动杠杆使搭钩脱钩切断主触点,起到保护作用。如果线路上电压下降或失去电压时,欠电压脱扣器的吸力减小或失去吸力,衔铁被弹簧拉开,带动杠杆使搭钩脱钩切断主触点。当线路发生过载时,过载电流流过发热元件,使双金属片受热弯曲,同样也带动杠杆使搭钩脱钩切断主触点。

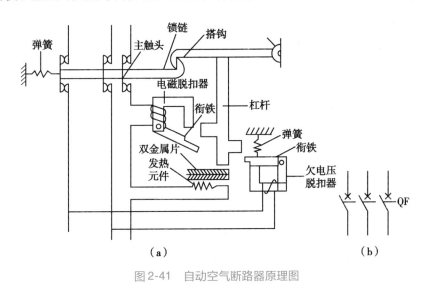

图 2-41　自动空气断路器原理图
a. 原理图；b. 符号

四、三相异步电动机的使用

1. 电动机铭牌数据　每台电动机的机壳上都有一块铭牌,如表 2-2 所示。上面注明该电动机的规格、性能及使用条件,它是我们使用电动机的依据。某小型三相异步电动机的铭牌数据如下。

表2-2 三相异步电动机铭牌

型号 Y132M-4	功 率 7.5kW	频 率 50Hz
电压 380V	电 流 15.4A	接 法 △
转速 1440r/min	绝缘等级 B	工作方式 连续
年 月 编号	××电气有限公司	

2. 电动机接线方式 三相异步电动机定子绕组共有六个出线端,分别是 U_1、V_1、W_1、U_2、V_2、W_2。其中 U_1、U_2 是第一相绕组的首尾端;V_1、V_2 是第二相绕组的首尾端;W_1、W_2 是第三相绕组的首尾端。它们在接线盒中的排列顺序如图 2-42 所示。

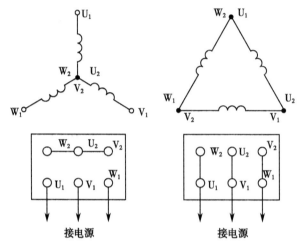

图 2-42 异步电动机的星形、三角形联接

电动机的定子绕组有三角形、星形两种连接方式,采用哪种连接方法取决于电动机的铭牌规定。将三相绕组的尾端 U_2、V_2、W_2 接在一起,首端 U_1、V_1、W_1 分别接三相交流电源 A 相、B 相、C 相,称为星形连接;先将 W_2U_1 连接,U_2V_1 连接,V_2W_1 连接,再分别接三相交流电源,就是三角形连接。

若要改变电动机的转向,只需将通入三相绕组中的电源相序改变,即将三相电源的任意两相交换,电动机就改变转向。

3. 电动机起动方法 电动机从开始起动到匀速转动的过程,叫电动机的起动过程。由于起动时旋转磁场和转子的转差很大,故转子中感应电流也很大,约为额定电流的 4~7 倍。特别是当电动机功率较大时,它的起动将引起电网电压显著下降,影响电网上其他电器的正常使用。为了减小起动电流,带动较大负载,电动机常采用以下几种起动方式。

直接起动:直接起动也叫全压起动,是鼠笼式电动机的起动方法。一般小容量的电动机可采用此种起动方法,即将三相交流电源直接接入定子三相绕组。

【例2-2】 直接起动分析。图 2-43 所示电路具有直接起动,控制正转、反转及停止的功能。SB_1 为正转运行起动按钮,SB_2 为反转运行起动按钮,SB_3 为停止按钮,KM_1、KM_2 分别为正、反转控制接触器,FU 为熔断器,FR 为热继电器。

解:分析过程如下:

当按下 SB_1 时,交流接触器 KM_1 线圈得电工作,它的三对主动合触点接通电动机电源电路,电动机正转;同时,它的辅助动合触点闭合,因此当松开按钮 SB_1 时,接触器 KM_1 线圈的电路仍然接通,从而保持主电路继续通电,使电动机仍然正转工作,这种依靠接触器辅助触点使其线圈保持通电的过程,称为自锁。另外,在控制线路中,正转控制线路串接了 KM_2 的辅助动断触点,反转控制线路串接了 KM_1 的辅

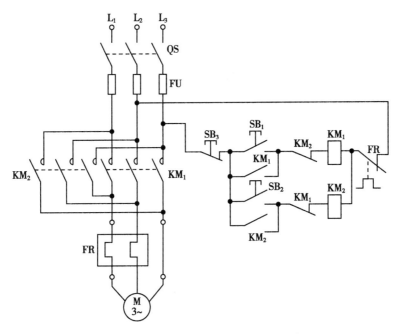

图2-43　接触器联锁的正反转控制线路

助动断触点,该辅助触点称为互锁(或联锁)触点。在互锁触点的作用下,无论电动机处在正转或反转时,接在对方控制线路中的互锁触点总是断开的,所以控制另一方向转动的接触器的线圈线路就不会接通,即电动机不可能两组接触器同时得电,避免电源短路故障。电路控制流程如下:

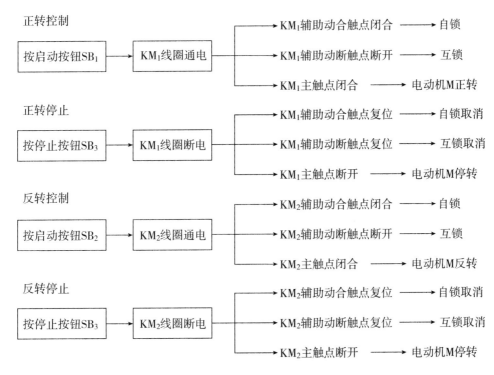

降压起动:将接在电动机定子绕组上的电压降低。降压起动可有效地减小起动电流,常用的有星形-三角形(Y-△)起动、自耦变压器降压起动等。

(1)星形-三角形起动:电动机起动时三相绕组接成星形,当转速升高到一定程度时,再将定子绕组接成三角形,电动机进入额定运行状态。这样,起动时加在定子每相绕组上的电压只有额定电压的1/3。

（2）自耦变压器降压起动:这种起动方法是利用三相自耦变压器的调压作用,降低起动电压,起动完毕后,将自耦变压器切除,进入全压运行。

【例 2-3】 降压起动分析。图 2-44 为接触器控制的 Y-Δ 降压起动控制线路,主电路采用两组接触器主触点 KM_Y、KM_Δ,SB_1 为降压起动按钮,SB_2 复合按钮为升压按钮(或全压运行按钮),SB_3 为停止按钮。

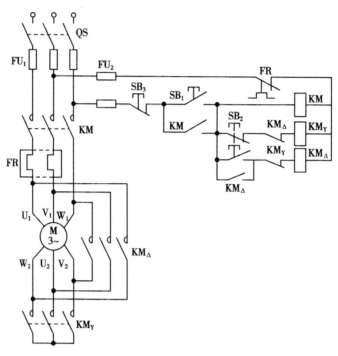

图 2-44 三相异步电动机的 Y-Δ 降压起动控制线路

解：分析过程如下：

当 KM_Y 主触点闭合而 KM_Δ 主触点断开时,电动机定子绕组接成 Y 形降压起动;起动完毕后,KM_Y 一组主触点首先断开,而 KM_Δ 一组主触点继后闭合,电动机定子绕组接成 Δ 形全压运行。

在这个控制电路中,KM_Y、KM_Δ 两组主触点也是不可能同时闭合(也不允许同时闭合),否则将出现电源短路故障。避免电源短路故障的方法,仍然是在控制电路中串接对方的动断辅助触点作为互锁触点,保证电路不会出现电源短路故障。电路控制流程如下:

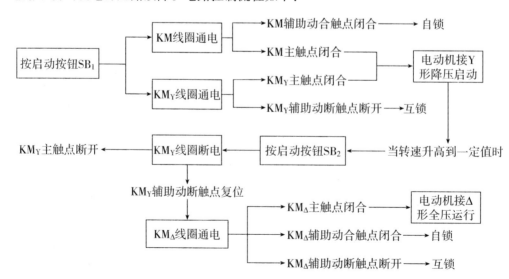

此控制电路在操作过程中需要按两次按钮,且降压起动时间需要人为控制。改进的方法可用延时时间继电器自动进行电路切换,这里不在详述。

4. 电动机调速方式 调速就是在同一负载下能得到不同的转速,以满足生产机械对转速的不同需要。常用的调速方法有下列三种。

(1) 变频调速:变频调速技术发展很快,变频装置主要由整流器和逆变器两大部分组成。整流器的作用是,将频率为50Hz的三相交流电变换成直流电,再由逆变器将直流电变换成频率和电压都是可调的三相交流电,供给三相交流电动机。频率调节范围一般为0.5~320Hz。用逆变器原理的调速方法可得到无级调速,有较硬的机械特性,应用相当广泛。

(2) 变极调速:由式(2-7)可知,如果磁极对数 p 减小一半,则旋转磁场的转速 n_0 便提高一倍,因此改变 p 可以得到不同的转速。改变磁极对数与定子绕组的接法有关,双速电动机就是利用这种方法来调速的,在机床上应用较多。

(3) 变转差率调速:只要在绕线式电动机的转子电路中接入一个调速电阻(和起动电阻一样接入),改变电阻的大小,就可得到平滑调速。例如增大调速电阻时,转差率上升,而转速 n 下降。这种调速方法的优点是设备简单、投资小,但能量损耗较大,一般用在起重设备中。

(陈建方)

习题二

(一)填空题

2-1 变压器的结构一般由铁心和( )组成,铁心形状一般有( )和( )两种。

2-2 变压器空载运行时二次电压 U_{20} ( )主磁通在二次绕组中产生感应电动势 E_2。

2-3 变压器的损耗包括铁损和( )。铁损耗是由交变磁通在铁心中产生的,包括磁滞损耗和涡流损耗。当外加电压 U_1 和频率 f 一定时,铁损耗( )。

2-4 交流接触器主要由( )( )和( )三部分组成。

2-5 直流电动机转子主要由( )( )转轴和换向器等部分组成。

(二)选择题

2-6 三相异步电动转子的转速总是( )

    a. 与旋转磁场的转速相等

    b. 与旋转磁场的转速无关

    c. 低于旋转磁场的转速

    d. 高于旋转磁场的转速

2-7 提高三相异步电动机转速的常用方法是( )

    a. 电源频率增高,磁极对数增大

    b. 电源频率增高,磁极对数减小

    c. 电源频率减小,磁极对数增大

    d. 电源频率减小,磁极对数减小

2-8 下面方法中,直流电动机转向不变的是( )

    a. 励磁绕组反接,电枢绕组不变

    b. 励磁绕组不变,电枢绕组反接

    c. 励磁绕组反接,电枢绕组反接

    d. 改变电枢电源极性

2-9 热继电器对三相异步电动机起的作用是( )

    a. 短路保护   b. 欠压保护

  c. 过载保护   d. 过压保护

2-10 选择一台三相异步电动机的熔丝时，熔丝的额定电流情况是（ ）

  a. 等于电动机的额定电流

  b. 等于电动机的起动电流

  c. 大致等于（1.5～2.5）×电动机的额定电流

  d. 大致等丁（1.5～2.5）×电动机的起动电流

（三）简答题

2-11 简述按钮开关中动合触点、动断触点的含义。

2-12 组合开关和按钮开关的作用有什么区别？

2-13 行程开关有何作用？

2-14 在控制线路中短路保护和过载保护一般分别采用什么电器进行保护？

2-15 在电动机控制线路中，熔断器和热继电器的作用分别是什么？　能否互相代替？

2-16 接触器与继电器有什么区别？

2-17 固态继电器是一种新型继电器，它有何特点及应用？

2-18 X 线机的高压变压器是一台升压变压器，在中小型 X 线机中原绕组输入电压一般为几百伏特（如 220V），而副绕组输出电压一般为几十千伏特（如 66kV）、电流为几百毫安（如 200mA），请说明高压变压器原、副绕组的特点。

2-19 简述改变电容剖相式交流电动机、直流电动机转动方向的方法有哪些。

2-20 在题图 2-1 所示的电动机正反转控制线路中，与按钮 SB₁ 和 SB₂ 相并联的交流接触器动合触点 KM₁ 和 KM₂ 的作用是什么？　去掉它们控制线路是否能正常工作?

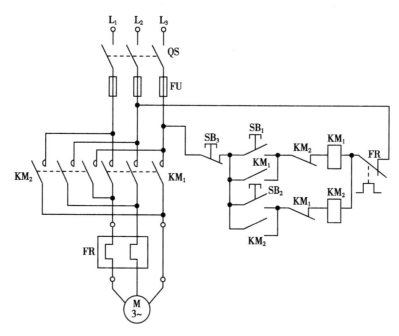

题图 2-1　习题 2-20 图

（四）计算题与分析

2-21 一台变压器原、副绕组分别为 1000 匝和 50 匝，空载接入电压为 220V 的交流电源，则副绕组输出电压是多大？

2-22 题图 2-2 所示变压器有两个额定电压均为 110V 的原绕组，若变压器输入电压 U_1 为 110V，请问变压器的两个原绕组该如何连接？　若输入电压 U_1 为 220V，又该如何连接两个原绕组？

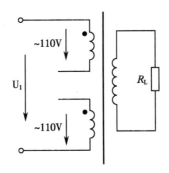

题图 2-2　习题 2-22 图

2-23　电源变压器原绕组额定电压力 220V；副绕组有两个，额定电压和额定电流分别为 450V、0.5A 和 110V、2A。 求原绕组的额定电流和容量。

2-24　在某功率放大电路匹配阻抗为 200Ω。 若要使阻抗为 8Ω 的扬声器获得最大输出功率，问需要在扬声器与功率放大电路之间接入变比为多大的变压器？ 如果该变压器的原绕组为 380 匝，求阻抗匹配时变压器副绕组的匝数。

2-25　有一台三相异步电动机，其额定转速为 735r/min，试求电动机的磁极对数和额定转速的转差率。 电源频率 $f = 50\text{Hz}$。

2-26　有一台并励电动机，其额定数据如下：$P_2 = 22\text{kW}$，$U = 100\text{V}$，$n = 1000\text{r/min}$，$\eta = 0.84$，$R_a = 0.04\Omega$，$R_f = 27.5\Omega$。 求：①额定电流 I，额定电枢电流 I_a 及额定励磁电流 I_f。 ②电枢中的直接起动电流的初始值 I_{st}；如果要求起动电流不超过额定电流的 2 倍，求电枢回路的起动电阻 R_{st}。

第三章 放大器的基本原理

医学信号如心电、脑电或磁共振信号等一般都很微弱,必须经过放大处理才能被测量、显示和记录。将输入的微弱电信号不失真放大后再输出的装置称为放大器(amplifier),放大器是应用最为广泛的一类电子线路。根据结构、原理和功能的不同,放大器可分为多种类型。本章首先介绍常用半导体元器件知识,然后重点介绍基本放大电路的结构和原理,最后介绍场效应管原理及其放大电路。

第一节 半导体二极管

用半导体材料制成的电子器件统称为半导体器件。半导体器件具有体积小、重量轻、功耗低、可靠性高等优点,在各个领域得到了广泛的应用。半导体二极管(diode)(也称晶体二极管,简称二极管)是诞生最早的半导体器件之一,其应用也非常广泛,在许多的电路中起着重要的作用。二极管的基本结构、工作原理、特性和参数是学习电子学必不可少的基础。本节从半导体的导电特性和PN结等内容入手介绍二极管的相关知识。

一、半导体的导电特性

自然界的物质按导电能力可分为导体、绝缘体和半导体三大类。导体如金、银、铜、铁、铝等金属,它们的最外层电子极易挣脱原子核的束缚成为自由电子,其导电能力强。绝缘体如橡胶、塑料、石英、陶瓷、云母等,它们的最外层电子受原子核束缚力很强,很难成为自由电子,其导电能力极差,即使加很高的电压,电流也近似为零。导电能力介于导体和绝缘体之间的物质称为半导体(semiconductor)。如硅、锗、硒以及大多数金属氧化物和硫化物都是半导体,它们的最外层电子既不像导体那么容易挣脱原子核的束缚,也不像绝缘体那样被原子核束缚得那么紧。

半导体之所以得到广泛应用,主要是因为其具有以下特殊性能:

(1)**热敏性**:半导体的导电能力对温度很敏感。当环境温度升高时,其导电能力增强。利用这种特性可以制成各种热敏元件,如热敏电阻可以用来检测温度的变化及对电路进行控制等。

(2)**光敏性**:半导体的导电能力随着光照的不同而不同。当光照加强时,其导电能力增强。利用这种特性可以制成各种光敏器件,如光电管、光电池等。

(3)**掺杂特性**:如果在纯净的半导体中掺入微量的某些有用杂质,其导电能力将大大增加,可以增加几十万倍甚至几百万倍。利用这种特性制成了半导体二极管、三极管、场效应管等不同用途的半导体器件。

半导体的导电性能是由其原子结构决定的。下面以常用的半导体材料硅和锗为例,分析半导体的内部结构和导电原理。

1. 本征半导体 纯净的、不含杂质且具有晶体结构的半导体称为本征半导体(intrinsic semiconductor)。现以经过提纯的硅为例分析本征半导体的导电能力。硅的最外层有四个价电子,在晶体状态下

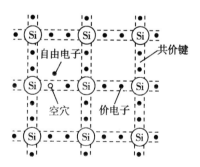

图3-1 本征半导体

分别与相邻的四个原子的价电子组成共价键,使每个原子的最外层形成8个电子的较稳定结构,如图3-1所示。在常温条件下,因价电子的热运动增加,少数价电子可挣脱共价键束缚而成为自由电子(free electron),这种现象称为本征激发(热激发),由于自由电子的数量非常少,其导电能力比较弱。

本征激发的结果会在原共价键上留下一个空位置,称之为空穴(hole)。有一个空穴的原子因缺少一个价电子,相当于带一个单位电量的正电荷。空穴对电子有一定吸引作用,所以它容易被邻近原子的价电子填充,并在邻近原子的共价键中产生新的空穴,这

相当于空穴发生了移动。新出现空穴的原子失去一个价电子,使该原子成为带一个单位电量的正电荷,所以空穴的移动相当于一个正电荷的移动。

这里的自由电子和空穴都称为载流子(carrier)。在外电场作用下,半导体内的这两种载流子都可以定向运动,形成电流,所以半导体有自由电子和空穴两种载流子。其中自由电子将逆电场方向移动而形成电子电流,空穴沿电场方向移动形成空穴电流。自由电子和空穴的运动方向相反,但形成电流的方向相同,总电流为两者之和。因为本征半导体内的自由电子和空穴总是成对出现,所以本征半导体这两种载流子的浓度相同。自由电子在运动的过程中如果与空穴相遇就会填补空穴,使两者同时消失,这种现象称为复合。在一定的温度下,本征激发所产生的自由电子与空穴对,与复合的自由电子与空穴对数目相等,从而达到动态平衡。在通常情况下,本征半导体中所激发出的电子空穴对数目很少,所以半导体的导电能力很差。当温度升高或受光照时,电子空穴对数目增加,导电能力增强。

2. 杂质半导体　本征半导体中虽然有两种载流子,但在常温下,两种载流子数量很少,导电能力很低。要提高半导体的导电性能,需在本征半导体中掺入某种杂质元素,使载流子的数量增加。这种掺有杂质的半导体称为杂质半导体(extrinsic semiconductor)。根据掺入杂质元素的不同,可使半导体内自由电子数多于空穴数,这种半导体称为 N 型半导体(negative type semiconductor);如果掺杂使空穴数多于自由电子数,这种半导体则称为 P 型半导体(positive type semiconductor)。无论哪种杂质半导体,其整体依然保持电中性,但其中两种载流子的浓度不再相同。

(1) N 型半导体:如图 3-2 所示,在纯净的硅(或锗)中掺入少量五价元素(如磷等)可获得 N 型半导体。因为磷原子最外层有五个价电子,其中只有四个价电子可与相邻硅原子形成共价键,多出一个价电子不受共价键的束缚,很容易从磷原子中脱出成为自由电子,每掺入一个五价原子,就能提供一个自由电子,故掺杂后半导体中自由电子的数量增多,导电性能增强。这样可以使 N 型半导体中自由电子的浓度远大于空穴的浓度,因此称自由电子为 N 型半导体的多数载流子(简称多子),本征激发出的空穴则是少数载流子(简称少子)。在硅中掺入砷、锑、铋,或在砷化镓中掺入硅、碲、硒,均可获得 N 型半导体。

(2) P 型半导体:如图 3-3 所示,在纯净的硅中掺入少量三价元素(如硼等)则可获得 P 型半导体。硼原子有三个价电子,它在与相邻的硅原子形成共价键时,因缺少一个价电子而出现空位,相邻的硅原子就有机会提供一个价电子来填补这个空位,其本身则由于失去了这个电子而产生带一个正电荷的空位,这个空位就是空穴,而且每掺入一个三价原子,就能提供一个空穴,这样也会使半导体的导电能力大大加强。因为掺杂后空穴数多于自由电子数,所以 P 型半导体的多子是空穴,少子是自由电子。在硅中掺入铝、镓、铟,或在砷化镓中掺入锌、镉、镁等,均可获得 P 型半导体。

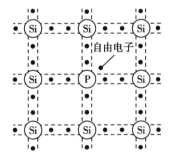

图 3-2　N 型半导体

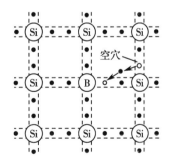

图 3-3　P 型半导体

从以上分析可知,由于掺入杂质使多子的数目大大增加,从而使多子与少子复合的机会也大大增多。因此,对于杂质半导体,多子的浓度越高,少子的浓度就越低。可以认为,多子的数量约等于所掺杂质原子的数量,因而它受温度的影响很小;而少子是本征激发形成的,所以尽管其浓度很低,却对温度非常敏感,这将影响半导体器件的性能。

二、PN结及其单向导电性

采用不同的掺杂工艺,将N型半导体和P型半导体制作在同一块硅片上,在它们的交界面就会形成PN结,这个PN结具有单向导电性。PN结是构成各种半导体器件的基础。

1. PN结的形成 如图3-4a所示,当把N型半导体和P型半导体制作在一起时,在它们的交界处,由于两侧的两种载流子浓度相差很大,因此每种载流子就会由浓度高的区域向浓度低的区域运动。这种因浓度差引起的载流子从高浓度区向低浓度区的运动,即多子的运动称为扩散运动,所形成的电流称为扩散电流;相对应少子的运动称为漂移运动,形成的电流称为漂移电流。由于N区的自由电子浓度大,P区的空穴浓度大,N区的自由电子将向P区扩散,P区的空穴则将向N区扩散。进入P区的自由电子可与空穴复合,而进入N区的空穴也可与自由电子复合。因为复合将使P区和N区的多子浓度下降,所以靠近交界面的P区将出现负离子区,N区将出现正离子区,这就形成了一个空间电荷区,如图3-4b所示。

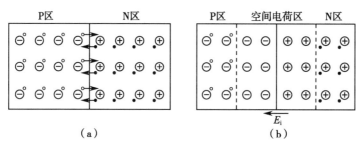

图3-4 PN结的形成
a. 多子扩散;b. 空间电荷区

空间电荷区内的正负离子将形成一个由N区指向P区的内电场E_i。从E_i的方向看,它有阻止N区和P区多子扩散的作用。而N区和P区的少子则在内电场E_i作用下,将产生漂移运动,这样所形成的扩散电流与漂移电流方向相反。扩散运动使空间电荷区加厚,内电场增强,从而使少子的漂移运动增强。当逐渐减弱的扩散电流与逐渐加强的漂移电流达到动态平衡时,空间电荷区的厚度将固定下来。由于空间电荷区有阻挡多子扩散的作用,所以也称它为阻挡层。又因为空间电荷区内载流子基本被复合,所以它又被称为耗尽层。这个空间电荷区就是PN结(PN junction)。

2. PN结的导电特性 如果在PN结的两端外加电压,就将破坏原来的平衡状态。此时扩散电流不再等于漂移电流,因此PN结将有电流流过。当外加电压极性不同时,PN结呈现完全不同的导电性能。

(1)PN结的正向偏置:如图3-5a所示,将电源正极接P区,负极接N区,这种连接方式称为PN结的正向偏置,简称正偏。因为此时电源在PN结上建立外电场E_0的方向与内电场E_i的方向相反,所以削弱了内电场的作用使空间电荷区变窄。同时电场E_0也使多子扩散得到加强,少子漂移则被抑制,动态平衡被打破。由于电源不断从P区和N区分别抽取自由电子和空穴,所以扩散得以持续进行,形成较大的由P区指向N区的正向电流,这种状态称为PN结导通。PN结正向导通时所呈现的电阻称为正向电阻,此时PN结的正向电阻较小。

(2)PN结的反向偏置:如图3-5b所示,将电源正极接N区,负极接P区,这种连接方式称为PN结的反向偏置。这时E_0与E_i方向相同,空间电荷区变宽,内电场加强,打破原来的动态平衡,使扩散运动减弱,漂移运动增强,形成了漂移电流。由于漂移运动是少子的运动,因此反向漂移电流很小,若忽略漂移电流,则称PN结处于截止状态。PN结截止时所呈现的电阻称为反向电阻,PN结的反向电阻很大。

综上所述,PN结正向偏置时,处于导通状态,其正向电流较大,正向电阻很小,可视为短路;PN结反

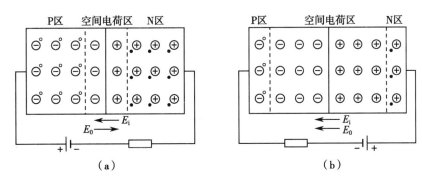

图 3-5 PN 结的单向导电性
a. 正向偏置;b. 反向偏置

向偏置时,处于截止状态,其反向电流很小,可忽略,反向电阻很大,可视为开路,这就是 PN 结的单向导电性。

三、二极管及其伏安特性

1. 二极管的基本结构 将 PN 结封装起来并在两端分别引出电极,就构成半导体二极管。由 P 区引出的电极是二极管的正极(或称阳极),由 N 区引出的电极是二极管的负极(或称阴极)。图 3-6a 是二极管的基本结构和电路符号,符号中三角箭头的指向即二极管正向电流的方向。二极管按构造可分为点接触型、面接触型和平面型三类,如图 3-6b 所示。

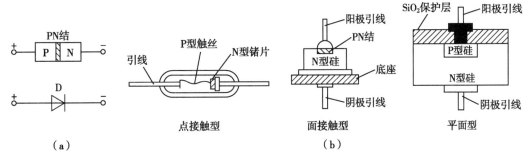

图 3-6 半导体二极管
a. 基本结构和电路符号;b. 构造类型

点接触型二极管是由一根含 3 价镓的金属丝压在 N 型硅或锗晶片上,然后通以瞬时大电流,产生大量的热,使触丝尖端镓原子掺入 N 型硅或锗晶片中,触丝尖端附近的 N 型半导体转变成 P 型半导体,从而形成 PN 结。这类三极管不能承受较高的反向电压和较大的电流,但其高频性能好,故适用于高频和小功率的工作,如高频检波、脉冲数字电路中的开关元件和小电流的整流。面接触型二极管如图是将三价元素铝球置于 N 型硅片上,加热使铝球与硅片接触部分熔化,互相渗透,形成合金。重新结晶的固体硅中含有大量的铝元素,从而使与铝球接触的那部分硅片转化为 P 型,与下面的 N 型硅形成 PN 结。这类二极管允许通过较大的电流,能承受较大的反向电压和功率,但其工作频率较低,适用于低频电路及整流电路。平面型二极管的结面积较大,可用于大功率整流,结面积小的可作为脉冲数字电路中的开关管。

2. 二极管的伏安特性 二极管两端的电压 U 与通过它的电流 I 之间的关系称为二极管的伏安特性,其伏安特性曲线如图 3-7 所示。因二极管的基本结构就是 PN 结,所以它也具有单向导电性,这一特性可用伏安特性表示。

(1) 正向特性:二极管正向偏置时,就会产生正向电流。当外加正向电压较小时,外电场不足以抵

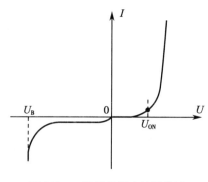

图 3-7 二极管的伏安特性曲线

消内电场的作用,通过二极管的正向电流很小,近似为零,通常称这一段为死区电压。死区电压的数值与管子的材料和环境温度有关,在室温下硅管约为 0.5V,锗管约为 0.1V。当正向电压大于死区电压后,因内电场被大大削弱,多子扩散增强,所以二极管的正向电流将随电压的上升而急剧增加,二极管呈现很小的电阻而处于导通状态,所对应的电压称为正向压降,一般硅管的正向压降约为 0.7V,锗管约为 0.2 ~ 0.3V。

（2）反向特性:二极管反向偏置时,形成很小的反向电流。当外加电压未达到二极管的反向击穿电压 U_B 时,通过二极管的反向电流很小,且基本保持不变,称为反向饱和电流。这是因为在该区域,反向电流来自少子的漂移运动,而在一定温度下,单位时间里能产生的少子数目基本稳定,所以反向饱和电流受反向电压的影响不明显,但随温度的影响较大。一般在室温下,硅管的反向饱和电流约为 0.1μA,锗管小于 1mA。

（3）反向击穿特性:当外加反向电压超过 U_B 后,通过二极管的反向电流将急剧上升,这种现象称为反向击穿,U_B 为反向击穿电压,U_B 一般在几十伏以上,高者可达几千伏。反向击穿现象的原因是在反向偏置电压超过一定数值后,共价键内的价电子将被电场拉出,因而载流子数增加（包括自由电子和空穴）,这些载流子被电场加速而获得能量后,又会与其他原子碰撞产生新的载流子。这样的连锁反应将造成载流子数目的迅速增加,从而使反向电流急剧上升。为防止反向击穿造成二极管的永久性损坏,电路中一般应接入适当大小的限流电阻。

【例 3-1】 电路如图 3-8 所示,已知输入电压 $u_i = 10\sin\omega t(V)$,若忽略二极管的正向压降和反向电流,试确定输出电压 u_o 的波形。

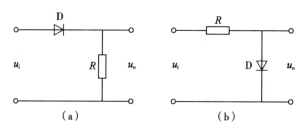

图 3-8 例 3-1 电路图

解:（a）当 $u_i > 0$ 时,二极管导通,$u_o = u_i$;当 $u_i < 0$ 时,二极管截止,$u_o = 0$。波形如图 3-9a 所示。（b）当 $u_i > 0$ 时,二极管导通,$u_o = 0$;当 $u_i < 0$ 时,二极管截止,$u_o = u_i$。波形如图 3-9（b）所示。

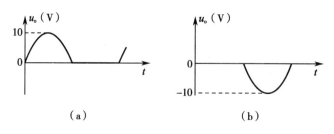

图 3-9 例 3-1 输出电压 u_o 波形

3. 二极管的主要参数 二极管的特性除了可以用伏安特性曲线表示之外,还可以用器件参数来说明,它是合理选择及安全使用电子器件的依据,一般可从相关手册中查到。晶体二极管的主要参数有:

（1）最大整流电流 I_{OM}：指二极管长时间工作时允许通过的最大正向平均电流,使用时应注意不超过此值,以免二极管因过热而被损坏。点接触型二极管的 I_{OM} 在几十毫安以下,面接触型二极管的 I_{OM} 较大,一般可达一百毫安以上。

（2）最大反向工作(峰值)电压 U_{RM}：它是保证二极管能正常工作而设定的极限反向电压,一般定为反向击穿电压的一半或三分之二。如点接触型二极管的反向工作峰值电压一般是数十伏,面接触型二极管可达数百伏。

（3）反向饱和电流 I_{RM}：指二极管未被击穿前的最大反向电流,该参数越小,反映二极管的单向导电性能越好。有时也称为二极管的反向峰值电流。硅管的反向电流较小,一般在几十微安以下。锗管的反向电流较大,为硅管的几十到几百倍。

（4）最高工作频率 f_M：指二极管正常工作的上限频率,若电压频率超限,因结电容的存在,二极管的单向导电性将被破坏。

此外,二极管还应包括最高和最低使用温度、最大瞬时电流等参数。在实际应用中,应根据三极管所使用的场合,按其承受的最高反向电压、最大正向平均电流、工作频率、环境温度等条件,适当选择满足要求的二极管。

四、特殊二极管

1. 稳压二极管　稳压二极管(zener diode)简称稳压管,它实际上是工作在反向击穿状态的一种特殊工艺制成的半导体二极管,由于它在电路中与适当阻值的电阻配合后能起到稳定电压作用,故称为稳压管,其电路符号和伏安特性曲线如图 3-10 所示。

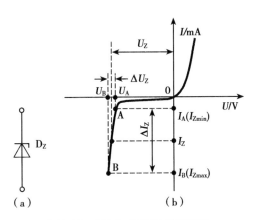

图 3-10　稳压二极管的伏安特性
a. 图形符号;b. 伏安特性曲线

稳压管的正向特性与一般二极管相同,但反向击穿区比较陡。这意味着当外加电压超过反向击穿电压时,稳压管将被迅速击穿。击穿后反向电流的变化范围较大,但稳压管两端的电压保持不变,稳压值 U_Z 即稳压管反向击穿电压。与一般二极管不同的是,稳压管的反向击穿是可逆的,只要控制反向电流不超过一定值,稳压管就不会因为过热而损坏,当去掉反向电压后,稳压管又能恢复正常。由于稳压管工作在反向击穿区,为保护稳压管不致因击穿时反向电流过大而损坏,电路中一般应接限流电阻。

稳压二极管主要有以下参数:

（1）稳定电压 U_Z：指稳压管正常工作时的稳定电压值。通过制造工艺的控制,不同型号稳压管的稳压值可以分布在几伏至几百伏之间,而具体到每种型号的稳压管,U_Z 是确定的值。

（2）稳定电流 I_Z：指稳压管工作在稳压状态时流过的电流。

（3）动态电阻 r_Z：指稳压管正常工作时电压变化量与电流变化量之比,即 $r_Z = \dfrac{\Delta U}{\Delta I}$。它是衡量稳压管稳压性能好坏的指标,其数值越小,反向伏安特性曲线就越陡,稳压性能也越好。

（4）最大耗散功率 P_{ZM}：稳压管不致发生热击穿的最大功率损耗。

（5）电压温度系数 α：α 表示温度每变化1℃稳压值的变化量,即 $\alpha = \Delta U_Z / \Delta T$。稳定电压小于4V的管子具有负温度系数,即温度升高时稳定电压值下降;稳定电压大于7V的管子具有正温度系数,即温度升高时稳定电压值上升;而稳定电压在 4~7V 之间的管子,温度系数非常小,近似为零。

2. 发光二极管　发光二极管(light emitting diode, LED)同样具有单向导电性,而且当二极管外加的正向电压使得正向电流足够大时还会发光,所以它是一种能把电能转化为光能的特殊半导体器件。它由化合物半导体制成,如砷化镓和磷砷化镓等。其发光原理为,在正向电压作用下,一部分在PN结内扩散的自由电子和空穴发生直接复合。复合过程产生原子的能级跃迁,即从高能级跃迁至低能级,能量差将以光子形式向外发射。LED发射光波的波长由材料性质决定,其电路符号和波长分布曲线如图3-11所示。从波长分布曲线可以看出,无论什么材料制成的LED都有一个最大光强,与其对应的波长叫峰值波长,而波形宽度反映的是LED的单色性。

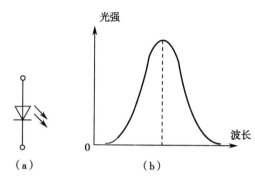

图 3-11　发光二极管
a. 电路符号;b. 波长分布曲线

LED被称为第四代照明光源或绿色光源,具有节能、环保、寿命长、体积小等特点,广泛应用于各种指示、显示、装饰、背光源、普通照明和可见光通讯等领域。

3. 变容二极管　因PN结的空间电荷分布随外加电压的变化而改变,这与电容器在不同电压下可储存不同电量有相似性。二极管的结电容就是PN结这种电容效应的反映。结电容随外加电压变化而显著改变的二极管称为变容二极管(capacitance diode)。因为二极管的电容效应在反向偏置时较明显,所以变容二极管应反向运用。变容二极管的电路符号及结电容与反向电压的关系曲线如图3-12所示。

不同型号变容二极管的结电容最大值在几pF至几百pF之间,其应用十分广泛。如电视机具有频道预选功能的电子调谐器,就是通过控制直流电压来改变二极管的结电容,从而实现调整谐振频率、选择电视频道的作用。

4. 光电二极管　在管壳上留有受光窗口,使反向饱和电流可随光照度增加而提高的二极管称为光电二极管(photo diode),也称光敏二极管。这是因为在反向偏置情况下,光照可使PN结产生新的载流子,虽然多子不能穿过PN结,但少子在内电场作用下可以漂移过结,所以反向饱和电流将增加,形成光电流。光电流很小,一般只有几十微安,应用时需进行放大。光电二极管的电路符号和伏安特性曲线如图3-13所示。

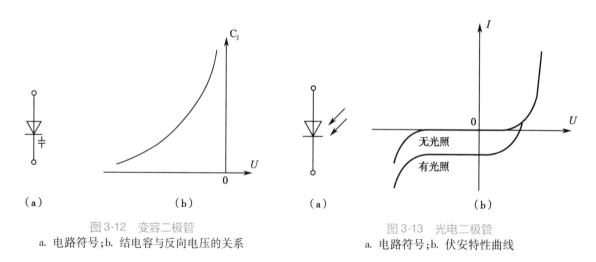

图 3-12　变容二极管
a. 电路符号;b. 结电容与反向电压的关系

图 3-13　光电二极管
a. 电路符号;b. 伏安特性曲线

光电二极管具有光电转换功能,被广泛用于遥控接收器、计数传感器、报警器、自动开关等方面。在医学影像诊断中的计算机放射成像(computer radiography,CR)技术中,利用集成光电二极管阵列可实现影像的光电转换和采集。

第二节　半导体三极管

半导体三极管(transistor),简称三极管或晶体管。在特定的电路条件下,它所具有的电流放大作用和开关作用,是组成各种电子线路中最重要的器件之一,应用极其广泛。本节主要讨论三极管的放大作用,通过对三极管内部的载流子运动规律以及输入输出特性的学习,掌握三极管的基本放大原理。

一、三极管的基本结构

如图 3-14 所示,三极管由同一块半导体上两个 PN 结组成。根据这两个 PN 结排列方式的不同,可将三极管分为 NPN 型和 PNP 型两种。因为三极管内部的多数载流子和少数载流子均参与导电,所以三极管又称为双极型晶体管。

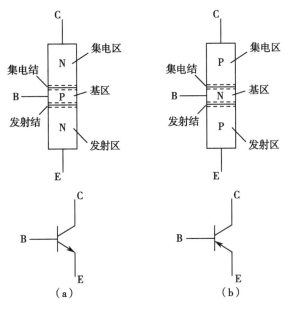

图 3-14　三极管的结构示意图和图形符号
a. NPN 型;b. PNP 型

两个 PN 结将三极管分为三个区,中间为基区,两端为发射区和集电区。从各区引出的电极分别称为基极(base)、发射极(emitter)和集电极(collector),简称 B 极、E 极和 C 极。基区与发射区之间的 PN 结称发射结,基区与集电区之间的 PN 结称集电结。三极管电路符号中箭头所指的方向就是发射结正向偏置时流过三极管的电流方向。PNP 型三极管和 NPN 型三极管的区别仅仅在于发射极箭头的不同。NPN 型三极管的发射极箭头向外;PNP 型三极管的发射极箭头向里。

三极管的结构具有如下特点:

1. 基区做得很薄,而且掺入杂质很少。

2. 发射区的杂质浓度最高,以便提供足够的载流子的数量。

3. 集电结的面积最大,掺入的杂质也很少,以利于载流子的收集。

以上这些特点是三极管具有电流放大作用的内部条件,也说明了三极管的构成并非是两个 PN 结的简单结合,因此集电极和发射极不能互换使用。

二、三极管的电流放大作用

1. 三极管放大的偏置条件　当三极管外接电压并满足一定条件才具有电流放大作用。通过外部电源和电阻提供适当的直流偏置电压,可使三极管的发射结正向偏置,集电结反向偏置,这是三极管实现信号放大作用的外部条件。对于 NPN 型三极管,相当于要求基极电位高于发射极电位,集电极电位高于基极电位,即 $U_C > U_B > U_E$;而对于 PNP 型三极管,则要求 $U_C < U_B < U_E$。要满足上述偏置条件,需调整电源的极性和大小,并选择适当的偏置电阻。

2. 三极管的电流放大作用　由三极管的结构可知,无论是 NPN 型还是 PNP 型三极管,均有两个 PN 结和三个电极,其工作原理相同。下面以 NPN 型三极管为例,分析三极管的电流分配和电流放大作用。首先分析三极管内部载流子的运动规律,如图 3-15 所示。

(1) 发射区向基区扩散电子:由于发射结处于正向偏置,且发射区掺杂浓度高,发射区多数载流子(自由电子)将大量扩散进入基区,基区多数载流子(空穴)则扩散进入发射区,形成发射极电流 I_E,其方向与电子流动方向相反。但是,由于发射区掺杂浓度远远大于基区的掺杂浓度,因而基区向发射区扩散

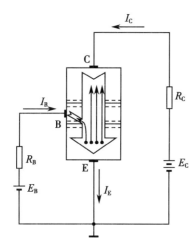

图 3-15　三极管内的载流子
运动示意图

的空穴比起发射区向基区扩散的电子数量来说可以略去不计,故可以认为发射极电流 I_E 是由发射区向基区发射电子形成的。

（2）电子在基区的扩散与复合:发射区发射的电子到达基区后,因基区掺杂浓度低,且很薄,所以进入基区的电子只有少部分能与这里的空穴复合。当达到动态平衡时,基极电源将以抽取等量电子的方式向基区补充空穴,并形成基极电流 I_B,大多数未被复合的电子则继续扩散到达集电结附近。值得注意的是,在基区被复合掉的电子越多,扩散的集电结的电子就越少,这不利于三极管的放大作用。为此,基区就要做得很薄,基区掺杂浓度要很小,这样才可以大大减少电子与基区空穴复合的机会,使绝大部分自由电子都能扩散到集电结边缘。

（3）集电区收集从发射区扩散过来的电子:由于集电结处于反向偏置,内电场增强,而这个电场恰恰有利于发射区扩散过来的电子迅速漂移过集电结,形成电流 I_C。与此同时,集电结反向偏置必然要使集电区与基区的少数载流子漂移,越过集电结形成反向饱和电流 I_{CBO}。该电流很小,但受温度影响较大。

根据基尔霍夫第一定律可知, I_E 应为 I_B 与 I_C 之和,即

$$I_E = I_B + I_C \tag{3-1}$$

因为在基区复合的电子很少,使 I_C 比 I_B 要大得多,其倍数就是三极管直流电流放大系数 $\bar{\beta}$,它与三极管的构造有直接关系。即

$$I_C = \bar{\beta} I_B \tag{3-2}$$

I_B 和 I_C 的变化量 ΔI_B 和 ΔI_C 之间也满足类似关系

$$\Delta I_C = \beta \Delta I_B \tag{3-3}$$

其中 β 称为交流电流放大系数。$\bar{\beta}$ 和 β 的大小主要由基区的掺杂浓度和基区厚度决定。在小信号情况下,三极管交流电流放大系数 β 与直流电流放大系数 $\bar{\beta}$ 大致相等。

当发射结正向电压 U_{BE} 有微小变化时,会引起基极电流 I_B 的微小改变,通过三极管的电流放大作用,集电极电流 I_C 则将有较大改变,从而集电极电阻 R_C 上的电压和 U_{CE} 都将出现较大变化,这就是三极管的电压放大作用。

三极管对变化的输入信号有放大作用,但这种放大并不是因为三极管可以产生或放大能量。三极管之所以能对小信号实现放大,是因为通过三极管可实现小输入对大输出的控制,而大输出所需的能量仍来自电源。因此,三极管的放大作用在一定意义上也可以说是一种控制作用。由于这种控制作用是依靠电流分配关系实现的,所以说三极管是一种电流控制元件。

以上是以 NPN 型三极管为例来说明其主要特性和放大原理的,而对于 PNP 型三极管来说,它的工作原理完全相同,不过在使用时应该注意到 PNP 管与 NPN 管之间有以下两点差别:①:电源极性不同:对于 PNP 型三极管,要使发射结反向偏置,集电结正向偏置,直流电源极性的接法必须与 NPN 型管相反;②:电流方向不同:NPN 型三极管中电流的方向与自由电子运动方向相反,是从集电极流向发射极。其图形符号中发射极的箭头方向便是表示这个电流的方向。PNP 型三极管中,发射区注入基区的是空穴,电流方向与空穴运动方向一致,都是由发射极流向集电极。其图形符号中发射极的箭头方向便是表示这个电流的方向。

三、三极管的特性曲线

三极管的特性曲线是表示三极管各极间电压与电流之间的关系曲线,它是三极管内部载流子运动的外部体现,也是选择使用三极管的重要依据。最常用的是共发射极接法的输入特性曲线和输出特性曲线。可用电流表和电压表按图 3-16 所示电路测出数据后,再用坐标纸绘出特性曲线。下面以 NPN 型共发射极接法为例介绍三极管的输入和输出特性曲线。

1. 输入特性曲线　输入特性曲线是指三极管集电极与发射极之间的电压 $U_{CE}(U_{CE} \geqslant 1V)$ 一定时,信号输入回路中基极电流 I_B 与基-射极电压 U_{BE} 之间的关系曲线,数学表达式为

$$I_B = f(U_{BE})|_{U_{CE}=常数}$$

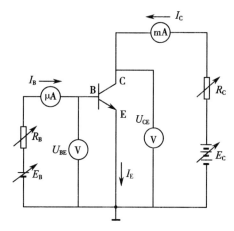

图 3-16　三极管特性曲线测试电路

因为输出回路对输入回路有影响,所以测同一条输入特性曲线时应保持 U_{CE} 不变。由于集电结反偏,电阻很大,相当于开路,而发射结又处于正向偏置,故输入特性曲线近似于二极管的伏安特性曲线。在 $0 < U_{CE} < 1V$ 的区间,若保持 U_{BE} 不变,则 U_{CE} 越大,集电结反向偏置电压就越高,有利于基区电子进入集电区,在基区参与复合的电子数则减少,即 I_B 将减小,所以特性曲线将随 U_{CE} 的增大而右移,从而给出一组曲线,如图 3-17 所示。因为 U_{BE} 一定时,从发射区扩散进入基区的电子数是确定的,当 $U_{CE} \geqslant 1V$ 时,绝大多数电子已被拉入集电区,U_{CE} 继续增加对 I_B 的影响已很小,所以这时输入特性曲线将发生重叠。因为一般情况下均满足 $U_{CE} \geqslant 1V$,所以输入特性曲线通常只画出最右边那一条。一般硅管的 U_{BE} 为 0.7V,锗管的 U_{BE} 为 0.3V。

2. 输出特性曲线　输出特性曲线是指基极电流 I_B 一定时,输出回路中的集电极电流 I_C 与集-射极电压 U_{CE} 之间的关系曲线,数学表达式为

$$I_C = f(U_{CE})|_{I_B=常数}$$

因输入回路对输出回路也有影响,所以测同一条输出特性曲线时应保持 I_B 不变。在相同的 U_{CE} 作用下,I_B 越大,I_C 就越大,所以特性曲线将随 I_B 增加而上移,从而给出一簇曲线,如图 3-18 所示。

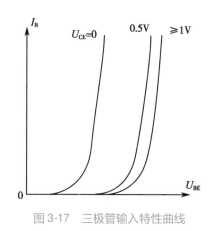

图 3-17　三极管输入特性曲线

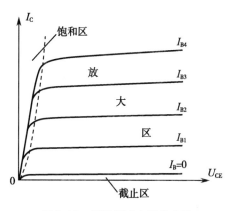

图 3-18　三极管输出特性曲线

从输出特性曲线上可以看出,大致分为三个区域,分别对应三极管的三种不同状态。

（1）放大区(amplification region)：即各条输出特性曲线比较平坦的区域,亦称线性区。放大区的

特点是发射结正向偏置,集电结反向偏置,三极管导通,满足 $I_C = \bar{\beta} I_B$ 和 $\Delta I_C = \beta \Delta I_B$,具有放大作用。在放大区,当 $U_{CE} \geq 1V$ 时,进入基区的电子绝大多数已被拉入集电区,I_C 不再随 U_{CE} 的变化而变化,几乎只由 I_B 决定,所以这段曲线接近水平。并且此区域内在 I_B 等间距变化时,输出特性曲线也等间距并且相互平行。在完成电流放大任务时,放大电路中的三极管就是工作在这一区域内。

（2）截止区（cut-off region）：即对应于 $I_B = 0$ 那条输出特性曲线下方的区域。此时发射结电压 U_{BE} 小于开启电压（U_{BE} 一般处于反向偏置），且集电结反向偏置。发射区几乎没有载流子注入基区,三极管基本不导通,不具有放大作用,集-射之间相当于断开的开关。从曲线中可以看到,当 $I_B = 0$,即基极开路时,I_C 不为零,而是存在一个很小的电流。这个电流为集-射极反向饱和电流 I_{CEO},是从集电极直接穿透三极管到发射极,因此又称穿透电流,其方向与 I_C 和 I_E 的方向相同。

（3）饱和区（saturation region）：即特性曲线左侧的区域。饱和区的特点是发射结和集电结均正向偏置,三极管导通,但无放大作用,U_{CE} 很小,集-射极之间相当于接通的开关。在饱和区,因 U_{CE} 过低,集电结正向偏置,基区电子大部不能被拉入集电区。当 I_B 有变化时,I_C 基本不变,所以输出特性曲线在此区间重叠,表明三极管已不具有电流放大作用。但此时 U_{CE} 若有增加,被拉入集电区的电子数将迅速增加,所以饱和区的 I_C 上升很快。

四、三极管的开关特性

三极管不仅有电流放大作用,而且有开关作用。三极管作为开关使用时,一般采用共发射极接法。利用三极管的饱和状态与截止状态,实现开关作用,达到通、断电路的目的。因此,讨论三极管的开关作用,实质上是分析三极管的饱和状态和截止状态。

1. 截止状态 若使基极电流 $I_B = 0$,则 $I_C \approx 0$、$U_{CE} \approx U_{CC}$,这时,集电极与发射极之间近似于开路,相当于开关的断开。三极管的这种工作状态称为截止状态。

一般情况下,只要 $U_{BE} < 0.5V$（硅管）,三极管已开始截止,但为了保证可靠截止,通常使 $U_{BE} = 0$ 或加反向电压。因此,三极管可靠截止条件为

$$U_{BE} \leq 0V$$

由此可知,三极管处于截止状态时,发射结和集电结均为反向偏置。

2. 饱和状态 如果使基极电流 I_B 增大,直至集电极电流 I_C 不再随 I_B 的增大而增大,此时集电极电流 $I_C = I_{CS} \approx U_{CC}/R_C$ 达到最大,I_{CS} 称为集电极饱和电流;饱和电压 $U_{CES} = U_{CC} - I_{CS} R_C$ 很小（硅管 $U_{CES} < 0.3V$,锗管 $U_{CES} < 0.1V$）,集电极与发射极之间近似于短路,相当于开关的闭合。三极管的这种工作状态称为饱和状态。

此后,若基极电流 I_B 再增大,只能加深三极管的饱和程度,I_C 基本保持为 I_{CS} 不变,三极管失去了电流放大作用,因此,三极管饱和导通的条件为

$$I_B \geq \frac{I_{CS}}{\beta} \approx \frac{U_{CC}}{\beta R_C}$$

由于三极管饱和压降 $U_{CES} < 0.3V$（硅管）,发射结偏置电压 $U_{BE} = 0.7V$,因此三极管工作在饱和状态时,集电结和发射结均为正向偏置。

综上所述,当三极管截止时,$I_C \approx 0$,集电极与发射极之间如同开关的断开,其间电阻很大;当三极管饱和时,$U_{CES} \approx 0$,集电极与发射极之间如同一个开关的闭合,其间电阻很小。因此,三极管具有开关作用,是一种无触点开关。三极管作为开关元件是工作在截止区和饱和区,而放大区只是一个过渡。只要控制基极电流的大小,使三极管由截止到饱和或由饱和到截止,就能起到开关的作用。

五、三极管的主要参数

三极管的参数用来表明它的性能及适用范围,是设计电路和选择三极管的依据。在电子元器件手册中,可查得不同型号三极管的参数,主要有以下几个:

1. 电流放大系数　它是反映三极管放大性能的基本指标。共射接法中,三极管在静态(无输入信号)时,集电极电流 I_C 与基极电流 I_B 之比值,称为共发射极静态(直流)电流放大系数 $\bar{\beta}$,即 $\bar{\beta}=I_C/I_B$;在有信号输入时,集电极电流变化量 ΔI_C 与基极电流变化量 ΔI_B 的比值称为动态(交流)电流放大系数 β,即 $\beta=\Delta I_C/\Delta I_B$。电流放大系数表示三极管的电流放大能力。由于制造工艺的分散性,即使是同一型号的三极管,β 值也有差异。

2. 集-基极反向饱和电流　指当发射极开路,集电结加反向电压时,在基极回路中所测得的电流。它是集电区的少数载流子在集电结反向电压作用下到达基区形成的漂移电流,故 I_{CBO} 受温度的影响很大,温度升高时,I_{CBO} 增大,所以 I_{CBO} 是造成三极管工作不稳定的因素之一。在选三极管时,要求 I_{CBO} 越小越好,一般小功率硅管约为 1 微安以下,锗管为几微安至几十微安。因此,硅管的温度稳定性比锗管好。

3. 集-射极反向饱和电流　指当基极开路时,集电极和发射极之间的反向电流称为集-射极反向饱和电流 I_{CEO},也被称为穿透电流。同一只三极管 I_{CEO} 比 I_{CBO} 大得多。温度升高时,I_{CEO} 增加很快,所以它是影响三极管温度稳定性的主要因素。I_{CEO} 越小,三极管的稳定性能越好。一般小功率硅管约为几微安,锗管为几十微安至几百微安。在选择三极管时,要求 I_{CEO} 尽可能小些。

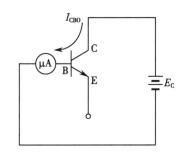

图 3-19　集-基极反向饱和电流 I_{CBO}

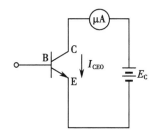

图 3-20　集-射极反向饱和电流 I_{CEO}

4. 极限参数

(1) 集电极最大允许电流 I_{CM}:指三极管正常工作时,集电极允许通过的最大电流。当集电极电流 I_C 超过 I_{CM} 时,三极管的 β 值明显下降,放大性能变差,但三极管不一定损坏。一般小功率三极管 I_{CM} 为几十毫安,大功率三极管 I_{CM} 则可达几安以上。

(2) 集-射极反向击穿电压 U_{CEO}:指基极开路时,加在集电极与发射极之间的最大允许电压,即三极管的耐压值。当三极管所加电压 $U_{CE}>U_{CEO}$ 时,就会导致三极管的集电结反向击穿而损坏。选用时应使 $U_{CEO}>U_{CE}$。

(3) 集电极最大允许耗散功率 P_{CM}:在集电极电流 I_C 通过三极管后,将使集电结发热,三极管的温度升高。一般情况下,当硅管超过 150℃,锗管温度超过 70℃后,三极管的性能就会变坏,甚至烧毁,所以三极管工作时的实际消耗功率 $P_C=I_C U_{CE}$ 应小于 P_{CM}。大功率三极管在工作时还应按规定加装散热片。

第三节　基本放大电路

放大电路(amplification circuit)是利用半导体三极管或场效应管为核心元件组成的基本单元电路。

它能把微弱的电信号进行放大变成电路所需强度的信号输出。如心电图机中将电极获得的微弱心电信号充分放大,推动描笔记录器偏转或推动波形显示电路工作,从而在记录纸上或显示器屏幕上获得心电图波形。交流放大电路也是 X 线机、计算机体层成像设备、磁共振成像设备、超声成像设备等医疗仪器设备的基本电路之一。以单管为核心实现信号放大作用的电路称为基本放大电路。本节通过对基本放大电路的组成以及静态和动态分析的研究,讲述基本放大电路的工作原理、分析方法和基本特性。

一、放大电路的基本概念

1. 基本放大电路的组成 因为三极管有共发射极、共集电极和共基极三种基本接法,所以基本放大电路也相应有三种类型。本节只介绍共发射极基本放大电路的组成及其工作过程。

(1) 共发射极基本放大电路的组成:图 3-21a 所示为共发射极基本放大电路。由三极管 T、电阻 R_B、R_C、电容 C_1、C_2 及直流电源 E_B、E_C 等所组成。其中三极管的发射极是输入信号 u_i 和输出信号 u_o 的公共端(接地端),所以称为共发射极(简称共射极)放大电路。电容 C_1、C_2 用来传递交流信号,称为耦合电容,它们可以使放大电路和信号源以及放大电路和负载之间的直流成分隔离,起隔直作用。为减少传递信号的电压损失,C_1、C_2 的电容量比较大,一般为几微法到几十微法,通常选用电解电容器,连接时要注意其极性。

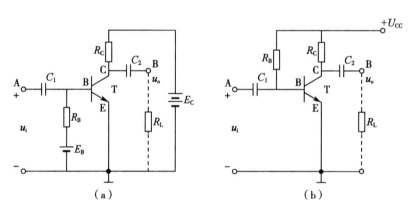

图 3-21　共发射极基本放大电路
a. 使用双电源;b. 使用单电源

因两个电源使用不便,实际电路一般都采用单电源供电,如图 3-21b 所示。为简化起见,电路图中在接电源的位置一般只标出这里的极性和对地电压(如+U_{CC}),而不再画出电源符号。电源的另一极应与地相接,所谓"地"就是电路中电位为零参考点的位置。电路中各处的电位就是它们与这个零参考点之间的电压,如三极管集电极电位 U_C 就是集电极的对地电压。在电源内阻可忽略时,U_{CC} 在数值上与电源电动势 E_C 相等。

(2) 放大电路中各元器件的作用

1) 三极管 T:三极管是电流放大元件,用基极电流 i_B 控制集电极电流 i_C。将电源 U_{CC} 供给的直流能量转化为相对输入信号放大了的交流能量。是放大电路的核心元件。

2) 电源 U_{CC}:它的作用是与 R_B 和 R_C 配合,使三极管的发射结处于正向偏置,集电结处于反向偏置,保证三极管处在放大状态。同时 U_{CC} 还为放大电路提供能量。

3) 基极电阻 R_B:它是用来调节基极电流 I_B(偏流),使放大电路有一个合适的工作点。R_B 的阻值一般为几十千欧到几百千欧。

4) 集电极电阻 R_C:其主要作用是将集电极电流的变化转换为电压的变化,以实现电压放大。R_C 的阻值一般为几千欧到十几千欧。

5）耦合电容 C_1、C_2：它们是用来传递交流信号时起耦合作用；同时又使放大电路和信号源及负载 R_L 之间的直流相互隔离，起隔直作用。选取 C_1、C_2 的容量比较大，一般为几微法到几十微法，通常采用电解电容器，连接时要注意其正负极性。

（3）基本放大电路的工作过程：由于电路中设置了直流电源 U_{CC}，在没有输入信号（$u_i=0$）时，电路中就已经存在直流电流和直流电压。当直流偏置电压使三极管工作于放大状态时，此时在输入端加交流电压 u_i，则电路中各电极的电压和电流将在其静态值附近发生变化，如图 3-22 所示。具体过程为：交流输入信号 u_i 通过 C_1 耦合到基极，使形成的基极电流 i_B 是在静态值 I_B 上叠加一个变化的电流 i_b，即 $i_B = I_B + i_b$。因为 i_b 对 i_c 有控制作用（$i_c = \beta i_b$），所以形成的 i_C 也是在静态值 I_C 上叠加一个变化的电流 i_c，即 $i_C = I_C + i_c$。由于 $u_{CE} = U_{CC} - i_C R_C$，所以当 i_C 发生变化时，u_{CE} 也将随之发生变化，其值同样是静态值 U_{CE} 和交流成分 u_{ce} 的合成，即 $u_{CE} = U_{CE} + u_{ce}$。而且，当 i_C 增加时，u_{CE} 将减小；i_C 减小时，u_{CE} 将增加。经 C_2 的隔直作用，u_{CE} 中的直流分量 U_{CE} 被去除，使 $u_{ce} = u_o$。因此负载 R_L 上可获得一个放大的、与输入电压 u_i 反相位的输出电压 u_o。

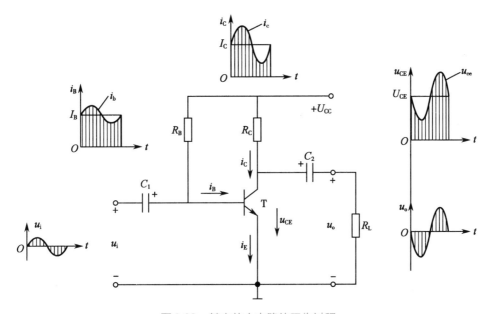

图 3-22　基本放大电路的工作过程

由此可见，放大电路在输入交流信号后，电路中各个电量（u_{BE}、i_b、i_c、u_{ce}）都是由直流分量（U_{BE}、I_B、I_C、U_{CE}）和交流分量（u_i、i_b、i_c、u_{ce}）叠加而成的。因此，交直流共存是放大电路的一个特点。

由以上得出结论：共发射极放大电路具有电压放大作用，即输出电压 u_o 的幅度可以比输入电压 u_i 的幅度大得多。同时它还具有反相作用，即输出电压 u_o 与输入电压 u_i 的相位相反。

2. 放大电路的性能指标　放大电路的性能指标是用来衡量放大电路的性能或质量高低的参数，一个放大电路必须具有优良的性能才能较好地完成信号的放大任务。放大电路的性能差异不仅表现在对信号的放大能力方面，也表现在获取信号的能力、携带负载的能力、频率响应特性及抑制噪声的能力等多方面。放大电路的性能优劣主要由其性能指标来反映。

如图 3-23 所示，放大电路可视为一个双端口网络，信号源与其输入端相接，负载则与其输出端相连。图中 E_S 表示信号源电动势，R_S 表示信号源内阻，R_L 表示负载的等效电阻；r_i 为放大电路在输入端呈现的电阻，r_o 为放大电路在输出端呈现的电阻；u_i 和 u_o 分别表示放大电路的输入和输出电压，i_i 和 i_o 则分别表示输入和输出电流，u_o' 为放大电路不加负载时的输出电压。

（1）电压放大倍数：这是直接反映放大电路对输入信号放大能力的重要指标，记作 A_u。A_u 可定义

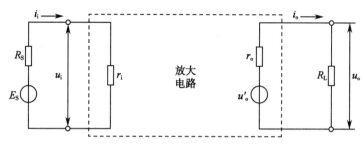

图 3-23　信号的输入、输出和放大

为输出信号电压和输入信号电压之比。

$$A_{\mathrm{u}} = \frac{u_{\mathrm{o}}}{u_{\mathrm{i}}} \tag{3-4}$$

电压放大倍数为正,表示输出信号与输入信号同相位;电压放大倍数为负,则输出信号与输入信号反相位。放大电路的性能指标中的放大倍数除电压放大倍数外,还有电流放大倍数(输出电流与输入电流之比)和功率放大倍数(输出功率与输入功率之比)。

(2) 输入电阻:放大电路对信号源或前级电路所呈现的电阻 r_{i} 称为输入电阻(input resistance)。对信号源或前级电路来说,放大电路相当于它的负载,这个负载的电阻就是放大电路的输入电阻。因为电路中存在各种电容或电感对 r_{i} 也有影响,因此有时亦称 r_{i} 为输入阻抗。输入电阻被定义为动态输入电压与输入电流之比。

$$r_{\mathrm{i}} = \frac{u_{\mathrm{i}}}{i_{\mathrm{i}}} \tag{3-5}$$

由图 3-23 可见,因为有信号源内阻 R_{S} 的分压作用,放大电路实际获得的输入电压为

$$u_{\mathrm{i}} = \frac{r_{\mathrm{i}}}{R_{\mathrm{S}} + r_{\mathrm{i}}} E_{\mathrm{S}}$$

此式表明,r_{i} 越大,u_{i} 就越大,这说明输入电阻可反映放大电路获取信号的能力。而且,r_{i} 越大,输入电流 i_{i} 就越小,放大电路对信号源的影响也越小,所以放大电路的输入电阻一般是越大越好。

(3) 输出电阻:放大电路对负载或后级电路所呈现的电阻 r_{o} 称为输出电阻(output resistance)。有时亦称 r_{o} 为输出阻抗。对负载来说,放大电路及其信号源可以由一个等效电压源替代,这个等效电压源的内阻就是放大电路的输出电阻。它可定义为当放大电路输入信号不变时,输出电压与输出电流之比

$$r_{\mathrm{o}} = \frac{u_{\mathrm{o}}}{i_{\mathrm{o}}} \tag{3-6}$$

由图 3-23 可见,因为有 r_{o} 的分压作用,负载 R_{L} 实际获得的输出电压为

$$u_{\mathrm{o}} = \frac{R_{\mathrm{L}}}{r_{\mathrm{o}} + R_{\mathrm{L}}} u_{\mathrm{o}}'$$

此式表明,r_{o} 越小,u_{o} 就越大,这说明输出电阻可反映放大电路带负载的能力。而且,r_{o} 越小,负载电阻 R_{L} 的变化对输出电压的影响就越小,放大电路工作越稳定,所以输出电阻一般是越小越好。

(4) 通频带及幅频特性:由于电路中耦合电容和分布电容的存在,电容的容抗随频率的变化而变化,因此使放大电路在高频和低频端的放大倍数会明显下降,电压放大倍数的 A_{u} 随信号频率变化的曲线称为幅频特性曲线,如图 3-24 所示。

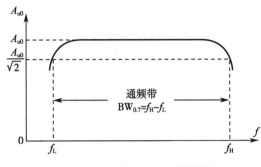

图 3-24 放大电路的幅频特性曲线

其中放大电路在中频段的电压放大倍数为 A_{u0}，将放大倍数在高频端和低频端下降至 $\frac{A_{u0}}{\sqrt{2}}$ 时，所对应的频率分别称为上限频率 f_H 和下限频率 f_L，则放大电路对频率在 f_H 和 f_L 之间的信号具有相近的放大能力，因此这个频率范围被称为放大电路的通频带（band-width）。通频带的带宽定义为

$$f_{bw} = f_H - f_L \qquad (3\text{-}7)$$

显然，通频带越宽，放大电路对信号频率变化的适应性能就越好，但通频带也不宜过宽，因为这会使信号以外的噪声也被放大，因此通频带能够衡量放大电路对不同频率信号的放大能力。原则上，放大电路的通频带应与输入信号的频率分布或实际需要相适应。如生物电信号的频率范围大致在 0 ~ 200Hz 之间，而音频信号的频率范围大致在 20 ~ 20 000Hz 之间，因此生物信号放大器的通频带与音响设备是不同的。

除此以外，还有一些与放大电路性能有关的概念，如最大不失真输出、非线性失真等，将在随后的有关问题中分别介绍。

二、放大电路的分析方法

对于放大电路的分析主要包括两个方面：静态分析和动态分析。静态分析主要确定静态工作点，动态分析主要研究放大电路的性能指标，静态分析讨论的对象是直流成分，动态分析讨论的对象则是交流成分。由于放大电路中存在着电抗性元件，所以直流成分的通路和交流成分的通路是不同的，电路的分析过程一般是先静态后动态。

1. 静态分析 放大电路的直流工作状态也称为静态（quiescent condition），它是指放大电路只接直流电源，但未接输入信号的工作状态。因为输入和输出回路的直流工作状态可以分别用 U_{BE}、I_B 和 I_C、U_{CE} 反映，所以这两对数据在三极管输入和输出曲线上所对应的点，分别称为输入和输出回路的静态工作点（quiescent point），均记为 Q。Q 点位置是否适当，对失真与否有直接影响。

放大电路的输出波形如果与输入波形有偏差，这种现象称为失真（distortion）。放大电路是否产生失真，与静态工作点有关。例如，若去除图 3-21b 中的 R_B（将 R_B 断开），则三极管的直流工作状态为 $U_{BE} = 0$，$I_B = 0$，$I_C \approx 0$，$U_{CE} \approx U_{CC}$，当输入正弦交流电压信号 u_i 时，至少在信号的负半周，三极管不能导通，输出电压将维持高电平，也就是说 u_o 将失真。可见，为避免输出信号失真，放大电路应有适当的静态工作点。

下面介绍确定 Q 点位置的两种方法。

（1）近似估算法：利用放大电路的直流通路可计算其静态值。因为被电容隔开的部分对电路的直流参数没有影响，所以确定静态工作点时，只需考虑其直流通路。画直流通路时，只考虑直流电源的作用，不考虑输入信号的作用，因此将信号源视为短路，电容视为开路。以共发射极基本放大电路为例，在去除被电容隔开的部分后，该电路的直流通路如图 3-25 所示。

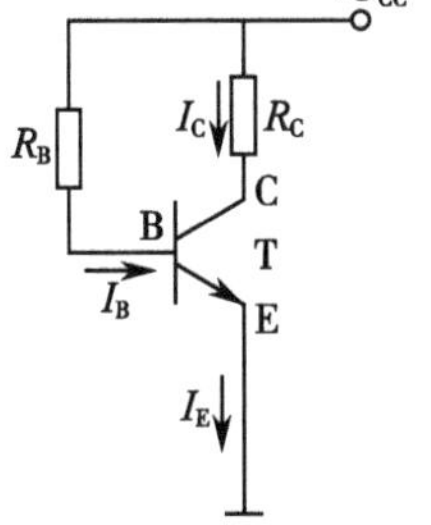

将与 Q 点对应的四个直流参数记为 U_{BE}、I_B、I_C 和 U_{CE}，则根据直流通路，由 U_{CC}、R_B、U_{BE} 组成的回路可得

$$U_{CC} = I_B R_B + U_{BE} \qquad (3\text{-}8)$$

其中 U_{BE}（硅管约为 0.7V）比 U_{CC} 小得多，可忽略不计。整理得

$$I_B = \frac{U_{CC} - U_{BE}}{R_B} \approx \frac{U_{CC}}{R_B} \qquad (3\text{-}9)$$

图 3-25 共发射极放大电路的直流通路

$$I_C = \beta I_B + I_{CEO} \approx \beta I_B \tag{3-10}$$

$$U_{CE} = U_{CC} - I_C R_C \tag{3-11}$$

以上各式表明 U_{CC}、R_B、R_C 和 β 等因素对静态工作点位置有影响。式(3-9)对应的直线称为输入回路直流负载线,式(3-11)对应的直线称为输出回路直流负载线。两条负载线的斜率分别由 R_B 和 R_C 的大小决定,阻值越小,负载线的斜率越大。

【例 3-2】 电路如图 3-23b 所示,已知三极管的 $\beta = 75$,$R_B = 300\text{k}\Omega$,$R_C = 2\text{k}\Omega$,$U_{CC} = +12\text{V}$,试计算该电路的各静态值,并分析三极管此时的工作状态。若将 R_B 取无穷大(相当于将 R_B 开路),或将 R_B 取零(相当于将 R_B 短路),则三极管将分别处于什么工作状态?

解:根据前面的分析及计算公式,可得

$$I_B \approx \frac{U_{CC}}{R_B} = \frac{12}{300} = 40\mu\text{A}$$

$$I_C \approx \beta I_B = 75 \times 40 = 3\text{mA}$$

$$U_{CE} = U_{CC} - I_C R_C = 12 - 3 \times 2 = 6\text{V}$$

电源通过基极电阻提供了正的基极电位,所以 U_{BE} 大于零,但数值较小,计算时已忽略。因此时 $U_{BE} > 0$,$U_{BC} < 0$,即发射结正偏,集电结反偏,所以三极管处于放大状态。

当 R_B 开路时,基极电位为零,发射结的导通条件 $U_{BE} > 0$ 不能满足,所以 I_B 为零,I_C 也基本为零,三极管处于截止状态。当 R_B 短路时,基极电位高于集电极电位,所以 $U_{BE} > 0$,$U_{BC} > 0$,发射结和集电结均正偏,三极管处于饱和状态。

(2)图解法:利用三极管的输入或输出特性曲线,通过作图来分析放大电路基本性能的方法称为图解法。用图解法可确定静态工作点位置,还可分析信号放大的动态过程。

因为输入回路的直流参数,需同时满足输入特性曲线方程 $I_B = f(U_{BE})\big|_{U_{CE}=常数}$ 和输入回路直流负载线方程,所以,从理论上讲,联立这两个方程应能解出 I_B 和 U_{BE}。实际上,并不需要真的去求解联立方程组,因为方程组的解必然对应于输入特性曲线与输入回路直流负载线的交点,所以只需用作图法找到这个交点,就确定了输入回路的静态工作点。同理,只需用作图法找到输出特性曲线方程 $I_C = f(U_{CE})\big|_{I_B=常数}$ 与输出回路直流负载线的交点,就可确定 I_C 和 U_{CE},该交点就是输出回路的静态工作点。

用图解法确定输入回路静态工作点的步骤为:根据式(3-9)作输入回路直流负载线,此直线与输入特性曲线的交点即所求 Q 点,如图 3-26a 所示。确定输出回路静态工作点的步骤为,先根据式(3-9)用

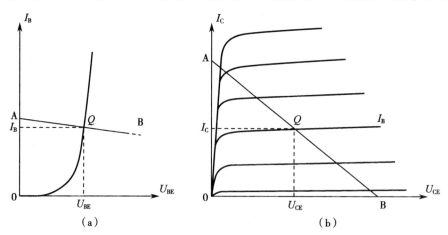

图 3-26　用图解法确定 Q 点位置
a. 输入回路的 Q 点;b. 输出回路的 Q 点

估算法确定基极电流 I_B,再根据式(3-11)作输出回路直流负载线,它与对应于 I_B 的那条输出特性曲线的交点就是所求 Q 点,如图 3-26b 所示。

【例3-3】 电路及参数值同例 3-2,试用图解法确定输入和输出回路的静态工作点。

解:设图解法所需三极管输入和输出特性曲线均已事先测定。

先求输入回路静态工作点:根据式(3-9)得出 $I_B = \dfrac{U_{CC}}{R_B} = 40\mu A$,由此定出图 3-26a 中的 A 点。为得到输入回路直流负载线的另一个点,令式(3-9)中 $U_{BE} = 3V$,得 $I_B = 30\mu A$,由此定出 B 点。作 A、B 两点的连线,此连线与输入特性曲线的交点即所求 Q 点。因为 U_{CC} 远大于 U_{BE},所以 I_B 值与 A 点非常接近。

再求输出回路静态工作点:令式(3-11)中 $U_{CE} = 0$,得 $I_C = \dfrac{U_{CC}}{R_C} = 6mA$,由此确定图 3-26b 中的 A 点;再令式(3-11)中 $I_C = 0$,得 $U_{CE} = U_{CC} = 12V$,由此确定图中 B 点。作 A、B 两点的连线,它与对应于 $I_B = 40\mu A$ 的那条输出特性曲线的交点就是所求 Q 点。

2. 动态分析 放大电路的动态(dynamic condition)是指放大电路输入交流信号以后的工作状态。当有交流信号输入时,电路中各处的电流和电压都是既有直流成分,也有交流成分。利用输入和输出特性曲线,可对电路中交流信号传输的动态过程进行分析。因为实际应用中放大电路总是带有负载的,所以下面主要分析带负载的情况,即考虑图 3-21b 中已接入用虚线连接的负载电阻 R_L。由于有电容 C_1 和 C_2 的隔直作用,所以,信号源和负载对放大器的静态工作点和直流负载线并不会产生影响。动态分析就是在静态值确定后,只考虑电流和电压的交流分量,分析信号的传输情况,通常采用图解法和微变等效电路法。

为分析交流信号的传输过程,需先确定交流信号的传输通路,即交流通路。事实上,因为电路中存在电容,所以交流成分与直流成分的传输通路并不完全相同。由于大电容的交流阻抗很小,直流电源内阻一般也很小,所以,放大电路中的耦合电容和直流电源可视为对交流信号短路。由此可画出带负载共发射极基本放大电路的交流通路,如图 3-27 所示。

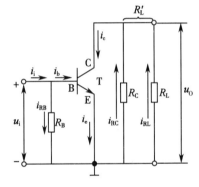

图 3-27 放大电路的交流通路

(1)图解法:在放大电路的输入端,因为有 C_1 耦合,所以 u_{BE} 应为交流输入信号 u_i 与静态值 U_{BE} 的叠加。当 u_i 改变时,u_{BE} 将在 U_{BE} 附近变化,由输入特性曲线可确定基极电流 i_B 也将在其静态值 I_B 附近相应变化,如图 3-28a 所示。若 Q 点位于输入特性曲线的线性区,且 u_i 幅度不是很大时,i_B 的波形将不会失真。

在输出端,因为 $i_c = \beta i_b$,所以,当输入端的 i_b 发生改变时,集电极电流 i_c 也按同样规律变化。由图 3-27 交流通路可见,R_C 和 R_L 为并联关系,因此电路的交流负载电阻 R_L' 为

$$R_L' = \frac{R_C R_L}{R_C + R_L} \tag{3-12}$$

因此电路的输出电压 u_o 为

$$u_o = -i_c R_L' \tag{3-13}$$

交流信号遵循的负载线称为交流负载线。过 Q 点作斜率为 $-\dfrac{1}{R_L'}$ 的直线,即可得到交流负载线。因为输入的交流信号 u_i 总有为零的瞬间,此时放大电路相当于工作在静态,所以交流负载线与输出回路直流负载线应相交于 Q 点,但两者斜率不同,如图 3-28b 所示。交流负载线的斜率为 $-1/R_L'$,直流负载线的

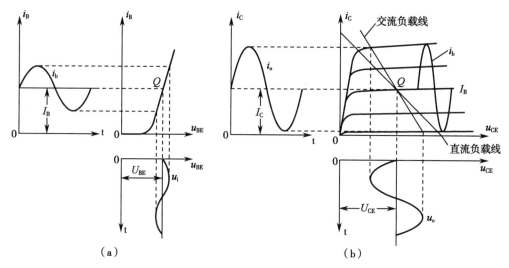

图 3-28　放大电路的动态分析
a. 输入端动态分析；b. 输出端动态分析

斜率为 $-1/R_C$。因为 $R'_L<R_L$，所以交流负载线应比直流负载线陡。

没有交流输入时，静态值 I_C 和 U_{CE} 可由输出特性曲线与直流负载线的交点决定。有交流输入时，i_C 和 u_{CE} 则应由输出特性曲线与交流负载线的交点决定。由图 3-28b 可见，当 i_B 增加时，输出特性曲线与交流负载线的交点上移，因而 i_C 将增加，u_{CE} 则减小；当 i_B 减小时，输出特性曲线与交流负载线的交点下移，因而 i_C 将减小，u_{CE} 则增加。亦即随交流输入的改变，i_C 和 u_{CE} 将分别在静态值 I_C 和 U_{CE} 附近变化。输出与输入信号的相位关系是：i_c 与 $u_i(i_b)$ 同相位，而 u_{ce} 则与 $u_i(i_b)$ 反相位。

图 3-28b 还可显示出：要获得最大不失真动态输出范围，Q 点应设于直流负载线中间稍偏下的位置，即 U_{CE} 的取值应大于 $\frac{1}{2}U_{CC}$。以上是用图解法分析放大电路的动态过程。

（2）微变等效电路法：由三极管的特性曲线可以看出三极管是一个非线性元件，通常不能用计算线性电路的方法来计算含有非线性元件的电路。但是，当输入是微小变化的信号时，它引起的三极管各极电压、电流的变化只在静态工作点附近的小范围内进行，三极管的特性曲线也可以近似地看作直线。因此可以用线性电路的方法来分析放大电路。

微变等效电路法就是在小信号工作情况下，将非线性的三极管用线性电路来代替，使电路得到简化，然后用线性方程对放大电路进行分析。

1）三极管的微变等效电路模型：在一定条件下，可采用适当的线性模型在电路图中取代三极管，使线路简化，然后对放大电路的性能指标直接进行计算。

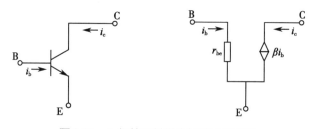

图 3-29　三极管及其微变等效电路模型

根据三极管输入特性曲线，可知当三极管处于放大区，也就是 $u_{CE}>1V$ 以后，u_{CE} 对输入特性曲线的影响很小，因此这时可将三极管的输入与输出回路分开考虑。作为近似，在输入回路将三极管等效为一

只电阻 r_{be} ,其大小定义为 $r_{be} = \dfrac{\Delta u_{BE}}{\Delta i_B}$,称为三极管的输入电阻,如图 3-29 所示。对低频小功率三极管, r_{be} 可按下式估算

$$r_{be} = 300(\Omega) + (1+\beta)\frac{26(\text{mV})}{I_E(\text{mA})}(\Omega) \tag{3-14}$$

式中 I_E 为发射极静态电流,计算时可取 $I_E \approx I_C$ 。 r_{be} 一般为几百欧至几千欧。

再看三极管的输出端,集电极电流的变化 $\Delta I_C(i_c)$ 主要是由基极电流的微小变化 $\Delta I_B(i_b)$ 引起的,且有 $\Delta I_C = \beta \Delta I_B$ 或 $i_c = \beta i_b$,而与电压 U_{CE} 基本无关,即集电极电流只受控于基极电流。因此,三极管的 C、E 之间可看作一个受 i_b 控制的电流源 βi_b ,当 $i_b = 0$ 时, $\beta i_b = 0$,方向为与 i_b 同指向或同背离发射极。由三极管的输出特性可知, i_c 接近恒流源,故它的内阻极大,可不必画出。这样处理后的电路如图 3-29 所示,把这一电路称为三极管的微变等效电路模型。

对于三极管的微变等效电路,应当注意:①此微变等效电路只适用于低频小信号放大电路;②等效电路中的两个参数 r_{be} 和 β 是按交流量定义的,因此三极管的微变等效电路只能用来求解三极管各交流量之间的关系,不能用来求直流量;③电路中的等效电流源 βi_b 是受控电流源,其大小和方向是由 i_b 决定的;④因为电路中的参数都是按变化量定义的,所以 NPN 型和 PNP 型三极管具有相同的微变等效电路。

2）放大电路动态参数计算:动态分析的电路参数主要包括电压放大倍数、输入电阻、输出电阻。以 NPN 型共发射极放大电路为例,先将其交流通路中的三极管用微变等效电路取代,如图 3-30 所示。因为现在输入与输出回路已分离开来,所以可直接导出有关性能参数的计算公式。

①电压放大倍数:由图 3-30 可见, $u_i = i_b r_{be}$, $u_o = -i_c R_L' = -\beta i_b R_L'$,因而共发射极放大器的电压放大倍数

$$A_u = \frac{u_o}{u_i} = -\beta \frac{R_L'}{r_{be}} \tag{3-15}$$

负号表示共发射极放大电路输出电压与输入电压的相位相反。如需提高电压放大倍数,可考虑采用 β 较大的三极管,或适当提高负载电阻 R_L 的阻值。

②输入电阻:由图 3-30 可见, $u_i = i_i(R_B /\!/ r_{be})$,根据输入电阻的定义,可得共发射极放大电路的输入电阻

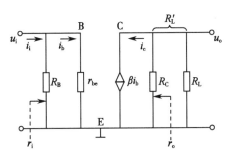

图 3-30　共发射极放大的微变等效电路

$$r_i = \frac{u_i}{i_i} = R_B /\!/ r_{be} \approx r_{be} \tag{3-16}$$

一般 $r_{be} \ll R_B$,所以共发射极放大电路的输入电阻主要由三极管的输入电阻 r_{be} 决定。

r_i 的大小反映了放大电路的交流输入阻抗。较小的 r_i 将从信号源取用较大的电流,增加了信号源的负担;同时由于信号源内阻 R_s 的影响,较小的 r_i 会使输入到放大电路的电压 u_i 减小。因此,通常放大电路的输入电阻 r_i 越大越好。

③输出电阻:因为共发射极接法的三极管存在等效输出电阻 r_{ce} ,所以放大电路对负载呈现的电阻为 R_C 与 r_{ce} 的并联。由于三极管处于放大区时具恒流特性, r_{ce} 远大于 R_C ,所以共发射极放大电路的输出电阻主要由集电极电阻 R_C 决定,即应有

$$r_o = r_{ce} /\!/ R_C \approx R_C \tag{3-17}$$

一般情况下, r_o 的数值越小,放大电路的输出电压受负载的影响越小,放大电路的带负载能力越强。因此,通常放大电路的输出电阻 r_o 越小越好。

【例 3-4】　电路同例 3-2,且原参数保持不变,而 $R_L = 2\text{k}\Omega$,试利用微变等效电路计算该电路的电压

放大倍数、输入电阻和输出电阻。

解：例 3-2 中已求得 $I_C \approx I_E = 3\text{mA}$

因此，根据公式 $r_{be} \approx 300 + (1+\beta)\dfrac{26}{I_E} = 300 + (1+75)\dfrac{26}{3} \approx 960\Omega$

$$R_L' = R_C /\!/ R_L = 2\text{k}\Omega /\!/ 2\text{k}\Omega = 1\text{k}\Omega$$

因此求得电压放大倍数 $A_u = -\beta\dfrac{R_L'}{r_{be}} = -\dfrac{75 \times 1000}{960} \approx -78$

输入电阻 $r_i = R_B /\!/ r_{be} = 300\text{k}\Omega /\!/ 960\Omega \approx 957\Omega$

输出电阻 $r_o \approx R_C = 2\text{k}\Omega$

三极管的微变等效电路提供了一种计算电压放大倍数、输入电阻和输出电阻的便捷方法，但该方法不能确定静态工作点，也不能分析非线性失真。因此，它并不能取代图解法的作用，全面分析放大电路的工作状态和性能需将这两种方法结合使用。

三、放大电路的非线性失真

由于静态工作点位置设置不当或输入信号幅度过大，而使得放大电路超出三极管线性工作范围所导致的输出信号失真称为非线性失真（non-linear distortion）。非线性失真分两种，即饱和失真与截止失真。

由图 3-28b 可见，若 I_B 过大，则 Q 点位置将靠近饱和区，对应于交流输入信号的正半周，u_o 的底部和 i_o 的顶部将因受到饱和区限制而变形，从而出现饱和失真。若 I_B 过小，则 Q 点位置将靠近截止区，对应于交流输入信号的负半周，u_o 的顶部和 i_o 的底部将因受到截止区限制而产生畸变，从而出现截止失真。图 3-31 所示，即对应于两种非线性失真的输出电压和输出电流波形。失真波形的顶部或底部被削去多少既与 Q 点的位置有关，也与输入信号的幅度有关。即使静态工作点位置适当，若输入交变信号幅度过大，超出了三极管的放大区域，将同时产生饱和失真和截止失真，称之为双向失真。所以，为了避免非线性失真，必须要有一个合适的静态工作点，通常将工作点 Q 选在交流负载线的中央，这样既能避免非线性失真，又可以增大动态输出范围。另外，限制输入信号 u_i 的大小，也是避免非线性失真的一个途径。

若 U_{CC} 数值适当，则对 Q 点位置影响最显著的将是 R_B。若 R_B 过小，则 I_B 偏大，Q 点偏高，容易产生饱和失真；R_B 过大，则 I_B 过小，Q 点偏低，容易产生截止失真。实际一般取可调电阻做 R_B，然后在逐步加大输入信号幅度的同时，一边用示波器观察输出波形，一边调整 R_B 的大小，使输出既不出现饱和失真，也不出现截止失真，这样可获得电路的最大不失真输出。

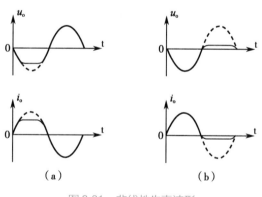

图 3-31　非线性失真波形
a. 饱和失真；b. 截止失真

四、静态工作点稳定电路

1. 温度对静态工作点的影响　三极管是一种对温度十分敏感的元件，当温度升高时，反向饱和电流 I_{CBO} 和 I_{CEO} 都将增加，而且温度升高还会提高三极管的 β 值，从而引起 I_C 增大，使输出特性曲线整体上移，如图 3-32 所示。显然，特性曲线的上移将使原来设置好的静态工作点位置发生改变，严重时甚至可能使原本正常的输出信号出现非线性失真。因此有必要改进固定偏置电路，以减小温度对静态工作点的影响,提高放大电路的温度稳定性。

2. 典型电路　图 3-33 分压式偏置电路是交流放大器中应用最广的静态工作点稳定电路,偏置电阻 R_{B1}、R_{B2} 和 R_E 起稳定静态工作点的作用。下面讨论该电路具有温度稳定性的两个条件。

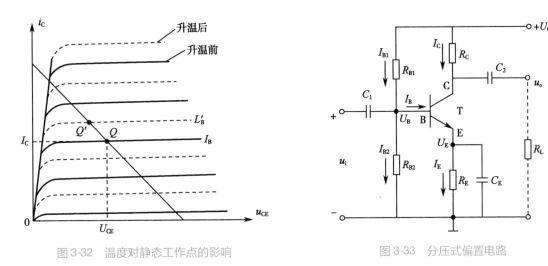

图 3-32　温度对静态工作点的影响　　　　　　　图 3-33　分压式偏置电路

第一、要保持基极直流电位 U_B 基本稳定,必须满足 $I_{B1} \gg I_B$。因为这时 $I_{B2} = I_{B1} + I_B \approx I_{B1}$,所以三极管的基极电位可由 R_{B1} 和 R_{B2} 的分压关系决定,即

$$U_B \approx I_{B2} R_{B2} = \frac{R_{B2}}{R_{B1} + R_{B2}} U_{CC} \tag{3-18}$$

显然,这时 U_B 与温度无关,三极管参数改变引起的 I_B 变化,对 U_B 基本上也不起作用。因此该电路称为分压式偏置电路。

第二、要保持电路对静态工作点的自动稳定作用,必须满足 $U_E \gg U_{BE}$。因为这时 $U_B = U_E + U_{BE} \approx U_E$,所以发射极电流可写为

$$I_E = \frac{U_E}{R_E} \approx \frac{U_B}{R_E} \tag{3-19}$$

当 U_B 不随温度变化时,I_E 也不随温度改变。由于 $I_C \approx I_E$,所以,集电极电流 I_C 也保持稳定。这样分压式偏置电路的输出特性曲线将不会因温度升高而整体上移,因而静态工作点将得到稳定。

分压式偏置电路稳定静态工作点的过程可表示为

温度　$T \uparrow (\downarrow) \rightarrow I_C \uparrow (\downarrow) \rightarrow I_E \uparrow (\downarrow) \rightarrow U_E \uparrow (\downarrow) \rightarrow U_{BE} \downarrow (\uparrow) \rightarrow I_B \downarrow (\uparrow)$ ──┐

$I_C \downarrow (\uparrow)$ ◄──────────────────────────────────┘

可见,调节过程与射极电阻 R_E 有关,R_E 越大,稳定性越好。但 R_E 的存在,会对变化的交流信号产生影响,使放大倍数下降。为此,可在 R_E 两端并联电容 C_E,只要 C_E 的容量足够大,对交流分量便可视为短路,对直流分量也无影响。这样,在电阻 R_E 上不产生交流压降,避免了放大倍数的下降。C_E 称为旁路电容。

由微变等效电路可以证明,分压式偏置电路的电压放大倍数 A_u 和输出电阻 r_o 的计算公式与固定偏置电路相同,但输入电阻的计算公式应修改为 $r_i = R_{B1} /\!/ R_{B2} /\!/ r_{be}$。分压式偏置电路的静态工作点计算次序也有变化,应先根据 U_B 求出 I_C,然后再计算 I_B 和 U_{CE}。

【例 3-5】　分压偏置电路如图 3-33 所示,其中三极管 $\beta = 50$,$R_{B1} = 40 \text{k}\Omega$,$R_{B2} = 20 \text{k}\Omega$,$R_C = R_E = 2 \text{k}\Omega$,$R_L = 3.5 \text{k}\Omega$,$U_{CC} = +12\text{V}$,试计算该电路的静态工作点和电压放大倍数。

解：（1）计算静态工作点

$$U_{\mathrm{B}} \approx \frac{R_{\mathrm{B2}} U_{\mathrm{CC}}}{R_{\mathrm{B1}}+R_{\mathrm{B2}}} = \frac{20 \times 12}{40+20} = 4\mathrm{V}$$

$$I_{\mathrm{C}} \approx I_{\mathrm{E}} = \frac{U_{\mathrm{B}}-U_{\mathrm{BE}}}{R_{\mathrm{E}}} \approx \frac{U_{\mathrm{B}}}{R_{\mathrm{E}}} = \frac{4}{2} = 2\mathrm{mA}$$

$$I_{\mathrm{B}} = \frac{I_{\mathrm{C}}}{\beta} = \frac{2}{50} = 40\mu\mathrm{A}$$

$$U_{\mathrm{CE}} \approx U_{\mathrm{CC}} - I_{\mathrm{C}}(R_{\mathrm{C}}+R_{\mathrm{E}}) = 12 - 2 \times (2+2) = 4\mathrm{V}$$

（2）计算电压放大倍数

$$R'_{\mathrm{L}} = \frac{R_{\mathrm{C}} R_{\mathrm{L}}}{R_{\mathrm{C}}+R_{\mathrm{L}}} = \frac{2 \times 3.5}{2+5} = 1\mathrm{k}\Omega$$

$$r_{\mathrm{be}} = 300 + (1+\beta)\frac{26}{I_{\mathrm{E}}} = 300 + (1+50)\frac{26}{2} \approx 0.96\mathrm{k}\Omega$$

$$A_{\mathrm{u}} = -\frac{\beta R'_{\mathrm{L}}}{r_{\mathrm{be}}} = -\frac{50 \times 1.0}{0.96} \approx -52$$

第四节　射极输出器

射极输出器（emitter follower）又称射极跟随器，如图 3-34 所示电路。从电路中三极管的连接方式看，也可以将其称作共集电极放大电路。从图 3-35a 的交流通路可以看出，输出信号从三极管的发射极和集电极两端获得。因为对交流信号而言，集电极是公共端，所以称为共集电极放大电路。又因为信号是从发射极输出的，因此还可以将其称为"射极输出器"。

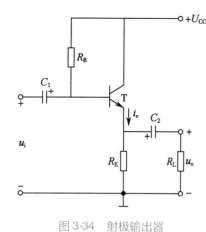

一、射极输出器的工作状态

1. 静态分析　利用图 3-35 所示的射极输出器直流通路可确定静态工作点。其中在共发射极放大电路中的静态值 I_{C}，在这里应该用 I_{E} 代替。

$$I_{\mathrm{E}} = I_{\mathrm{B}} + I_{\mathrm{C}} = I_{\mathrm{B}} + \beta I_{\mathrm{B}} = (1+\beta)I_{\mathrm{B}} \tag{3-20}$$

$$I_{\mathrm{B}} = \frac{U_{\mathrm{CC}}-U_{\mathrm{BE}}}{R_{\mathrm{B}}+(1+\beta)R_{\mathrm{E}}} \tag{3-21}$$

$$U_{\mathrm{CE}} = U_{\mathrm{CC}} - R_{\mathrm{E}} I_{\mathrm{E}} \tag{3-22}$$

图 3-34　射极输出器

2. 动态分析　利用图 3-36 所示的微变等效电路可求出射极输出器的电压放大倍数、输入及输出电阻等动态值。

（1）电压放大倍数：由微变等效电路得

$$u_{\mathrm{o}} = R'_{\mathrm{L}} i_{\mathrm{e}} = (1+\beta)R'_{\mathrm{L}} i_{\mathrm{b}}$$

$$R'_{\mathrm{L}} = R_{\mathrm{E}} /\!/ R_{\mathrm{L}}$$

$$u_{\mathrm{i}} = r_{\mathrm{be}} i_{\mathrm{b}} + R'_{\mathrm{L}} i_{\mathrm{e}} = r_{\mathrm{be}} i_{\mathrm{b}} + (1+\beta)R'_{\mathrm{L}} i_{\mathrm{b}}$$

$$A_{\mathrm{u}} = \frac{u_{\mathrm{o}}}{u_{\mathrm{i}}} = \frac{(1+\beta)R'_{\mathrm{L}}}{r_{\mathrm{be}}+(1+\beta)R'_{\mathrm{L}}} \tag{3-23}$$

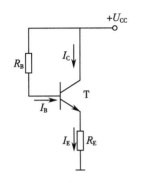

图 3-35 射极输出器的直流通路

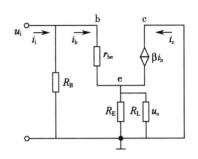

图 3-36 射极输出器的微变等效电路

由式(3-23)可以看出:①电压放大倍数接近 1,且略小 1。原因是 $r_{be} \ll (1+\beta) R'_L$,则 $u_o \approx u_i$,且 u_o 略小 u_i。说明射极输出器并没有电压放大作用,但由于 $i_e = (1+\beta) i_b$,因此电路有电流放大和功率放大的作用;②输出电压和输入电压同相位,具有跟随作用。由于 i_e 与 i_b 同相位,导致 u_o 与 u_i 也同相位,且两者大小也基本相同,所以可以看成输出电压紧紧跟随输入电压的变化而变化,故射极输出器又称射极跟随器,简称"射随器"。

(2) 输入电阻:射极输出器的输入电阻 r_i 也可以利用图 3-36 的微变等效电路求得。

$$r_i = R_B \,/\!/\, [\, r_{be} + (1+\beta) R'_L \,] \tag{3-24}$$

可见是 r_i 由基极电阻 R_B 和电阻 $r_{be} + (1+\beta) R'_L$ 并联而成的。R_B 阻值很大,$r_{be} + (1+\beta) R'_L$ 也比共发射极放大电路的输入电阻($i_i \approx i_{be}$)大很多。因此射极输出器大大提高了自身的输入电阻。

(3) 输出电阻:射极输出器的输出电阻 r_o 亦可由图 3-36 的微变等效电路求得。为了更方便求得输出电阻,可将该图改成图 3-37。输入端等效电阻可视为信号源内阻 R_S 和 R_B 并联,记作 R'_S。将输出电阻 R_L 去掉,在原处加一个交流电压 u_o,产生电流 i_o。

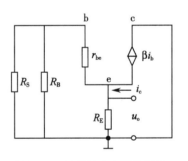

图 3-37 计算输出电阻的射极输出器等效电路

$$i_o = i_b + \beta i_b + i_e = \frac{u_o}{r_{be} + R'_S} + \beta \frac{u_o}{r_{be} + R'_S} + \frac{u_o}{R_E}$$

$$r_o = \frac{u_o}{i_o} = \frac{1}{\dfrac{(1+\beta)}{r_{be} + R'_S} + \dfrac{1}{R_E}} = \frac{R_E (r_{be} + R'_S)}{(1+\beta) R_E + (r_{be} + R'_S)}$$

通常

$$(1+\beta) R_E \gg (r_{be} + R'_S),\ 且\ \beta \gg 1$$

因此

$$r_o \approx \frac{r_{be} + R'_S}{\beta} \tag{3-25}$$

可见,射极输出器的输出电阻很低,说明它具有恒压输出的特性,可做恒压源。

通过上述对射极输出器的动态分析可以看出,其电路的电压放大倍数接近 1,且具有高输入电阻和低输出电阻的特性。

二、射极输出器的应用

由于射极输出器所具有的上述特性,使其广泛应用于各种电路。在多级放大电路中,常常把射极输出器用作放大电路的输入级、输出级和中间级,这样可以提高多级放大电路的整体性能。此外在电子设备以及自动控制系统中,射极输出器也得到了十分广泛的应用。

1. 作输入级　由于射极输出器输入电阻高,因此常被作为多级放大电路的输入级。这对高内阻的信号源更有意义。如果信号源的内阻较高,把它接到一个具有低输入电阻的共发射极放大电路中,这就会使信号电压主要加到信号源的内阻上,而加到放大电路的输入端电压很小,不利于信号传输和放大。如果输入级采用高输入电阻的射极输出器,则可使信号源内阻上的电压降相对变小。因此,可以得到较高的输入电压,同时减小信号源提供的信号电流,从而减轻了信号源的负担。这样不仅提高了整个放大电路的放大倍数,而且减小了放大电路的接入对信号源的影响。在电子测量仪器中,利用射极输出器的这一特点,减小对被测电路的影响,提高了测量精度。

2. 作输出级　如果放大电路的输出电阻较低,接入负载或负载增大时,输出电压的下降就较小,说明电路带负载的能力较强,或者说电路具有较强的驱动能力。所以,射极输出器也常用作多级放大电路的输出级。

3. 作中间级　在多级放大电路中有时将射极输出器接在两级共发射极放大电路之间。利用其输入电阻高的特点,以提高前一级的电压放大倍数;再利用其输出电阻低的特点,以减小后一级信号源内阻,从而提高了后一级的电压放大倍数,隔离了级间的相互影响,这就是射极输出器的电阻变换作用。因此射极输出器有时也称电阻转换器。这一级射极输出器称为缓冲级或中间隔离级。

第五节　场效应管及其放大电路

场效应管(field effect transistor,FET)是另一种对电信号具有放大作用的半导体器件,因其工作原理与电场效应有关,所以称为场效应管。其外形与三极管相类似,场效应管也有三个极,分别称为栅极(gate)、源极(source)和漏极(drain),它们与三极管的基极、发射极和集电极相对应。然而普通三极管是电流控制器件,它是通过控制输入极电流而达到控制输出极电流的目的,即信号源必须提供一定的电流才能工作,因此它的输入电阻较低,仅有 $10^2 \sim 10^4\,\Omega$。而场效应管是电压控制器件,其输出电流取决于输入电压,而它的输入电阻很高,可达 $10^7 \sim 10^{12}\,\Omega$,所以基本上不需要信号源供给电流,信号源内阻上也不损耗信号电压,从而减轻了前级信号源的负载,因而耦合方便,电路简单。由于场效应管内部只有多数载流子参与导电,所以又称其为单极性晶体管。场效应管中对温度比较敏感的少数载流子不参与导电,所以场效应管的噪声系数比三极管低。

根据场效应管的结构不同,可分为绝缘栅场效应管和结型场效应管两种。本节只介绍绝缘栅场效应管的工作原理及其放大电路。

一、绝缘栅场效应管

绝缘栅场效应管(insulated-gate field effect transistor,IGFET)的栅极与源极、栅极与漏极之间均采用 SiO_2 绝缘层隔离,因此而得名。因为其栅极为金属铝材料构成,故又被简称为 MOS 管(metal-oxide-semi-conductor)。由于存在氧化物绝缘层,绝缘栅场效应管的栅-源间电阻可达 $10^{10}\,\Omega$ 以上,又因为它比结型场效应管温度稳定性好,集成化时工艺简单,所以被广泛用于大规模、超大规模集成电路中。MOS 管有 N 沟道和 P 沟道两类(简称 NMOS 和 PMOS),每一类又分增强型和耗尽型两种。因此 MOS 管有四种类型:N 沟道增强型管、N 沟道耗尽型管、P 沟道增强型管及 P 沟道耗尽型管。下面主要以 N 沟道为例介绍增强型和耗尽型 MOS 管的特性。

1. 增强型绝缘栅场效应管　增强型 NMOS 的结构和电路符号如图 3-38 所示。它是在杂质浓度很低的 P 型硅片衬底上做出两个高掺杂的 N^+ 区,从这两个 N^+ 区引出的电极就是源极 S 和漏极 D。源极与漏极之间有绝缘层 SiO_2,从绝缘层上引出的电极是栅极 G。为了充分利用电场效应,衬底 B 常与源极相

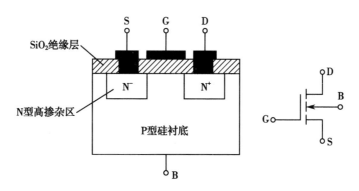

图 3-38　增强型 NMOS 的结构与符号

连,使衬底和栅极相当于平板电容器的两块极板。

　　因为漏极和源极之间存在两个相反的 PN 结,所以当栅-源电压 U_{GS} 为零时,无论漏-源极间电压 U_{DS} 的正负及大小如何,两个 PN 结中必定有一个是反偏,漏极和源极间不会产生漏极电流 I_D。但当加正向栅-源电压 U_{GS} 后(栅极接正,源极接负),情况将发生变化。在 U_{GS} 产生的指向衬底的电场作用下,衬底里的电子(少子)将被吸引至绝缘层下方,与这里的空穴复合形成耗尽层。随着 U_{GS} 的增大,衬底里的电子继续被吸引,耗尽层厚度增加。这种局部电子数量的增加也使这部分的电子数反而多于空穴数,成为多子。结果在耗尽层与绝缘层之间形成 N 型区,通常称为反型层,如图 3-39 所示。反型层本身富含自由电子,其上方的绝缘层和下方的耗尽层又将它与栅极和衬底隔离,所以反型层就成了连接源极和漏极的导电沟道。这时若加上适当的漏-源电压 U_{DS}(漏极接正,源极接负),则将出现漏极电流 I_D。这种场效应管在 $U_{GS}=0$ 时没有导电沟道,只在 U_{GS} 增加使电场达到一定强度后才能形成导电沟道,所以称其为增强型场效应管。

　　刚好能够形成导电沟道的栅-源电压称为开启电压,记作 U_T。显然,只有在 $U_{GS}>U_T$,且漏-源电压 $U_{DS}>0$ 时,增强型 NMOS 才会有漏极电流 I_D 产生,如图 3-40 所示。因为 U_{DS} 使漏极至源极间形成电位梯度,靠近漏极处电位较高,靠近源极处电位较低,又因栅极为高电位,所以沿源极至漏极方向的各点与栅极间的电势差是逐渐减小的。因为电势差减小对形成反型层不利,所以靠近漏极处的反型层较薄,靠近源极处的反型层则较厚。当 U_{DS} 增至一定数值时,靠近漏极端的反型层将消失,这种现象称为导电沟道的预夹断。U_{DS} 越高,沟道的预夹断区域就越长,沟道的电阻就越大。

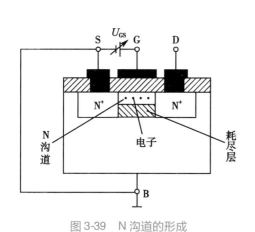

图 3-39　N 沟道的形成

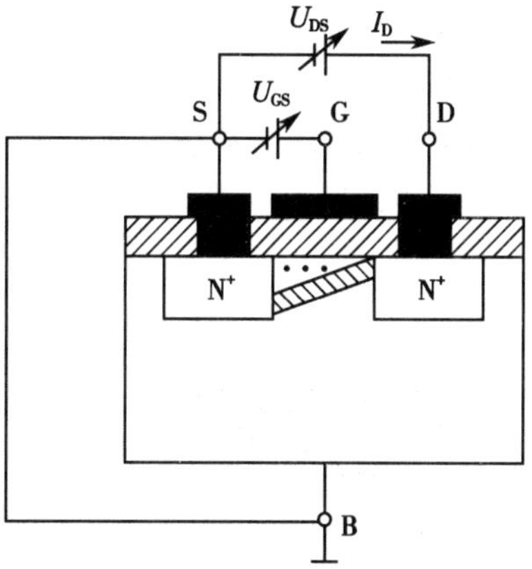

图 3-40　漏极电流的产生和预夹断

　　若保持 U_{DS} 不变,在 $U_{GS}>U_T$ 以后,因为反型层将随 U_{GS} 的增加而增厚,所以沟道电阻将减小,I_D 则随 U_{GS} 的增大而上升,如图 3-41a 所示。I_D 与 U_{GS} 之间有如下近似关系

$$I_D = I_{D0}\left(\frac{U_{GS}}{U_T} - 1\right)^2 \tag{3-26}$$

其中 I_{D0} 为 $U_{GS} = 2U_T$ 时的 I_D 值。由此可见,若将输入信号加在 MOS 管的栅极和源极之间,则通过输入电压的电场效应可改变沟道电阻,从而实现对输出电流的控制。U_{GS} 与 I_D 之间的关系因此被称为场效应管的转移特性。

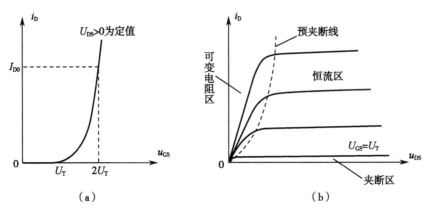

图 3-41　增强型 NMOS 的特性曲线
a. 转移特性;b. 输出特性

保持 U_{GS} 不变,I_D 与 U_{DS} 的关系称为场效应管的输出特性。输出特性曲线如图 3-41b 所示。当 $U_{GS} < U_T$ 时,导电沟道尚未形成,所以 I_D 极小,该区域称为夹断区。当 $U_{GS} > U_T$ 后,沟道已形成,这时在 U_{DS} 较小的区域,I_D 将随 U_{DS} 的增加而线性上升,该区域称为可变电阻区。在 U_{DS} 增至沟道出现预夹断以后,若 U_{DS} 继续增加,则预夹断区域将延长,沟道电阻相应增大,所以 I_D 将保持恒定,该区域称为恒流区。场效应管的恒流区相当于三极管的放大区,在这里 I_D 基本不随 U_{DS} 变化,而主要由 U_{GS} 控制,这也说明 MOS 管确实具有电压控制的性质。

因为有 SiO_2 绝缘层存在,MOS 管的栅极电流 I_G 很小,所以其输入电阻很大。由输出特性曲线可以看出,当 MOS 管工作于放大状态,即处于恒流区时,因为 I_D 随 U_{DS} 的改变很小,所以 MOS 管的等效输出电阻 $r_{DS} = \dfrac{\Delta U_{DS}}{\Delta I_D}$ 也很大,通常为几十千欧至几百千欧。在可变电阻区,对应于不同的 U_{GS} 值,输出特性曲线有不同斜率,而斜率的倒数即 MOS 管的等效输出电阻,可见在该区域 MOS 管可作为压控电阻使用。这也是可变电阻区名称的由来。

2. 耗尽型绝缘栅场效应管　耗尽型 NMOS 的结构和电路符号如图 3-42 所示。其结构与增强型 NMOS 相似,区别在于耗尽型 NMOS 的 SiO_2 层中掺有大量正离子,这些正离子在与其接触的衬底表面附近感应出电子,所以即使 $U_{GS} = 0$,这里也存在反型层,从而构成连接漏极和源极的导电沟道。在适当的漏-源电压作用下,即可形成漏极电流 I_D。这种场效应管在 $U_{GS} = 0$ 时也有导电沟道,但加反向栅源电压后,沟道中感应电子将减少。反向电压达到一定数值时,导电沟道消失,因此称这种场效应管为耗尽型场效应管。

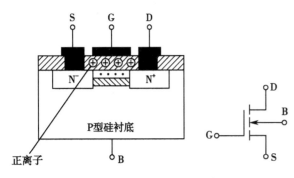

图 3-42　耗尽型 NMOS 的结构与符号

耗尽型 NMOS 的转移特性曲线如图 3-43a 所示。因为 U_{GS} 越大,反型层越厚,沟道电阻越小,所以 I_D 随 U_{GS} 的增加而上升。U_{GS} 越小,反型层越薄,当 U_{GS} 降至一定负值时,反型层完全消失,漏极电流 I_D 则降为零。这时的 U_{GS} 称为夹断电压,记作 U_P。该曲线可近似表示为

$$I_D = I_{DSS}\left(1 - \frac{U_{GS}}{U_P}\right)^2 \tag{3-27}$$

式中 I_{DSS} 为 U_{GS} 等于零时的 I_D 值,称为场效应管的饱和漏极电流。

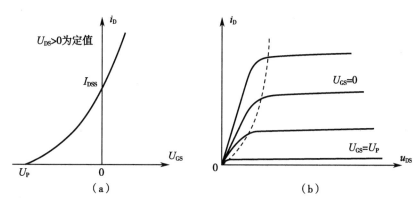

图 3-43　耗尽型 NMOS 的特性曲线
a. 转移特性;b. 输出特性

　　耗尽型 NMOS 的输出特性曲线如图 3-43b 所示。虽然其形式与增强型 NMOS 的输出特性曲线很相似,但两者之间还是有重要区别的:增强型 NMOS 仅在 $U_{GS}>U_T$ 时才有漏极电流,而耗尽型 NMOS 只要 $U_{GS}>U_P$ 就有漏极电流。这表明耗尽型 NMOS 在输入电压为负值的某个区域,也可以对输出电流起控制作用。耗尽型和增强型 NMOS 在电特性上的这种差别,为 MOS 管在不同条件下的应用提供了方便。

　　PMOS 与 NMOS 的原理相似,但两者衬底和掺杂区的类型及电源极性相反,它们的转移特性和输出特性曲线也有差异,使用时应注意。利用 NMOS 和 PMOS 的互补特性在同一块芯片上可制成 CMOS 器件,该技术已成为大规模集成电路的主流。

二、绝缘栅场效应管的主要参数

　　1. 开启电压 U_T　这是增强型 MOS 管的参数,其定义为在保持 U_{DS} 为一常量的条件下,使导电沟道及漏极电流 I_D 刚刚产生时的 U_{GS} 值。

　　2. 夹断电压 U_P　是耗尽型 MOS 管和结型场效应管的参数,其定义为在保持 U_{DS} 为一常量的条件下,使导电沟道及 I_D 刚刚消失时的 U_{GS} 值。

　　3. 直流输入电阻 R_{GS}　R_{GS} 定义为栅-源电压与栅极电流之比。因为绝缘层使栅极电流极小,所以 MOS 管的 R_{GS} 可高达 $10^{10}\Omega$ 以上。

　　4. 低频跨导 g_m　在保持 U_{DS} 为一常量的条件下,漏极电流的微小改变 ΔI_D 与引起这个改变的栅源电压改变量 ΔU_{GS} 之比为 g_m,即 $g_m = \dfrac{\Delta I_D}{\Delta U_{GS}}\bigg|_{U_{DS}=常数}$。因为 g_m 反映栅源电压 U_{GS} 对漏极电流 I_D 控制作用的强弱,所以 g_m 与场效应管的放大能力有关。g_m 也是转移特性曲线上切线的斜率,由于转移特性曲线不是直线,所以 g_m 的大小与场效应管的工作区域有关。I_D 较大时,g_m 也比较大,三极管的放大能力就比较强。g_m 的单位是西门子(S)。

　　5. 极间电容　指场效应管三个电极之间存在的电容,记作 C_{GS}、C_{DS} 和 C_{GD}。它们数值都很小,一般不超过 3pF,但在高频电路中对放大倍数有一定影响。

　　6. 最大漏极电流 I_{DM}　指三极管正常工作时漏极电流的上限值,超过时三极管易损坏。

7. 击穿电压 三极管进入恒流区后,使 I_D 骤然增大的 U_{DS} 称为漏-源击穿电压 $U_{(BR)DS}$, U_{DS} 超过这个值会使三极管烧坏。对于结型场效应管,使栅极与沟道间 PN 结反向击穿的 U_{GS} 为栅-源击穿电压 $U_{(BR)GS}$;对于绝缘栅型场效应管,使绝缘层击穿的 U_{GS} 为栅-源击穿电压 $U_{(BR)GS}$。

8. 最大耗散功率 P_{DM} 是指场效应管性能未变坏时所允许的最大漏-源耗散功率。P_{DM} 确定后,便可在三极管的输出特性上画出临界最大功耗线;再根据 I_{DM} 和 $U_{(BR)DS}$,便可得到三极管的安全工作区。

对于 MOS 管,栅-衬之间的电容容量很小,只要有少量的感应电荷就可产生很高的电压。而由于 R_{GS} 很大,感应电荷难于释放,以至于感应电荷所产生的高压会使很薄的绝缘层击穿,造成三极管的损坏。因此,无论是在存放还是在工作电路中,都应为栅-源之间提供直流通路,避免栅极悬空。

三、场效应管基本放大电路

场效应管和三极管一样也具有放大作用,与三极管放大电路相类似,场效应管放大电路也有三种基本接法,即共源、共漏和共栅。其中共源电路与三极管共发射极电路相对应,实际中采用较多。共源电路有两种常用偏置方式,如图 3-44 所示。其中图 3-44a 为耗尽型 NMOS 自给偏压电路,它采用元件较少,但不能提供正向栅源电压 U_{GS},因此对增强型 NMOS 不适用。图 3-44b 为增强型 NMOS 分压偏置电路,它的栅源电压 U_{GS} 可正可负,因此适用于各类场效应管。

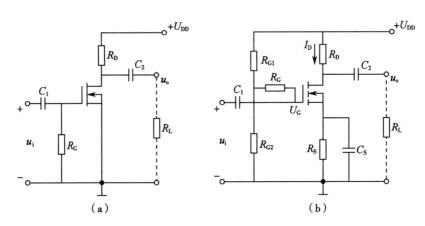

图 3-44 NMOS 共源放大电路
a. 自给偏压电路;b. 分压偏置电路

现以图 3-44b 所示电路为例,分析场效应管基本放大电路的工作原理。

1. 静态分析 由于 MOS 管直流输入电阻 R_{GS} 很大,所以栅极电流 I_G 为零,这时 R_G 上的电压可视为零,栅极和源极的直流电位则分别为

$$U_G = \frac{R_{G2}}{R_{G1}+R_{G2}}U_{DD} \tag{3-28}$$

$$U_S = I_D R_S \tag{3-29}$$

式中 R_{G1} 和 R_{G2} 为分压电阻, R_S 为源极电阻, U_{DD} 为漏极电源。由此可得栅源电压为

$$U_{GS} = U_G - U_S = \frac{R_{G2}}{R_{G1}+R_{G2}}U_{DD} - I_D R_S \tag{3-30}$$

将此式与式(3-26)联立,求出 U_{GS} 和 I_D。而漏源电压为

$$U_{DS} = U_{DD} - I_D(R_D+R_S) \tag{3-31}$$

此式即该电路的直流负载线,将 I_D 代入,可求出 U_{DS}。由 U_{DS}、U_{GS} 和 I_D 可确定输出特性曲线上的静

态工作点 Q。在直流负载线和静态工作点的基础上,可采用图解法对放大电路进行动态分析,因过程与三极管放大电路相似,这里不再重复。

式(3-30)表明,只需调整电源 U_{DD} 的极性和大小,就可改变分压偏置电路中栅源电压 U_{GS} 的正负和大小,这为满足各类场效应管对 U_{GS} 的不同要求提供了方便。

漏极电阻 R_D 可将输出电流的变化转变为电压变化,其作用与三极管共发射极电路中的 R_C 相似。栅极电阻 R_G 主要起提高输入电阻的作用,因为静态时 R_G 中无电流通过,所以增加 R_G 对静态工作点不会产生影响。

2. 动态分析　该电路的交流通路如图 3-45 所示,当有交流信号 u_i 输入时,输出电压 $u_o = -i_d R'_L$,其中 $R'_L = R_D /\!/ R_L$。因为 $u_i \approx u_{GS}$,而 $i_d = g_m u_{GS}$,所以该电路的电压放大倍数为

$$A_u = -g_m R'_L \tag{3-32}$$

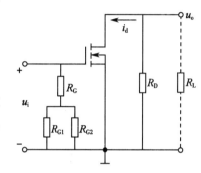

图 3-45　分压偏置电路的交流通路

若 $R_G = 0$,因为场效应管的输入电阻可视为无穷大,所以放大电路的输入电阻 r_i 为 $R_{G1} /\!/ R_{G2}$。这表明分压电阻有降低输入电阻的作用。而当接入 R_G 以后,只要有 $R_G \gg R_{G1} /\!/ R_{G2}$,则输入电阻

$$r_i = R_G + R_{G1} /\!/ R_{G2} \approx R_G \tag{3-33}$$

这说明,接入 R_G 可提高电路的输入电阻。由于交流输入信号可通过 C_1 直接耦合到栅极,所以 R_G 对电压放大倍数 A_u 不会产生影响。

因为场效应管的输出电阻 r_{ds} 很大,所以该电路的输出电阻为

$$r_o = r_{ds} /\!/ R_D \approx R_D \tag{3-34}$$

【例 3-6】　在图 3-44b 的电路中,已知 $R_{G1} = 200\text{k}\Omega$,$R_{G2} = 51\text{k}\Omega$,$R_G = 1\text{M}\Omega$,$R_D = R_L = 10\text{k}\Omega$,增强型 NMOS 的 g_m 为 1.5mA/V,试计算该电路的电压放大倍数、输入电阻和输出电阻。

解:$R'_L = R_D /\!/ R_L = 5\text{k}\Omega$

$A_u = -g_m R'_L = -1.5 \times 5 = 7.5$

$r_i = R_G + R_{G1} /\!/ R_{G2} \approx R_G = 1\text{M}\Omega$

$r_o = r_{ds} /\!/ R_D \approx R_D = 10\text{k}\Omega$

场效应管在输入电阻和噪声性能等方面优于三极管,但场效应管共源放大电路的电压放大倍数一般只有十倍左右,三极管共发射极电路则可达百倍以上。MOS 管的输入电阻高,对采集信号有利,但这也使栅极上的感应电荷 Q 难以释放,加之栅源电容 C_{GS} 很小,所以此处极易产生高电压,使栅极氧化物层击穿,造成 MOS 管永久性损坏。因此为预防雷电感应或摩擦静电等造成 MOS 管损坏,一般对电子仪器应采取屏蔽和接地措施。焊接管脚时则应先将烙铁预热,然后断电焊接。未使用的 MOS 管最好将各电极短路。现在制 MOS 管时常在栅源电极间并联一个二极管,利用二极管的反向击穿特性保证栅源电压不会过高,起到保护 MOS 管的作用。

第六节　多级放大电路

前面分析的放大电路都是由单级三极管组成的放大电路,其放大倍数一般只有几十倍,往往不能满足实际需要。为了提高放大倍数,可以将多个单级放大电路连接起来,组成多级放大电路,对输入信号进行多级放大,以得到所需的电压放大倍数。如图 3-46 所示。其中输入级和中间级主要起电压放大作用,习惯上称为前置放大级,输出级的作用是使电路获得足够的功率推动负载,习惯上称为功率放大级。

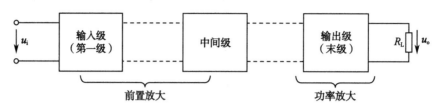

图 3-46 多级放大电路框图

一、级间耦合方式

多级放大电路需要考虑级间耦合即前后级电路的连接问题。多级放大电路中级与级之间的连接方式称为耦合方式。目前经常采用的耦合方式有阻容耦合、直接耦合、变压器耦合和光电耦合等。它们有各自的特点,适用场合也有所不同。多级放大电路对级间耦合方式的基本要求主要有以下三点:

(1) 保证各级电路具有合适的静态工作点;

(2) 不引起信号失真;

(3) 尽量减少信号在耦合电路上的损失。

1. 阻容耦合 阻容耦合是指级与级之间通过耦合电容和下一级的输入电阻连接起来的方式。图 3-47 所示为两级阻容耦合放大电路。图中以三极管 T_1 和 T_2 为核心的两极电路之间通过电容 C_2 相连接。耦合电容 C_2 的作用,一方面是将前级三极管的集电极交流电压送到后级三极管的输入端基极;另一方面,前级的集电极直流电流因 C_2 的隔直作用,不能流入后级。这样,前后两级的静态工作点互不影响,仅由它们的偏置电路决定。所以,阻容耦合电路的特点是:各级的静态工作点彼此独立、互不影响;只能放大交流信号,不能放大缓慢变化的直流信号。多级分立元件交流放大电路普遍使用阻容耦合方式。

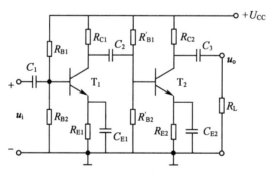

图 3-47 阻容耦合放大电路

2. 直接耦合 直接耦合是指把前级的输出端直接和后一级的输入端连接起来的方式。如图 3-48 所示。其特点是:各级静态工作点互相影响;既能放大缓慢变化的直流信号,又能放大交流信号。直接

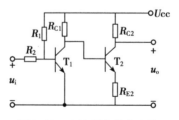

图 3-48 直接耦合放大电路

耦合电路中去掉了不易集成制造的电容元件,所以集成电路中普遍采用直接耦合方式。但是,直接耦合电路中各级的静态工作点容易互相影响。

3. 变压器耦合 变压器耦合是指级与级之间用变压器连接起来的方式。图 3-49 所示为变压器耦合放大电路。变压器的初级绕组接在前级的集电极,作前级的负载。次级绕组上感应的交流电压送到 T_2 的基极,作为后级的输入信号。因次级绕组直流短路,所以 R_{21} 和 R_{22} 仍然可以为 T_2 提供分压偏置。变压器耦合的特点是:各级的静态工作点彼此独立、互不影响;在传递信号的同时能起到变换阻抗的作用,使前后级信号源内阻与负载的阻抗达到最佳匹配,获得最佳的传输效果。功率放大电路常采用变压器耦合方式。

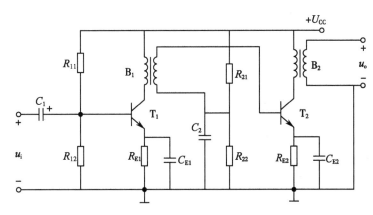

图 3-49 变压器耦合放大电路

4. 光电耦合 光电耦合是指多级放大电路之间通过光电耦合器连接的一种耦合方式。光电耦合器是一种光电结合的半导体器件,由发光器和受光器组成的一个"电-光-电"器件。当输入端有电信号输入时,发光器发光,受光器受到光照后产生电流,输出端就有电信号输出,实现了以光为媒介的电信号的传输。这种电路使输入端与输出端之间没有电信号的直接联系,有优良的抗干扰性能,广泛应用于电气隔离、电平转换、级间耦合、开关电路、脉冲耦合等电路。

二、阻容耦合多级放大电路

1. 静态工作点 由于各级静态工作点相互独立,因此可按照基本交流放大电路的计算方法,分别计算各级的静态工作点。

2. 电压放大倍数 计算时将前级电路的输出电压作为后级电路的输入电压,后级电路的输入电阻则作为前级电路的负载。因此根据定义可得该电路总的电压放大倍数为

$$A_u = \frac{u_o}{u_i} = \frac{u_{o1}}{u_i}\frac{u_o}{u_{i2}} = A_{u1}A_{u2} \tag{3-35}$$

3. 输入电阻和输出电阻 简而言之,多级放大电路的输入电阻就是第一级电路的输入电阻,而输出电阻即最后一级电路的输出电阻。因此,为了提高多级放大电路的输入电阻,降低其输出电阻,对第一级和最后一级电路的选择应特别注意,如第一级可采用场效应管电路,最后一级则可采用射极输出器。

（王晨光）

习题三

（一）填空题

3-1 P 型半导体中多数载流子是（　　），少数载流子是（　　）；N 型半导体中多数载流子是（　　），少数载流子是（　　）。

3-2 二极管的正向电流是由（　　）载流子的（　　）运动形成的；反向电流是由（　　）载流子的（　　）运动形成的。

3-3 二极管正向导通时，硅管的正向压降约为（　　），锗管的正向压降约为（　　）。

3-4 三极管有放大作用的外部条件是发射结（　　），集电结（　　）。

3-5 三极管的发射结和集电结都正向偏置或反向偏置时，三极管的工作状态分别是（　　）和（　　）。

3-6 基本交流放大电路中，如果增大负载电阻 R_L，则放大电路的直流负载线的斜率将（　　），电压放大倍数将（　　），输入电阻将（　　），输出电阻将（　　）。

3-7 为调整放大器的静态工作点，使之上移，应该使基极偏置电阻 R_B 电阻值（　　）。

3-8 射极输出器的电路特点：①具有输入电阻（　　）、输出电阻（　　）；②电压放大倍数约为（　　）；③无电压放大作用，但仍具有（　　）放大作用。

3-9 场效应管输出特性曲线的三个区域是（　　）（　　）和（　　）。

3-10 场效应管工作在恒流区即放大状态时，漏极电流 I_D 主要取决于（　　）。

（二）选择题

3-11 要使 NPN 型三极管满足放大条件，必须是（　　）

　　a. 发射结正向偏置，集电结正向偏置

　　b. 发射结正向偏置，集电结反向偏置

　　c. 发射结反向偏置，集电结正向偏置

　　d. 发射结反向偏置，集电结反向偏置

3-12 从提高三极管放大能力出发，除了将晶体管基区做得很薄，且掺杂浓度很低之外，工艺上还要采取如下措施中的（　　）

　　a. 发射区掺杂浓度高，集电结面积小

　　b. 发射区掺杂浓度高，集电结面积大

　　c. 发射区掺杂浓度低，集电结面积小

　　d. 发射区掺杂浓度低，集电结面积大

3-13 在共射极基本放大器中，如果用万用电表直流电压档分别在两种状态下测得三极管的 $U_{CE} = 12v$（为电源电压值）和 $U_{CE} = 0$，则这两个状态的三极管分别处于（　　）

　　a. 截止状态和饱和状态　　　　　　　　b. 饱和状态和截止状态

　　c. 都是饱和状态　　　　　　　　　　　d. 都是截止状态

3-14 交流负载线是一条通过静态工作点 Q 的直线，和直流负载线比较，它的情况以及 R'_L 越小，交流负载线越可能的情况分别是（　　）

　　a. 陡，陡　　　　　　　　　　　　　　b. 平，陡

　　c. 陡，平　　　　　　　　　　　　　　d. 平，平

3-15 如果静态工作点设置不当，则下列说法正确的是（　　）

　　a. 一定会发生截止失真　　　　　　　　b. 一定会发生饱和失真

　　c. 截止和饱和失真会同时发生　　　　　d. 可能会发生非线性失真

3-16 射极输出器的作用是（　　）

　　a. 实现电流放大　　　　　　　　　　　b. 实现电压放大

　　c. 增加输入输出电阻　　　　　　　　　d. 减小输入输出电阻

3-17 在多级放大电路中，若要放大极低频信号，则级间耦合最好采用（　　）

a. 直接耦合   b. 阻容耦合

c. 变压器耦合   d. 各种耦合均可

3-18 MOS 场效应管属于（   ）

a. 电流控制器件   b. 非控制器件

c. 电压控制器件   d. 其他物理量控制器件

（三）简答题

3-19 杂质半导体有哪两种基本类型？ 每种类型主要靠哪种载流子导电？

3-20 什么是 PN 结？ PN 结最重要的导电特性是什么？

3-21 分压偏置电路是如何实现静态工作点稳定的？ 该电路中的发射极电阻起什么作用？

3-22 何谓饱和失真？ 何谓截止失真？ 简述它们的产生原因和克服办法。

3-23 如题图 3-1 所示的电路，已知输入电压 $u_i = 10\sin\omega t$（V），若忽略二极管的正向压降和反向电流，试画出两种电路输出电压的波形。

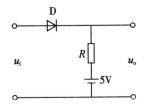 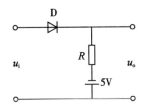

题图 3-1 习题 3-23 图

3-24 简述射极输出器的功能和用处。

3-25 有两只三极管，一只的 $\beta = 200$，$I_{CEO} = 200\mu A$；另一只的 $\beta = 100$，$I_{CEO} = 10\mu A$，其他参数大致相同。 你认为应选用哪只管子？ 为什么？

3-26 多级放大电路常用的耦合方式有哪几种？ 各有什么特点？ 其中哪种方式既能放大缓慢变化的直流信号，又能放大交流信号？

（四）计算与分析题

3-27 三极管放大电路如题图 3-2 所示，已知 $\beta = 30$，$R_B = 300k\Omega$，$R_C = 6k\Omega$，$R_L = 3k\Omega$，$U_{CC} = +12V$。

（1） 计算各静态值；

（2） 利用电路的交流微变等效电路，计算电压放大倍数、输入电阻和输出电阻。

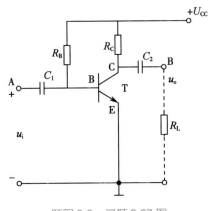

题图 3-2 习题 3-27 图

3-28 电路如题图 3-3 所示，若已知 $\beta = 50$，$R_{B1} = 75k\Omega$，$R_{B2} = 30k\Omega$，$R_C = 4.7k\Omega$，$R_E = 3k\Omega$，$R_L = 1k\Omega$，$U_{CC} = +12V$。

（1） 确定电路的静态工作点；

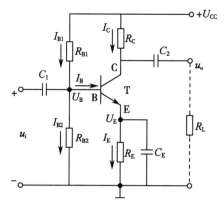

题图 3-3 习题 3-28、3-29 图

（2） 计算电压放大倍数、输入电阻和输出电阻。

3-29 若已知题图 3-3 所示电路的输入电压来自内阻为 $R_S = 100k\Omega$ 的信号源，信号源电动势为 E_S，如题图 3-4 所示。 若电路的其他参数与习题 3-28 中各参数相同，试计算该电路对 E_S 的放大倍数 A_{uS}，并分析电路输入电阻 r_i 的大小对 A_{uS} 的影响。

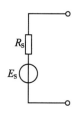

题图 3-4 习题 3-29 图

3-30 测得某放大电路带负载时的输出电压为 $u_o = 1V$，空载时输出电压为 $u_o' = 1.5V$，已知负载 $R_L = 5k\Omega$，试确定该电路的输出电阻。

3-31 在题图 3-5 所示的射极输出器电路中，$U_{CC} = 20V$，$\beta = 60$，$R_B = 200k\Omega$，$R_E = 4k\Omega$，$R_L = 2k\Omega$，信号源内阻 $R_S = 100\Omega$。 试求：

（1） 静态值；

（2） A_u、r_i 和 r_o。

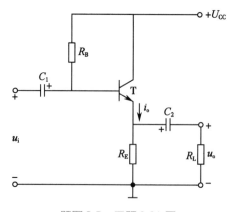

题图 3-5 习题 3-31 图

3-32 增强型 NMOS 放大电路如题图 3-6 所示，若已知 $g_m = 2mA/V$，$R_{G1} = 200k\Omega$，$R_{G2} = 51k\Omega$，$R_G = 5M\Omega$，$R_D = 10k\Omega$，$R_L = 5k\Omega$，试计算该电路的电压放大倍数、输入电阻和输出电阻。

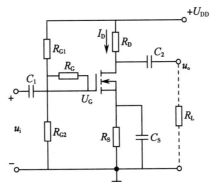

题图 3-6　习题 3-32 图

第四章　生物医学常用放大器

生物电信号的放大和处理电路是现代各类医学仪器设备的重要组成部分。一般来说,从人体中获取的生物医学信号都属于强噪声背景下的低频微弱信号,在进行记录和显示之前,必须经过放大处理,才能为临床诊断提供可靠的客观依据。随着现代微电子技术和计算机技术的飞速发展,生物医学与电子技术的关系越来越密切,生物医学电子学日益显示出它的重要性。本章在前面放大电路基本原理的基础上,首先介绍生物电信号的特点,然后重点讨论负反馈放大器、差动放大器和功率放大器等生物医学常用的放大器。

第一节　生物电信号的特点

携带生物信息的信号称为生物信号,生物电信号(bio-electrical signal)是人体内各种组织和细胞自发地或在各种刺激下产生和传递的电脉冲,如心电、脑电、肌电等。非生物电信号是人体各种非电活动产生的信号,例如心音、脉搏、呼吸、体温等。医学中还经常通过在人体上施加一些物理因素的方法来获得生物信号,例如各种阻抗图,它以数十千赫兹微弱交流电通过人体的一定部位,获得人体心、肺等器官的阻抗或导纳变化的波形图。又如超声波诊断仪器,其原理是向人体发射脉冲式的超声波,经过人体的一定部位,通过回波方式获得生物信号。其次还有通过在体外检测人体样品的仪器、生理参数遥测仪器和放射性探测仪器等获取的生物信号,总之,生物医学信号是多种多样的。为了更好地设计和正确使用医学仪器,下面首先对生物电信号的基本特性以及对生物电放大器的要求作一简略介绍。

一、生物电信号的基本特性

生物电信号是由复杂的生命体发出的不稳定的自然信号,从信号本身特征、检测方式到处理技术,都不同于一般的信号。常用生理参数的测量范围中,生物电信号的频带主要是在低频和超低频范围内,各种生物电中包含了频率很低的成分。在第三章中所介绍的阻容耦合多级放大器很难通过这种频率的信号。由此可见,医学仪器所要测量的生物信号与工业上的非医学参数相比,具有以下基本特征:

1. 频率特性　绝大多数生物电信号处于低频段,例如脑电信号的频带在 $0.5 \sim 100Hz$ 范围,心电信号的频带在 $0.05 \sim 100Hz$(能量集中在 $0.05 \sim 44Hz$),肌电信号的频带为 $10 \sim 2000Hz$。

2. 幅值特性　绝大多数生物电信号幅值非常微弱,如听觉诱发电位,其最大幅值仅 $0.3\mu V$ 左右,脑干诱发电位则只有 $0.5\mu V$,自发脑电信号为 $2 \sim 100\mu V$。随着人的年龄、人体部位的不同,相应的幅度变化也较大,如脑电信号在几微伏到几百微伏之间变化,肌电信号在几微伏到几千微伏之间变化。

3. 噪声强　由于人体自身信号弱,加之人体又是一个复杂的整体,因此信号易受噪声的干扰。如胎儿心电信号混有很强噪声,它一方面来自肌电、工频等干扰,另一方面,在胎儿心电中不可避免地含有母体心电,母体心电信号变成了胎儿心电中的噪声。

二、生物医学放大器的基本要求

生物医学放大器的主要作用是将微弱的生物电信号进行放大,以备进一步处理、记录或显示。根据前面所分析的生物电信号的特点,生物医学放大器必须满足以下基本要求:

1. 高放大倍数　生物电信号的特征之一就是信号幅度很小,为了使信号足以推动记录器或显示器工作,要求放大器具有较高的放大倍数。但对于生物电放大器来讲,电压放大倍数越高,保持稳定性就越困难,并且容易造成输出波形失真,因此必须采取一定的反馈方式,来提高放大器的稳定性以及改善波形的失真。

2. 高输入阻抗　生理信号源本身都是高内阻的微弱信号源,因此生物体自身的阻抗很高,这意味着生物信号源不仅输出电压幅度低,而且提供电流的能力也很差,因此要求生物电放大器的输入级必须具有很高的输入阻抗,以防止生物电信号的衰减和失真。

3. 高共模抑制比　生物电信号一般都用双极性的两个电极导引,而且两个电极都是对地对称的,常会有超过生物电信号幅值的干扰电压,为了减小干扰的影响,要求生物医学放大器有足够大的共模抑制比。

4. 低噪声　由于生物电信号都是幅度微弱的交流信号,为防止噪声将有用的生物电信号湮没,必须有足够的信噪比,这就要求生物放大器具有较低的噪声。

5. 低漂移　放大器漂移电流的频率和幅值与生物电信号的频率和幅值很接近。为了防止漂移造成的干扰,提高放大器测量的准确度,这就要求放大器具有低漂移特性。

6. 适当的通频带　生物放大器的通频带应适合所要放大的生物电信号的频率范围。但并不是频带越宽越好。如果过宽,反而将一些无用的信号混入,不能确保有用信号的最佳信噪比。

总之,为了适应生物电信号的频率低且频带较宽、阻抗较高且幅度较低和信噪较小的特点,必须选用低噪声、高输入阻抗和放大倍数稳定的生物医学放大器。

第二节　负反馈放大器

反馈在电子技术中有着广泛的应用。在各种电子设备中,人们经常采用反馈的方法来改善放大电路的性能,以达到预定的指标。在生物医学常用放大器中,反馈的应用也是很广泛的。反馈有正、负之分,在放大器中则主要引入负反馈来改善放大电路的性能。例如,我们在第三章中介绍的稳定静态工作点的电路,实质上就是利用负反馈原理来工作的。下面从反馈的基本概念入手,来分析讨论反馈放大器(feedback amplifier)的工作特性以及负反馈对放大器性能的影响。

一、反馈的基本概念

1. 反馈的定义　所谓反馈(feedback)就是将放大器的输出信号(电压或电流)的一部分或全部通过某种电路(反馈电路)引回到放大器输入端的过程。

若引回的反馈信号削弱外加输入信号的作用,使净输入信号减小,从而造成放大器的放大倍数降低,称这种反馈为负反馈(negative feedback)。若反馈信号增强外加输入信号,使放大倍数增大,则为正反馈(positive feedback)。

正反馈虽然能使放大倍数增加,但会造成放大器的不稳定,因此在放大器中很少用,只是用于某些振荡器中。负反馈虽然降低放大倍数,但有效改善放大器的性能,因而负反馈的应用非常广泛,在这里主要讨论负反馈。

2. 反馈放大器的组成　图 4-1 分别为无负反馈的和有负反馈的放大器的方框图。任何带有负反馈的放大器都包含两个部分:一个是不带负反馈的基本放大器 A,它可以是单级或多级的;一个是反馈电路 F,它是联系放大器的输出电路和输入电路的环节,多数是由电阻元件组成,⊗是比较环节的符号。

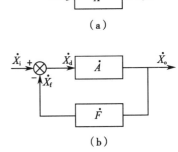

图 4-1　反馈放大器的组成框图
a. 无负反馈;b. 带有负反馈

对于整个反馈放大器来说,基本放大器和反馈电路形成一个闭环电路,故有反馈的放大器又叫闭环放大器。相应的放大倍数叫闭环放大倍数,基本放大器的放大倍数又叫开环放大倍数。

图中,用 $\dot{X}$ 表示信号,它既可表示电压,也可表示电流,并设为正弦信号,故用相量表示。信号的传递方向如图中箭头所示,$\dot{X}_o$ 为输出信号,$\dot{X}_i$ 为输入信号,$\dot{X}_f$ 为反馈信号,$\dot{X}_d$ 为基本放大器的净输入信号,即 $\dot{X}_i$ 与 $\dot{X}_f$ 的差值信号。

二、负反馈的基本类型

1. 负反馈的分类 如上所述,反馈就是将输出量的一部分或全部送回到输入端的过程。根据反馈信号与输入信号在放大器输入端连接方式的不同,可分为串联反馈和并联反馈;根据反馈信号在输出端取样对象的不同,又可分为电压反馈和电流反馈。由此可组合成四种类型的负反馈,它们分别是:电压串联负反馈、电流串联负反馈、电压并联负反馈、电流并联负反馈。下面首先介绍这些反馈类型判别的基本原则和方法。具体如下:

(1) 电路中是否有反馈存在:有无反馈主要是看输出回路与输入回路是否有联系的公共支路,有则反馈存在,无则不存在反馈。

(2) 电压反馈还是电流反馈:如果反馈信号取自输出电压,则属于电压反馈;如果反馈信号取自输出电流,则是电流反馈。在判别时,可假定反馈放大器的输出电压为零,如果反馈信号也变为零,则是电压反馈;若输出电压为零后,其反馈信号依然存在,则属于电流反馈。这种判别方法称为输出短路法。

(3) 串联反馈与并联反馈的判断:这时主要看放大器输入回路和反馈电路的连接方式。如果反馈信号与输入信号在同一节点引入放大器时,则属并联反馈;如果反馈信号与输入信号不在同一节点引入放大器时,为串联反馈。在串联反馈时,输入信号与反馈信号一般以电压形式进行比较,即净输入电压 u_d 等于输入电压 u_i 和反馈电压 u_f 的代数和。在并联反馈时,输入信号与反馈信号一般以电流形式进行比较,即净输入电流 i_d 等于输入电流 i_i 和反馈电流 i_f 的代数和。

(4) 正、负反馈的判断:通常采用瞬时极性法。即先假设在某一瞬时,在放大器的输入端加入一个对地为正的输入信号(用符号⊕表示该点瞬时极性的变化),然后按放大器的基本组态逐级判断电路中各相关点的电位极性,求得输出信号的极性,由输出信号的极性再确定反馈信号的极性,最后比较反馈信号与外加输入信号的关系,确定对净输入信号的影响。若使净输入信号减小,则为负反馈;若使净输入信号增大,则为正反馈。

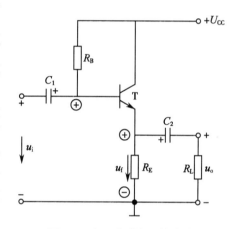

图 4-2 电压串联负反馈电路

2. 四种形式的负反馈放大电路 下面结合具体电路分析上述四种形式的负反馈放大电路,并根据上述判别原则,确定电路的反馈类型。

(1) 电压串联负反馈:电压串联负反馈电路如图 4-2 所示。它是由共集电极基本放大器组成(简称射随器)。

1) 首先判断电路有无反馈:从图 4-2 中可以看出电阻 R_E 是联系输入和输出的公共通路,构成反馈支路,说明放大电路中引入反馈。

2) 电压与电流反馈的判别:由图 4-2 中可知,反馈电压 u_f 取自放大电路的输出端。当输出电压 $u_o = 0$ 时,则 $u_f = 0$,说明该电路的反馈信号取自输出电压,属于电压反馈。

3) 串联与并联反馈的判断:根据前面所述判断方法,由图 4-2 可以看出,输入电压 u_i 加于三极管 T 的基极,而反馈电压 u_f 引回到 T 的发射极,两者不在同一节点上。由此也可以确定净输入电压 $u_d = u_{be} = u_i - u_f$,输入信号与反馈信号以电压形式相加减,可以判断出,电路中引入为串联反馈。

4) 正、负反馈的判别:采用瞬时极性法可以确定电路是正反馈或负反馈。假设某一瞬时三极管基极输入信号 u_i 的极性为正,由于放大器为射随器形式,如图 4-2 电路所示。可见反馈到发射极的瞬时极性也为正,即反馈电压 u_f 的极性是上正下负。使 T 的净输入电压 $u_d = u_{be} = u_i - u_f$ 减小,反馈信号起着削弱输入信号的作用,所以为负反馈。因此图 4-2 是电压串联负反馈放大器。

（2）电流串联负反馈：如图4-3所示为静态工作点稳定电路。它是由单级共射放大器组成。

1）首先判断电路有无反馈：图中 R_E 是联系输入和输出交流信号的公共支路，因此电路中存在反馈支路，也就有反馈存在。

2）判断电压还是电流反馈：在图4-3所示电路中，反馈信号的电压 u_f 是发射极电流 i_e 在电阻 R_E 上产生的电压降，即 $u_f = i_e R_E$。当输出电压 $u_o = 0$ 时，发射极电流 i_e 仍然存在，仍有反馈信号存在，故为电流反馈。

3）串联还是并联反馈的判断：在电路图4-3中，由于反馈电压 u_f 与输入电压 u_i 不在同一节点引入放大器，并且以电压形式相比较，净输入信号 $u_d = u_{be} = u_i - u_f$，故为串联反馈。

4）正、负反馈的判断：假设在电路输入端加入一个对地为正的瞬时交流信号，按瞬时极性法可以判断出其余各点电位的极性，如图4-3电路可以看出，反馈电压 u_f 的极性为上正下负，造成净输入信号 $u_{be} = u_i - u_f$ 减少，所以放大电路引入的是负反馈。因此图4-3所示电路为电流串联负反馈。

注意，在图4-3的电路中，发射极电阻 R_E 和 R'_E 上有直流通过，所以该电路还存在直流串联负反馈，可以起到稳定静态工作点的作用。

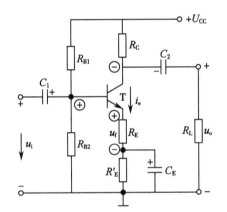

图4-3 电流串联负反馈电路

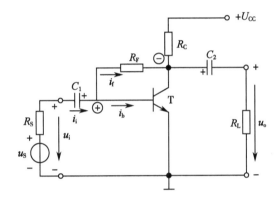

图4-4 电压并联负反馈电路

（3）电压并联负反馈：电压并联负反馈电路如图4-4所示。它是由单级共射放大器组成，其反馈类型分析如下。

1）确定反馈支路：在图4-4所示电路中，R_F 为反馈电阻，它是电路中联系输入与输出的公共支路，因此有反馈存在。

2）电压与电流反馈的判断：由于反馈支路 R_F 直接连到输出电压 u_o 端，当输出端短路时，输出电压为零，使反馈信号消失，故为电压反馈。

3）串联还是并联反馈的判断：由图4-4可知，电路的输入信号与反馈信号在输入端连在同一节点 T 的基极上，有净输入电流 $i_d = i_b = i_i - i_f$，输入信号与反馈信号以电流形式相加减，电路属于并联反馈。

4）正、负反馈的判断：按瞬时极性法可知，在图4-4所示电路中，反馈电阻 R_F 上的交流电流 i_f 自基极流向集电极，基本放大器的净输入电流 $i_d = i_b = i_i - i_f$，由于 i_f 的存在，使净输入信号 i_b 减小，属于负反馈。综合判断图4-4电路为电压并联负反馈。

在图4-4所示的电路中，反馈支路 R_F 无电容存在，可以通过直流和交流信号，故属于交、直流反馈。直流负反馈可以稳定电路的静态工作点，交流负反馈可以改善放大电路的性能。

（4）电流并联负反馈：图4-5是用两级共射放大器组成的电流并联负反馈电路，它们的反馈类型分析如下。

1）判断有无反馈支路：在图4-5所示电路中，电阻 R_{E2} 和 R_F 是联系输入与输出的公共支路，因此电路中存在反馈支路，因此有反馈存在。

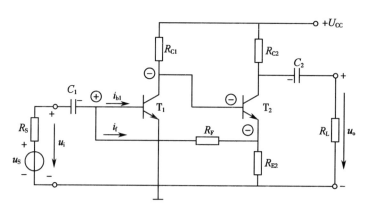

图 4-5　电流并联负反馈电路

2）电压、电流反馈的判断：由输出短路法可知，若假设输出电压 u_o 对地短路后，图中 T_2 的发射极电流 i_{e2} 仍然存在，属于电流反馈。

3）串联还是并联反馈：从反馈支路在输入端的连接方式可知，输入信号和反馈信号在同一点上引入，净输入信号 $i_d = i_b = i_i - i_f$，故属于并联反馈。

4）正、负反馈的判断：用瞬时极性法判断可知，由于反馈电流 i_f 的存在，造成净输入信号 i_b 减小，电路属于负反馈。因此图 4-5 所示电路为电流并联负反馈。

在图 4-5 的电路中，反馈支路上既没有并联电容，也没有串联电容，可以在反馈支路上通过直流和交流，因此它也属于交、直流负反馈。

三、负反馈对放大器性能的影响

1. 降低放大倍数　由图 4-1 所示反馈放大器的组成框图可知，无负反馈时的基本放大电路的放大倍数 A（又称开环放大倍数）为

$$A = \frac{\dot{X}_o}{\dot{X}_d} \tag{4-1}$$

反馈电路的反馈系数（feedback coefficient）为反馈信号与输出信号比值，即

$$F = \frac{\dot{X}_f}{\dot{X}_o} \tag{4-2}$$

引入负反馈后的净输入信号为

$$\dot{X}_d = \dot{X}_i - \dot{X}_f \tag{4-3}$$

故

$$A = \frac{\dot{X}_o}{\dot{X}_i - \dot{X}_f} \tag{4-4}$$

当放大电路引入负反馈后，其放大倍数（又称闭环放大倍数）为 A_f，由上列各式推导可得

$$A_f = \frac{\dot{X}_o}{\dot{X}_i} = \frac{A}{1 + AF} \tag{4-5}$$

上式为负反馈放大器放大倍数的表达式。由此可见，引入负反馈后，闭环放大倍数仅为开环放大倍数的

$\dfrac{1}{1+AF}$，即放大倍数降低了$\dfrac{1}{1+AF}$倍。$(1+AF)$称为反馈深度，它是衡量负反馈强弱的一个重要指标。其值愈大，负反馈作用愈深，放大倍数下降得愈厉害。

2. 提高放大倍数的稳定性　由于周围环境温度的变化、电路中元器件的老化或者更换以及负载的变化等原因，往往导致放大电路元器件的特性参数发生变化，从而导致放大电路放大倍数的改变，放大倍数的不稳定，将影响放大器工作的准确性和可靠性。

放大器引入负反馈以后，当输入信号一定时，用电压负反馈能稳定输出电压，用电流负反馈能使输出电流稳定，使输出信号的波动大大减少，从而维持放大倍数基本不变。

事实上，我们从式（4-5）中可以看出，如果反馈很深，即$(1+AF) \gg 1$时，则有

$$A_{\mathrm{f}} = \frac{A}{1+AF} = \frac{A}{AF} = \frac{1}{F} \tag{4-6}$$

此式说明，在深度负反馈的条件下，放大电路的闭环放大倍数只取决于反馈系数，而与基本放大电路的放大倍数几乎无关，而反馈电路一般由性能比较稳定的电阻元件组成，它们基本上不受外界因素变化的影响。因此加入负反馈大大提高了放大倍数的稳定性。下面通过一个具体例子来定量地说明负反馈对放大倍数稳定性改善的程度。

【例4-1】　某一放大器的开环电压放大倍数$A = 1000$。若由于环境温度的影响，使A下降为600。若引入负反馈，反馈系数$F = 0.01$，试比较引入负反馈前后电压放大倍数的相对变化量。

解：当$A = 1000$时

$$A_{\mathrm{f}} = \frac{A}{1+AF} = \frac{1000}{1+1000 \times 0.01} = 90.91$$

当$A = 600$

$$A_{\mathrm{f}} = \frac{A}{1+AF} = \frac{600}{1+600 \times 0.01} = 85.71$$

则基本放大器开环放大倍数的相对变化量为

$$\frac{\Delta A}{A} = \frac{1000-600}{1000} = 40\%$$

引入负反馈后的放大倍数A_{f}的相对变化量为

$$\frac{\Delta A_{\mathrm{f}}}{A_{\mathrm{f}}} = \frac{90.91-85.71}{90.91} = 5.7\%$$

计算结果表明，引入负反馈前后，电压放大倍数的相对变化量由反馈前的40%下降为反馈后的5.7%，放大电路的工作稳定性提高了。

3. 改善波形失真　一个理想的放大器，它的输出波形应该与它的输入波形完全一样，即没有失真。但由于晶体管是非线性元件，当基本放大器的工作点选择不合适，或者输入信号过大时，都会引起输出信号波形失真。图4-6a所示为无负反馈的共射单级放大器，输入信号虽然为正弦波，但由于三极管的非线性特性，使输出信号波形不对称，负半周幅度大，而正半周幅度小，出现波形失真。

如图4-6b所示为引入负反馈后的放大器，刚开始输入正弦波信号时，经过基本放大器放大后产生的失真波形为负半周幅度大，正半周幅度小。经过反馈后，反馈信号$\dot{X}_{\mathrm{f}}$也是负半周大，正半周小。但它和输入信号

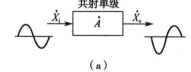

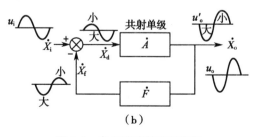

图4-6　负反馈改善波形失真
a. 无负反馈时；b. 引入负反馈

$\dot{X}_i$ 相减后得到的净输入信号 $\dot{X}_d = \dot{X}_i - \dot{X}_f$ 的波形却变成负半周小,正半周大。这样就把输出信号的负半周压缩,正半周扩大,结果使正负半周的幅度趋于一致,输出信号 $\dot{X}_o$ 接近于正弦波,从而改善了输出波形的失真。

值得注意的是,引入负反馈电路减小非线性失真只能针对反馈回路内部的失真。如果输入信号本身为失真波形,则无法通过引入负反馈的方法来改善波形的失真。

4. 展宽通频带　通频带是放大器的一个重要性能指标,它反映放大器对输入信号的频率变化的适应能力。图 4-7 是放大器有负反馈和无负反馈时的幅频特性曲线的比较,显然,有反馈时的通频带大于无负反馈的通频带,展宽了频带。

负反馈能展宽通频带可以这样理解:在中频段,基本放大器的开环放大倍数较高,反馈信号也较高,因而使负反馈时的闭环放大倍数降低较多;而在高频段和低频段,基本放大器的开环放大倍数较低,反馈信号也较低,因而使带负反馈时放大器的放大倍数降低得较少,这样,上限频率升高了,下限频率降低了,就将放大器的通频带展宽了。根据理论推导可以求得引入负反馈后的通频带是无负反馈放大电路通频带的 $(1+AF)$ 倍。

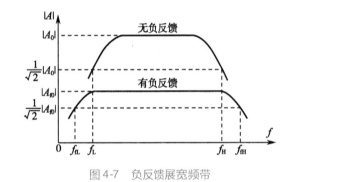

图 4-7　负反馈展宽频带

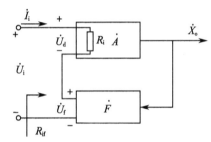

图 4-8　串联负反馈电路的方框图

5. 对输入电阻和输出电阻的影响　放大器引入负反馈后,输入电阻和输出电阻的变化取决于反馈的类型。下面进行具体分析。

（1）串联负反馈使输入电阻增大:图 4-8 是串联负反馈电路的方框图。图中 U_d 是基本放大器的净输入电压,无反馈时基本放大器的输入电阻为

$$R_i = \frac{U_d}{I_i} \tag{4-7}$$

引入负反馈后,整个放大器的输入电阻为 R_{if},则

$$R_{if} = \frac{U_i}{I_i} \tag{4-8}$$

由于采用串联负反馈,$U_i = U_d + U_f$,则 $U_i > U_d$,可以推出 $R_{if} > R_i$。由此可见,无论输出端采用电压反馈还是电流反馈,只要输入端引入串联负反馈,放大器的输入电阻都将增大。

（2）并联负反馈使输入电阻减小:并联负反馈电路的方框图如图 4-9 所示。无反馈时基本放大器的输入电阻为

$$R_i = \frac{U_i}{I_d} \tag{4-9}$$

引入负反馈后,反馈放大器的输入电阻为 R_{if} 则

$$R_{if} = \frac{U_i}{I_i} = \frac{U_i}{I_d + I_f} \tag{4-10}$$

比较两式,可以得出 $R_{if} < R_i$,由此可见,无论输出端为电压反馈或电流反馈,只要在放大器中引入并联负反馈后,其输入电阻将减小。

(3)电压负反馈使输出电阻减小:引入负反馈后使输出电阻增大还是减小,取决于是电压反馈还是电流反馈,而与输入端的反馈形式基本无关。放大器中引入电压负反馈后,能在 R_L 变化时使输出电压保持稳定,因此可以把电压负反馈放大器看作一个恒压源作用的电路,其输出电阻必然很小,说明电压负反馈使输出电阻减小。

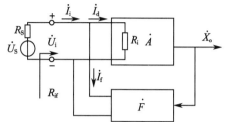

图 4-9 并联负反馈电路的方框图

(4)电流负反馈使输出电阻增大:放大器引入电流负反馈后,当负载发生变化时,输出电流能保持稳定,说明输出电阻必然很大,输出电流才能稳定,所以电流负反馈使输出电阻增大。

由此可以得出这样的结论:串联负反馈使输入电阻增大,并联负反馈使输入电阻减小;电压负反馈使输出电阻减小,电流负反馈使输出电阻增大。如表 4-1 所示。

表 4-1 负反馈对输入电阻和输出电阻的影响

反馈类型	输入电阻	输出电阻
电压并联负反馈	减小	减小
电压串联负反馈	增大	减小
电流并联负反馈	减小	增大
电流串联负反馈	增大	增大

综上所述,引入负反馈后,虽然使放大器的放大倍数下降了,但是换来了许多好处,在很多方面改善了放大器的工作性能。例如,提高了放大倍数的稳定性;非线性失真减小;通频带展宽;尤其是可以通过选用不同类型的负反馈,来改变放大器的输入电阻和输出电阻,以满足生物医学放大器的实际需要。至于因负反馈造成放大倍数的降低,则可通过增加放大器的级数来提高。因此负反馈在医用电子仪器中有着广泛的应用。

第三节 直流放大器

各种生物电信号中包含了许多频率很低的成分,尤其在胃液压力和 pH 的测量中还会遇到很多不变化或变化很慢的信号。它们需要通过不同类型的传感器将相应的物理量变换成电信号再经过放大去推动执行机构。而这些转换后的电信号,往往是随时间变化极为缓慢的,通常把这类电信号称为直流信号。由于电容具有隔断直流、耦合交流的作用,这些直流或近似直流的缓慢变化的信号不能采用阻容耦合放大器进行放大。因此要放大直流信号,只能采用级间直接耦合的方式。这种直接耦合的放大器就称为直接耦合放大器(direct coupling amplifier)或称为直流放大器。

一、直流放大器的零点漂移

直流放大器最主要的问题就是在放大电路中存在零点漂移现象,由于生物电信号十分微弱,信号频率又低,所以对医学仪器漂移特性的要求也很严格,需要引起特别注意。

如图 4-10a 所示直接耦合放大器中,如果将输入端短路,即输入电压 u_i 为零,用灵敏的直流电压表测量其输出端的电压时,输出电压 u_o 理应保持不变,但实际上输出电压并不保持恒定值,而是在 u_o 值的基础发生上下缓慢的、无规则的变化,如图 4-10b 所示。这种输入电压为零,而输出电压缓慢变化的现象,称为零点漂移(zero drift),简称零漂。

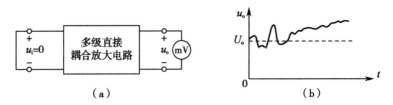

图 4-10　零点漂移现象

a. 测量电压；b. 输出电压漂移波形

引起零点漂移的原因有很多,如晶体管的参数(I_{CBO}、U_{BE}、β)随温度的变化而变化,以及电源电压的波动等,都将使输出电压产生漂移。其中以温度变化的影响最为严重,它会引起电路中静态工作点的变化,所以零点漂移也称温漂。在多级直接耦合放大器各级漂移中,又以第一级的漂移影响最为严重,它会被逐级进行放大,以致在输出端难以区别是有用的放大信号还是漂移信号,从而使放大器无法正常工作。因此,减小输入级的零点漂移成为多级直接耦合放大器一个至关重要的问题。解决零点漂移办法有多种,其中最有效的方法就是采用差动放大器(differential amplifier),下面我们就来分析差动放大器的组成和基本原理。

二、差动放大器的工作原理

图 4-11 所示电路是用两个晶体管组成的最基本的差动放大器工作原理图,它的主要特点是电路结构对称,T_1、T_2 管的特性和参数相同,具有相同的温度特性和静态工作点；输入信号 u_{i1}、u_{i2} 由两管的基极输入,输出电压 u_o 取自两管的集电极。这种电路结构称为对称的双端输入-双端输出差动放大器。

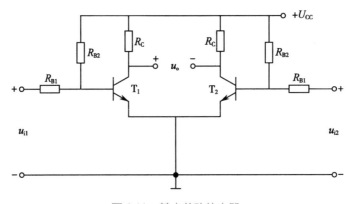

图 4-11　基本差动放大器

1. 零点漂移的抑制　当静态时,输入信号等于零,由于两管对称,电流相等,集电极电位也相等,即 $I_{C1} = I_{C2}$、$U_{C1} = U_{C2}$,故输出电压 $U_o = U_{C1} - U_{C2} = 0$,静态时输出电压为零。

当温度或电源电压升高时,两管都产生零点漂移,两管的集电极电流都增大,集电极电位都下降,并且两边的变化量相等,即

$$\Delta I_{C1} = \Delta I_{C2}, \Delta U_{C1} = \Delta U_{C2}$$

虽然每个管都产生了零点漂移,但是,由于两集电极电位的变化是互相抵消的,所以输出电压依然为零,即

$$u_o = \Delta U_{C1} - \Delta U_{C2} = 0$$

因此由温度或电源电压变化引起的零点漂移被有效地抑制。对称差动放大电路对两管所产生的同向漂移(不管是什么原因引起的)都具有抑制作用,这是它的突出优点。

2. 差动放大器对信号的放大作用　当有信号输入时,对称差动放大器的工作情况可以分为下面两种输入方式来分析。

（1）共模输入:如果两管基极输入的信号大小相等,极性相同,即 $u_{i1}=u_{i2}$,这样的输入称为共模输入(common-mode input)。

在共模输入信号的作用下,如果两管完全对称,显然两管的集电极电位变化相同,因而输出电压差值为零,所以差动放大器对共模信号没有放大作用,即放大倍数为零。实际上,温度和电源电压等变化所引起的零点漂移和其他干扰信号都可以视为共模信号,因为折合到两个输入端的等效漂移电压相同,就相当于给放大器加了一对共模信号。差动电路抑制共模信号能力的大小也反映出它对零点漂移的抑制水平,所以在高质量的直流放大器中第一级总是采用差动放大器。

（2）差模输入:如果两管基极输入的信号大小相等,而极性相反,即 $u_{i1}=-u_{i2}$,这样的输入称为差模输入(differential-mode input)。

差模输入信号使两管的集电极电流 I_C 一增一减,相应的两管的集电极电位一减一增。例如 $u_{i1}>0$、$u_{i2}<0$,u_{i1} 使 T_1 的集电极电流增大了 ΔI_{C1},造成 T_1 的集电极电位降低 ΔU_{C1}(负值);而 u_{i2} 使 T_2 的集电极电流减小了 ΔI_{C2},T_2 的集电极电位增高了 ΔU_{C2}(正值)。这样,两管的集电极电位一增一减呈现异向变化,其差值即为输出电压

$$u_o = \Delta U_{C1} - \Delta U_{C2}$$

例如,$\Delta U_{C1}=-1V$,$\Delta U_{C2}=1V$,则

$$u_o = -1V - 1V = -2V$$

可见,在差模输入信号的作用下,差动放大电路的输出电压为两管各自输出电压变化量的两倍。实际上,差模输入也就是将要放大的输入信号。

3. 典型差动放大器　上面分析的差动放大器之所以能抑制零点漂移,是利用了电路的对称性。实际上完全对称的理想情况并不存在,所以单靠提高电路的对称性来抑制零点漂移是有限度的。另外,上述差动电路中每个管的集电极电位的漂移并未受到抑制,如果采用单端输出(输出电压从一个管的集电极与"地"之间取出),漂移根本无法抑制。因此还必须从改进电路着手,来减小每个三极管本身的零点漂移。

图 4-12 就是一种经常采用的典型差动放大器,这个电路中多加了电位器 R_W、发射极电阻 R_E 和辅助负电源 U_{EE}。由于电阻 R_E 接在两管的发射极,这种电路又称为长尾式差动放大器。

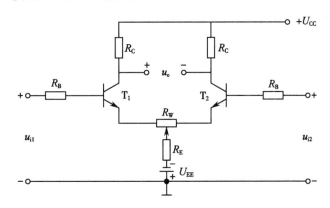

图 4-12　典型差动放大器（双入-双出）

射极电阻 R_E 的主要作用是稳定电路静态工作点,从而限制每个三极管的漂移范围,进一步减小零点漂移。例如当温度升高使 I_{C1}、I_{C2} 均增加时,则有如下的抑制漂移的过程:

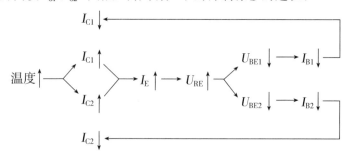

可见,R_E 对共模信号有负反馈作用,使每个管子的零点漂移得到了一定程度的抑制,输出端的漂移就进一步减小了。显然,R_E 的阻值取得愈大,电流负反馈作用就愈强,稳流效果会更好些,从而抑制每个管子的漂移作用就愈显著。

对于差模输入信号而言,两管的电流极性相反,由于差动电路对称性,其变化量相等,则流过 R_E 的电流互相抵消,R_E 上的差模信号压降为零,可视为短路,因此 R_E 对差模信号基本上没有影响。

显然 R_E 愈大,抑制零点漂移的作用愈显著;但在 U_{CC} 一定时,过大的 R_E 会使集电极静态电流过小,造成三极管的静态工作点过低,不利于差模信号的放大。为此在射极电路中接入负电源 U_{EE} 来补偿 R_E 两端的直流压降,从而获得合适的静态工作点。

电位器 R_W 是调平衡用的,称为调零电位器。因为电路不会完全对称,当输入电压为零时,输出电压不一定等于零,可以通过调节 R_W 来改变两管的初始工作状态,从而使输出电压为零。但由于 R_W 分别接在两管射极电路中,对差模信号有负反馈作用,因此阻值不宜过大,一般取几十欧到几百欧。

下面以双端输入-双端输出为例来讨论差动放大电路的工作过程。图 4-13 是双端输入-双端输出的对称差动放大电路,输入电压为 u_i,由于电阻 R 的分压作用,每个管子的输入端分得的电压各为 u_i 的一半,但极性刚好相反,即

$$u_{i1} = \frac{1}{2}u_i, u_{i2} = -\frac{1}{2}u_i \tag{4-11}$$

是一对差模输入信号。

在图 4-13 中,当输入电压 u_i 为正时,三极管 T_1 的基极电位升高,即对信号电压而言其极性为正,此时 T_1 的集电极电位降低,其极性为负。与此相反,这时 T_2 的基极电位的极性为负,而集电极电位的极性为正。

电压的正负视其参考方向和实际方向而定。从图 4-13 可见,当 u_i 为正时,u_{i1} 为正,u_{o1} 为负;u_{i2} 为负,u_{o2} 为正。u_{o1} 和 u_{o2} 分别为 T_1 和 T_2 集电极输出的电压。至于双端输出的电压,显然为负。

(1) 静态分析:由于电路对称,计算其中一个管子的静态值即可。图 4-14 所示电路为单管直流通路。因为 R_W 的阻值很小,故在图中略去。

在静态时,设 $I_{B1} = I_{B2} = I_{BQ}$,$I_{C1} = I_{C2} = I_{CQ}$,则由基极电路可列出

$$I_{BQ}R_B + U_{BE} + 2I_E R_E = U_{EE}$$

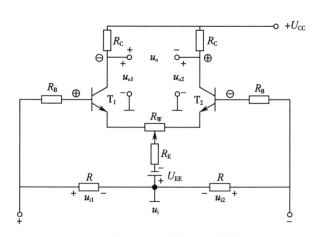

图 4-13 双端输入-双端输出的差动放大器

则每管的静态基极电流

$$I_{BQ} = \frac{U_{EE} - U_{BE}}{R_B + 2(1+\beta)R_E}$$ (4-12)

每管的集电极电流为

$$I_{CQ} = \beta I_{BQ}$$ (4-13)

每管的集电极电位

$$U_{CQ} = U_{CC} - R_C I_{CQ}(对地)$$ (4-14)

（2）动态分析:图4-15是单管差模信号交流通路,R_E对差模信号不起作用。

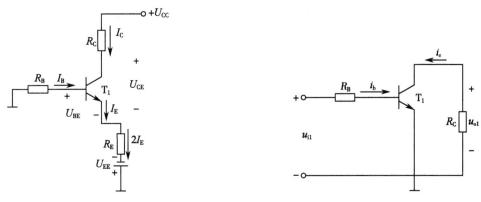

图 4-14　单管直流通路　　　　　图 4-15　单管差模信号交流通路

由此可以得出单管差模电压放大倍数

$$A_{d1} = \frac{u_{o1}}{u_{i1}} = \frac{-\beta i_b R_C}{i_b(R_B + r_{be})} = -\frac{\beta R_C}{R_B + r_{be}}$$ (4-15)

同理可得

$$A_{d2} = \frac{u_{o2}}{u_{i2}} = -\frac{\beta R_C}{R_B + r_{be}} = A_{d1}$$ (4-16)

双端输出电压为

$$u_o = u_{o1} - u_{o2} = A_{d1}u_{i1} - A_{d2}u_{i2}$$

$$= A_{d1}(u_{i1} - u_{i2}) = A_{d1}u_i$$

双入-双出差动放大器的差模电压放大倍数为

$$A_d = \frac{u_o}{u_i} = A_{d1} = -\frac{\beta R_C}{R_B + r_{be}}$$ (4-17)

由此可见,其电压放大倍数与共射单管放大器相等。接成差动电路的形式是为了能够较好地抑制零点漂移。

当两管集电极之间接入负载电阻 R_L 时

$$A_d = -\frac{\beta R'_L}{R_B + r_{be}}$$ (4-18)

103

式中 $R'_L = R_C /\!/ \dfrac{1}{2} R_L$。由于输入差模信号时，其中一个三极管的集电极电位降低，另一个三极管的增高，在 R_L 的中点相当于交流接"地"，所以每管各分得一半负载电阻。

两输入端之间的差模输入电阻为

$$r_i = 2\left(R_B + r_{be}\right) \tag{4-19}$$

两集电极之间的差模输出电阻为

$$r_o = 2R_C \tag{4-20}$$

为了全面衡量差动放大器对共模信号的抑制能力和对差模信号的放大能力，特引入一个参数——共模抑制比（common-mode rejection ratio），用 K_{CMRR} 来表示。其定义为放大电路对差模信号的放大倍数和对共模信号的放大倍数之比，即

$$K_{CMRR} = \dfrac{A_d}{A_c} \tag{4-21}$$

或用对数形式表示

$$K_{CMR} = 20\lg \dfrac{A_d}{A_c} \tag{4-22}$$

其单位用分贝 dB 表示。

显然，共模抑制比愈大，说明电路抑制零漂的能力愈强。对于双端输出差动放大器，如电路完全对称，则 $A_c = 0$，$K_{CMR} \rightarrow \infty$。这是理想情况。而实际情况是，电路完全对称并不存在，共模抑制比也不可能趋于无穷大。

在差动放大器中，提高共模抑制比的有效途径是增大发射极电阻 R_E，但当 R_E 过大时，静态工作点会偏低，而如果工作点合适的话，会造成负电源 U_{EE} 的值很高，这在电子电路中是不可取的。因此一般采用恒流源来代替发射极电阻 R_E，相应的电路如图 4-16a 所示，并可以简化为图 4-16b 所示的电路。

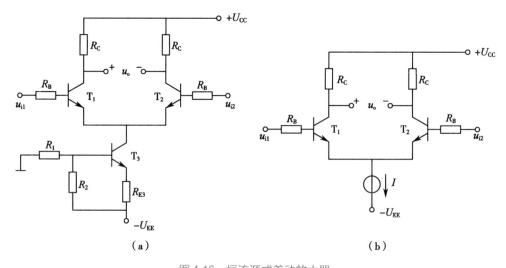

图 4-16　恒流源式差动放大器
a. T_3 管组成恒流源的差动放大器；b. 恒流源电路的简化画法

从图中可以看出，这里用三极管恒流源来代替 R_E，因为三极管工作在放大区，集电极电流是由基极电流决定的，如果基极电流一定，集电极电流也一定，具有恒流特性。在图 4-16 电路中，T_3 为恒流管，其基极电位由 R_1 和 R_2 分压后得到，可认为基本不受温度变化的影响，则当温度变化时 T_3 的发射极电位和

电流也基本稳定,而 T_1 和 T_2 的集电极电流之和等于 T_3 管的集电极电流,因此可以在温度变化时,I_{C1} 和 I_{C2} 几乎保持不变,可见,接入恒流三极管后,达到了自动抑制零点漂移的作用。

4. 差动放大器的输入输出方式 差动放大器有两个输入端和两个输出端,因此该电路的输入输出方式共有四种。即双端输入(差动输入)、双端输出,双端输入、单端输出,单端输入、双端输出,单端输入、单端输出。如图4-17所示。

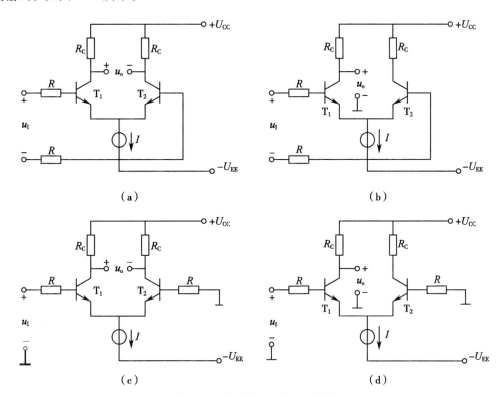

图4-17 差动放大器的四种接法

a. 双端输入-双端输出;b. 双端输入-单端输出;c. 单端输入-双端输出;d. 单端输入-单端输出

由于四种接法不同,对应的差动放大器的性能指标也有所不同,现将电路的各种形式和性能指标的比较列在表4-2中,以供参考。

表4-2 差动放大器四种输入-输出方式的性能比较

输入输出方式	双端输入 双端输出	双端输入 单端输出	单端输入 双端输出	单端输入 单端输出
A_d	$-\dfrac{\beta\left(R_c /\!/ \dfrac{R_L}{2}\right)}{R+r_{be}}$	$-\dfrac{1}{2}\dfrac{\beta\left(R_c /\!/ R_L\right)}{R+r_{be}}$	$-\dfrac{\beta\left(R_c /\!/ \dfrac{R_L}{2}\right)}{R+r_{be}}$	$-\dfrac{1}{2}\dfrac{\beta\left(R_c /\!/ R_L\right)}{R+r_{be}}$
K_{CMR}	很高	较高	很高	较高
r_i	$2(R+r_{be})$	$2(R+r_{be})$	$2(R+r_{be})$	$2(R+r_{be})$
r_o	$2R_C$	R_C	$2R_C$	R_C
特点	1. A_d 与单管放大电路基本相同。 2. 在理想情况下,$K_{CMR}\to\infty$ 3. 适用于输入信号及负载的两端均不接地的情况	1. A_d 约为双端输出时的一半。 2. 由于引入共模负反馈,仍有较高的 K_{CMR}。 3. 适用于将双端输入转换为单端输出	1. A_d 与单管放大电路基本相同。 2. 理想情况下,$K_{CMR}\to\infty$。 3. 适用于将单端输入转换为双端输出	1. A_d 约为双端输出时的一半。 2. 比单管放大电路具有较强的抑制零漂的能力。 3. 适用于输入、输出均要求接地的情况

第四节 功率放大器

在医用电子仪器中,往往要求放大器的末级能够输出一定的功率,以驱动负载。所带的负载主要是记录装置中描笔偏转线圈或伺服电机及各种自动分析仪器中继电器和电磁铁线圈。能够向负载提供足够信号功率的放大器称为功率放大器(power amplifier),简称功放。功率放大器位于多级放大器的末级或末前级,又称为功率输出级。

功率放大器与小信号前置电压放大器在本质上没有根本区别,都具有能量控制和转换的功能,但各自完成的任务是不同的。电压放大器的任务是输出足够大的电压,而功率放大器要求尽可能输出最大的功率,前者是工作在小信号状态,而后者工作在大信号状态。因此,功率放大器的组成、工作状态、分析方法和研究的内容都有明显的特点。本节将重点讨论互补对称功率放大器。

一、功率放大器的特点和分类

1. 功率放大器的特点 功率放大器的主要任务是向负载提供较大的输出功率,它主要具有下列特点:

(1)输出尽可能大的功率:为了获得较大的输出功率,要求输出信号的电压和电流的幅值均较大,要求晶体管工作在极限状态。在选择功放管时要特别注意集电极最大允许电流 I_{CM}、管压降最大值 U_{CEO}、最大耗散功率 P_{CM} 等极限参数的选择,以确保管子安全工作。通常还要给功放管加装散热片,防止管子因过热而损坏。

(2)效率要高:放大器输出给负载的功率是由直流电源提供的。在输出功率比较大的情况下,效率问题尤为突出。功率放大器的最大输出功率与电源所提供的功率之比称为效率,用 η 表示,定义为

$$\eta = \frac{P_{om}}{P_E} \times 100\% \tag{4-23}$$

式中,P_{om} 是最大输出功率。根据定义,输出功率是用管子的交流电压和交流电流的有效值的乘积来表示;P_E 是直流电源向电路提供的功率,其值等于电源输出电流的平均值与电压之积。在一定的输出功率下,减小直流电源的功率,可提高电路的效率。

(3)尽量减小非线性失真:由于功率放大器处于大信号工作状态,输出电压和电流的变化幅度较大,有可能超出特性曲线的线性范围,所以容易产生非线性失真。在功率放大器中应尽可能采用适当的方法减小非线性失真。

(4)分析方法:由于功率放大器处于大信号极限工作状态,功放管的非线性特性不可忽略,第二章所学的微变等效电路分析法不再适用,必须采用图解法。

2. 功率放大器的分类 按静态工作点在交流负载线上的位置不同,可以分为甲类、甲乙类和乙类等三种工作状态。

图 4-18a 所示电路的静态工作点 Q 位于负载线的中点,在输入信号的整个周期内都有电流流过三极管,称为甲类工作状态。当输入交流信号为零时,直流电源仍提供有 I_{CQ} 和 U_{CEQ} 的电流、电压值。这时电源提供的功率 P_E 全部消耗在管子和电阻上。当有交流输入信号加入时,其中一部分转换为有用的输出功率,另一部分转换为管耗。可以证明,即使在理想情况下,甲类功率放大器的最高效率也只有50%。实际效率一般不超过40%。

如何使电源供给的功率大部分转换为有用信号的输出功率呢?从甲类功率放大器可以看出,静态工作点是造成管耗的主要因素,要提高效率必须从降低管耗入手,要降低管耗,需减小集电极静态电流 I_C,即将静态工作点沿负载线下移。如图 4-18b 所示,静态工作点 Q 位于横轴上。在这种情况下,$I_{CQ}=0$,$U_{CEQ}=U_{CC}$,称之为乙类工作状态。由于静态时 $I_C=0$,所以乙类放大时管耗基本为零。当有交流信号输

入后,电源供给的直流功率大部分转换为交流输出,效率就提高了。但在乙类工作状态时,加入输入信号的整个周期内,放大器只在半个周期内导通,另半个周期则截止,波形产生了严重的失真,如图 4-18b 所示。

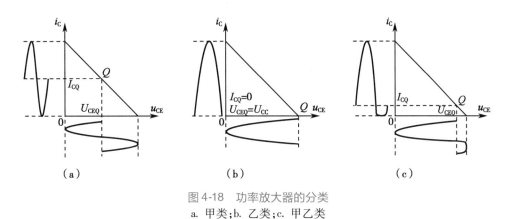

图 4-18　功率放大器的分类
a. 甲类;b. 乙类;c. 甲乙类

如图 4-18c 所示,静态工作点 Q 位于甲类和乙类之间,靠近截止区,这种功率放大器称为甲乙类工作状态。在这种情况下,静态值 I_C 较小,功放管的静态功耗也较小。加入交流输入信号后,电压、电流波形在负半周也产生了失真。

从图 4-18 中可以看出,在甲乙类和乙类状态下工作时,虽然提高了效率,但产生了严重的失真。因此,既要保证静态时管耗小,又要输出失真小,只能从电路结构上想办法,如果采用两个管子配合使用时,则可大大减小失真,同时能提高效率。为此,下面介绍工作在乙类或甲乙类状态的互补对称功率放大器。

二、互补对称功率放大器

1. OCL 互补对称功率放大器　如图 4-19 所示。图中 T_1 为 NPN 型晶体管,T_2 为 PNP 型晶体管,要求两管的特性基本相同。两管的基极相连作为输入端,两管的发射极相连作为输出端,其集电极分别接正、负电源。这种电路又称为无输出电容(output capacitorless)的功率放大器,简称为 OCL 互补对称功放。

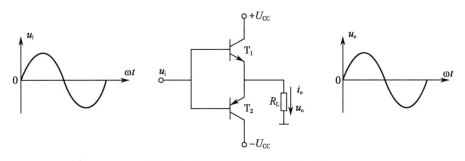

图 4-19　OCL 互补对称功率放大器

静态时,即 $u_i = 0$ 时,电路的基极偏置电压为零,故两管的静态参数 U_{BE}、I_B 和 I_C 值均为零,负载电阻 R_L 上无电流通过,两管的发射极电位 $U_E = 0$,工作点位于横轴的位置,属于乙类工作状态。

动态时,假设输入信号 u_i 为正弦波,当 u_i 为正半周期时,T_1 的发射结正偏而导通,T_2 的发射结反偏而截止。由于 T_1 发射极的跟随作用,在负载 R_L 上得到正半周的信号电压,不考虑管子的饱和压降 U_{CES} 时,输出电压 $u_o \approx u_i$,当 u_i 为负半周时,T_1 的发射结反偏而截止,T_2 的发射结正偏而导通,由于 T_2 发射极的跟随作用,在负载 R_L 上得到负半周的信号电压,若忽略饱和管压降 U_{CES} 时,$u_o \approx u_i$,负载 R_L 上获得了完整的正弦波电压。

由图 4-19 中的 u_i、u_o 波形可知,虽然输出电压 u_o 未被放大,但 $i_o = i_e = (1+\beta)i_b$,具有电流放大作用,因此也就具有功率放大的作用。这种电路的结构和工作情况是对称的,且两管在信号的两个半周期内轮流导通工作,故称为乙类互补对称功率放大器。

下面我们来计算 OCL 功率放大器的效率。从图 4-19 原理电路中可推导出计算方法。

（1）最大输出功率 P_{om}:当输入信号的幅度足够大时,如果忽略功率管的饱和压降 U_{CES},其最大输出电压幅值 $U_{om} = U_{CC}$,最大输出电流幅值 $I_{om} = \dfrac{U_{om}}{R_L} = \dfrac{U_{CC}}{R_L}$,则得出最大输出功率为

$$P_{om} = \frac{I_{om}}{\sqrt{2}} \cdot \frac{U_{om}}{\sqrt{2}} = \frac{1}{2} \cdot \frac{U_{om}^2}{R_L} = \frac{1}{2} \cdot \frac{U_{CC}^2}{R_L} \tag{4-24}$$

（2）直流电源提供的功率 P_E:由于一个周期内功放管 T_1、T_2 轮流导通,所以每个电源只提供半个周期电流,只在半个周期内提供功率,理论上可以证明,在输出最大功率的情况下,直流电源提供的功率为

$$P_E = \frac{2}{\pi} \cdot \frac{U_{CC}^2}{R_L} \tag{4-25}$$

（3）效率 η:如前所述,功率放大器的效率 $\eta = \dfrac{P_{om}}{P_E} \times 100\%$,在理想情况下,忽略管压降 U_{CES},可求得 OCL 互补对称放大器输出最大功率时的效率为

$$\eta = \frac{P_{om}}{P_E} = \frac{\dfrac{1}{2} \cdot \dfrac{U_{CC}^2}{R_L}}{\dfrac{2}{\pi} \cdot \dfrac{U_{CC}^2}{R_L}} = \frac{\pi}{4} = 78.5\% \tag{4-26}$$

由于实际电路中存在饱和管压降 U_{CES},且静态工作电流 I_{CQ} 也不为零,因此输出效率一般小于 78.5%。

2. OTL 互补对称功率放大器　电路如图 4-20 所示。与双电源 OCL 互补对称功率放大器相比,它只有一个电源 $+U_{CC}$,T_2 的集电极直接接地,而在输出端串联有大电容 C。因此每一个功率管实际的工作电源电压仅为 $\dfrac{1}{2}U_{CC}$。这种电路称为无输出变压器(output transformerless)的互补对称功率放大器,简称为 OTL 互补对称功放。

输入信号 u_i 正半周时,T_1 导通,T_2 截止,电源 $+U_{CC}$ 通过 T_1 和 R_L 向电容 C 充电,使电容两端的电压 U_C 为 $\dfrac{1}{2}U_{CC}$。u_i 负半周时,T_1 截止,T_2 导通,电容 C 通过 T_2 向 R_L 放电,这时 U_C 相当于负电源的作用。这样在负载 R_L 上得到一个完整的正弦波电压。

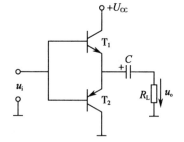

图 4-20　OTL 互补对称功率放大器

同理,计算 OTL 电路的功率参数时,只需将前面的 OCL 功率放大器公式中的参数 U_{CC} 改为 $\dfrac{1}{2}U_{CC}$ 即可。在理想情况下,经推算 OTL 功率放大器的效率也等于 78.5%。

3. 交越失真及消除交越失真的措施　在乙类互补对称功率放大器中,由于静态工作点的参数 I_B、I_C 的值均为零,没有直流偏置,因此当输入信号电压 u_i 低于三极管发射结的死区电压时,T_1、T_2 均截止,集电极电流均为零,则输出电流或输出电压的波形在正、负半周过零处将会产生波形的失真。一般称为交

越失真（cross over distortion）。

如图 4-21a 所示，输入电压 u_i 为正弦波，由于受三极管输入特性死区电压的影响，将会使 i_{B1}、i_{B2} 产生如图 4-21b 所示的交越失真。同样，通过 T_1、T_2 放大后，i_{C1}、i_{C2} 和 u_o、i_o 也将产生交越失真。

为了减小交越失真，改善波形失真，通常给三极管设置一定的直流偏置，使静态工作点尽可能避开死区特性，使 T_1、T_2 工作在甲乙类状态，这就产生了甲乙类互补对称功率放大器。

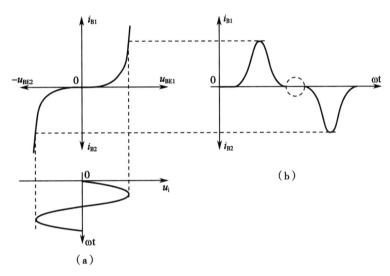

图 4-21　交越失真现象
a. 输入特性和 u_i 正弦波；b. i_B 波形的交越失真

如图 4-22 所示为甲乙类 OCL 互补对称功率放大器。在电路中，三极管 T_1、T_2 的基极之间接有两个二极管 D_1、D_2。静态时，从电源的 $+U_{CC}$ 经过 R_1、R_2、D_1、D_2、R_3 到 $-U_{CC}$ 有一个电流流过，静态工作电流在 D_1、D_2 上产生正向压降，给 T_1、T_2 提供大于死区电压的基极偏置电压，其值约为两管开启电压之和，使电路工作在甲乙类状态，从而消除了交越失真。由于 D_1、D_2 的动态电阻很小，其上的信号压降也很小，故 T_1、T_2 基极的交流信号大小仍近似相等，极性相同，可以保证两管交替对称导通。

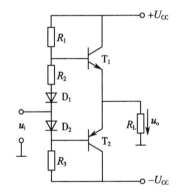

图 4-22　消除交越失真的 OCL 电路

由于电路对称，静态时两管的电流大小相等但方向相反。负载 R_L 上没有静态电流流过，$U_E = 0$，则输出电压 u_o 为零。

当加上输入电压 u_i，在正半周时，三极管 T_1 导通，T_2 截止，有电流流过负载电阻 R_L 产生正半周输出电压；在负半周时，T_2 导通，T_1 截止，负载电阻 R_L 上的电流反向流过产生负半周的输出电压。可见在输入信号的整个周期内，负载 R_L 得到一个完整的不失真的正弦波输出电压。

应该注意，静态工作点不宜设置得过高，应尽可能接近乙类状态。否则静态电流较大，会使功耗增大，效率降低，导致功率管过热而损坏。

采用甲乙类互补对称功率放大器既能减小交越失真，改善输出波形，同时又能获得较高的效率，所以在实际工作中得到了广泛的应用，尤其是在生物医学电子仪器中也有较多的应用，这里就不再讨论了。

三、集成功率放大器

随着半导体集成电路技术的发展,集成功率放大器的应用也日益广泛。集成功率放大器具有输出功率大、体积小、使用方便等优点。因此在收录机、电视机以及伺服放大系统中广泛采用了各种专用集成功率放大器。

LM386 就是一种功耗低、电压增益可调、电源电压范围大的音频集成功率放大器。输入级是双端输入-单端输出差动放大器,中间级是共发射极放大器,其电压放大倍数较高,输出级是 OTL 互补对称功率放大器,为单电源供电。输出耦合电容需外接。

LM386 的外形和引脚的排列如图 4-23 所示。②脚为反相输入端,③脚为同相输入端,⑤脚为输出端,⑥脚和④脚分别接正电源和接地,①脚和⑧脚为电压增益设定端,使用时在⑦脚和地之间应接旁路电容,其值通常取为 $10\mu F$。

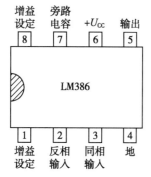

图 4-23　LM386 集成功率放大器的外形和引脚排列

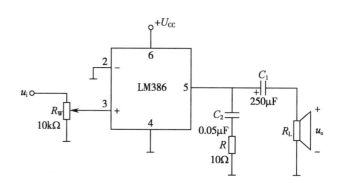

图 4-24　LM386 的基本应用

图 4-24 是由 LM386 组成的一种应用电路。电路的外接元件很少,C_1 为输出电容,R_W 供调节音量用,R 和 C_2 串联组成校正网络,用于相位补偿,以消除自激振荡。当①脚和⑧脚开路时,集成功率放大器的电压放大倍数约为 20 倍。电源电压范围达 5~18V,在 $U_{CC}=16V$,$R_L=32\Omega$ 时,其输出功率可以达到 1W。

（陈洪斌）

....

习题四

（一）填空题

4-1　生物医学放大器的主要作用是将微弱的（　　　）进行放大,以备进一步处理、记录或显示。

4-2　反馈有正、负之分,在放大器中则主要引入（　　　）来改善放大电路的性能。

4-3　为了获得较大的输出功率,要求输出信号的电压和电流的幅值均较大,要求晶体管工作在（　　　）状态。

4-4　引起零点漂移的原因有很多,如晶体管的参数(I_{CBO}、U_{BE}、β)随（　　　）的变化而变化,以及电源电压的（　　　）等,都将使输出电压产生漂移。

4-5　直流负反馈可以稳定电路的（　　　）,交流负反馈可以改善放大电路的性能。

（二）选择题

4-6　放大器引入负反馈后,输入电阻和输出电阻都减小取决于下列反馈类型中的（　　　）

a. 电压并联负反馈　　　　　　　　　　b. 电压串联负反馈

c. 电流并联负反馈　　　　　　　　　　d. 电流串联负反馈

4-7　在差动放大器中，提高共模抑制比的有效途径是增大（　　）

    a. 电源内阻   b. 集电极电阻

    c. 发射极电阻   d. 基极电阻

4-8　功率放大器要求尽可能输出最大的（　　）

    a. 电压   b. 电信号

    c. 电流   d. 功率

4-9　放大电路引入负反馈后的通频带与无负反馈时相比，其倍数为（　　）

    a. AF b. $1+AF$

    c. $\dfrac{1}{1+AF}$ d. $\dfrac{F}{1+AF}$

（三）简答题

4-10　生物电信号有何特点？ 对生物医学放大器有何基本要求？

4-11　什么叫负反馈？ 什么叫正反馈？ 如何判断放大器的正、负反馈？

4-12　如何判断放大器是电压负反馈还是电流负反馈？ 串联负反馈与并联负反馈？

4-13　为了满足下列性能要求，在交流放大器中应分别引入何种类型的负反馈？

（1）要求输出电压基本稳定，并能提高输入电阻。

（2）要求输出电流基本稳定，并能减小输入电阻。

（3）要求输出电流基本稳定，并能提高输入电阻。

4-14　简述负反馈对放大器性能有哪些影响。

4-15　交流负反馈放大电路放大倍数的一般表达式是什么？ 放大电路在满足什么条件下为深度负反馈？ 写出深度负反馈时 A_f 的一般表达式。

4-16　功率放大器为什么要采用图解法进行分析，而不能采用微变等效电路法？

4-17　什么是功率放大器的甲类、乙类和甲乙类工作状态？

4-18　什么是交越失真？ 如何克服功率放大器的交越失真？

4-19　集成功率放大器的特点如何？ 其主要用途是什么？

（四）计算与分析题

4-20　电路如题图 4-1 所示，试判断该电路中是否引入了反馈。 若存在反馈，试指出反馈支路，并判断反馈的类型。 设图中所有电容对交流信号均可视为短路。

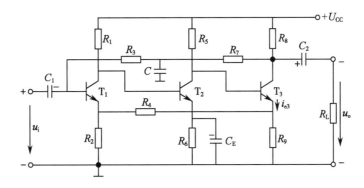

题图 4-1　习题 4-20 图

4-21　"负反馈能改善波形的失真，所以不管输入信号是否存在非线性失真，负反馈能将它改善为正弦波"。 这种说法正确吗？ 为什么？

4-22　什么叫零点漂移？ 差动放大器靠什么抑制零点漂移？ 共模抑制比 K_{CMR} 是如何定义的？ K_{CMR} 越大，表明电路的何种功能越强？

4-23　差动放大器中 R_E 起什么作用？ 它对共模信号和差模信号各有什么影响？ 是否 R_E 的阻值越大越好，

为什么？

4-24 在题图 4-2 所示典型差动放大器中，已知 $U_{CC}=12V$，$U_{EE}=12V$，$\beta=50$，$R_C=10k\Omega$，$R_E=10k\Omega$，$R_B=20k\Omega$，$R_W=100\Omega$，试求电路的静态工作点和差模电压放大倍数。 若在输出端接负载电阻 $R_L=20k\Omega$，试估算差模电压放大倍数。

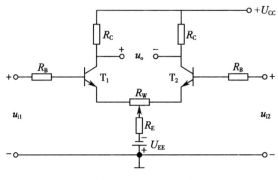

题图 4-2 习题 4-24 图

第五章 集成运算放大器

运算放大器(operational amplifier)是一种高增益的直接耦合放大器,最初用在模拟计算机中进行各种数学运算,因此而得名。如果将整个运算放大器制作在一个小硅片上,就成为集成运算放大器,简称为集成运放。由于集成运放具有性能稳定、可靠性高、寿命长、体积小、重量轻、耗电量小等优点,因而在电子技术中得到了广泛的应用。利用它可以实现放大、振荡、调制、解调以及模拟信号的各种运算、处理和波形的产生等。因此,熟悉集成运放的工作特点和应用是非常重要的,本章将介绍集成运放的基本知识,以及它在信号运算、信号处理方面的应用。

第一节 集成运算放大器的组成与性能

一、集成运算放大器的电路组成

集成运算放大器通常由输入级、中间级、输出级以及偏置电路等四部分组成,如图5-1a所示。输入级采用差动放大电路,要求其输入电阻高、零点漂移小、抗共模干扰能力强。中间级一般由共发射极放大电路构成,主要用于高增益的电压放大。输出级与负载相接,一般由互补对称电路或射极跟随器构成,要求其输出电阻低,带负载能力强,能够输出足够大的电压与电流。偏置电路一般由各种恒流源电路构成,它的作用是给上述各级电路提供稳定和合适的偏置电流,决定各级的静态工作点。另外,为了防止输入级信号过大或输出端短路而造成损坏,电路内备有过流保护电路。

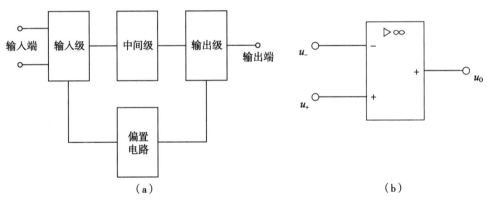

图5-1 集成运算放大器的基本组成
a. 方框图;b. 图形符号

图5-1b是集成运放的图形符号,它有两个输入端和一个输出端。反相输入端标"−"号,同相输入端标"+"号。输出电压与反相端输入电压相位相反,与同相端输入电压相位相同。此外还有两个端分别接正、负电源,有些集成运放还有调零端和相位补偿端。这些在电路图中可以不画出来。在应用集成运放时,只需要知道它的几个管脚的用途及主要性能指标即可,至于它的内部电路结构如何一般是无须考虑的。

为了满足各技术领域实际工程应用的需要,目前已研制生产出多种型号通用型集成运放和高性能、特殊集成运放。集成运放可按不同方法分类,如按供电方式分有双电源供电和单电源供电;按一个芯片上运放的个数分有单运放、双运放和四运放;按制作工艺分有双极型、CMOS型和BiFET型。

二、集成运算放大器的主要性能指标

为了正确挑选和使用集成运放,下面简略地介绍集成运放的主要性能指标。

1. 输入失调电压 U_{IO}　对于理想集成运放,当输入电压为零时,输出电压应该为零。但由于制造工艺等原因,实际的集成运放在输入电压为零时,输出电压常不为零。为了使输出电压为零,需在输入端加一适当的直流补偿电压,这个输入电压叫作输入失调电压 U_{IO},其值等于输入电压为零时,输出的电压折算到输入端的电压值。U_{IO} 一般为毫伏级,它的大小反映了差动输入级的对称程度,其值越大,集成运放的对称性越差。

2. 输入失调电流 I_{IO}　输入失调电流是指输入信号为零时,为使输出电压为零,两个输入端静态电流 I_+ 与 I_- 之差,即 $I_{IO}=I_+-I_-$,一般小于微安级。I_{IO} 是由差动输入级两个晶体管 β 值不一致所引起的,其值越小越好。

3. 开环电压放大倍数 A_{ud}　开环电压放大倍数是指集成运放在无外接反馈电路且工作在线性区时的差模电压放大倍数,也可用 A_{ud} 的常用对数表示,即 $20\lg|A_{ud}|$(dB)。一般运放的电压增益都很大,其值为 $80\sim140$dB,高增益运放可达到 180dB(即 A_{ud} 可达 10^9)。A_{ud} 越高,运算电路越稳定,运算精度越高。

4. 差模输入电阻 r_{id}　差模输入电阻是集成运放在输入差模信号时从两个输入端看进去的等效电阻,其值越大越好。双极型晶体管输入级的 r_{id} 值为 $10^4\sim10^6\Omega$,单极型场效应管输入级的 r_{id} 可达 $10^{12}\Omega$ 以上。

5. 开环输出电阻 r_o　开环输出电阻是指运放开环运用时,从输出端与地端看进去的等效电阻,其值一般在几百欧至几千欧之间。

6. 共模抑制比 K_{CMRR}　共模抑制比是指集成运放开环运用时,差模电压放大倍数 A_{ud} 与共模电压放大倍数 A_{uc} 之比的绝对值,即 $K_{CMRR}=\left|\dfrac{A_{ud}}{A_{uc}}\right|$,也常用 $20\lg K_{CMRR}$(dB)表示。该值越大,抗共模干扰能力越强,一般集成运放的 K_{CMRR} 都可达到 80dB,高质量的集成运放可达 180dB 以上。

集成运放还有很多其他指标,例如转换速率是指放大器在闭环状态下,放大器输出电压对时间的最大变化速率,它表示集成运放对信号变化速度的适应能力。运放的静态功耗是指没有输入信号时的功耗,通常约为数十毫瓦,有些低功耗运放,静态功耗可低达 0.1mW 以下,这个指标对于便携式医学仪器是很重要的。运放的共模输入电阻是在输入共模信号时输入端对地的电阻值,一般情况下 $r_{ic}\gg r_{id}$。运放的最大共模输入电压则为运放共模抑制比明显恶化时的共模输入电压值。通常约为几伏到十几伏。集成运放的电源电压一般从几伏到几十伏。

三、集成运算放大器的理想模型

实际应用中,集成运放的技术指标接近理想化的条件,所以在分析运算放大器时,往往把它看作理想运算放大器。集成运放理想化的主要条件是:

开环电压放大倍数 $A_{ud}\rightarrow\infty$;

差模输入电阻 $r_{id}\rightarrow\infty$;

开环输出电阻 $r_o\rightarrow0$;

共模抑制比 $K_{CMRR}\rightarrow\infty$。

图 5-2 为集成运放的理想传输特性和实际传输特性,传输特性是表示电路输出电压与输入电压之间关系的特性曲线。由图可知,运算放大器可以工作于线性区和饱和区。

1. 理想集成运算放大器工作于线性区时的主要特点

(1)$u_+\approx u_-$,即同相输入端与反相输入端电位近似相等。

当理想集成运算放大器工作于线性区时,输出电压和输入电压之间满足线性关系:

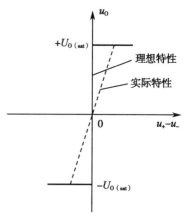

图 5-2　运算放大器的传输特性

$$u_O = A_{ud}(u_+ - u_-) \tag{5-1}$$

即两输入端的差模电压 $u_+ - u_- = \dfrac{u_O}{A_{ud}}$。因为 $A_{ud} \to \infty$，而输出电压 u_O 是个有限值，所以

$$u_+ - u_- \approx 0，即 \ u_+ \approx u_- \tag{5-2}$$

这样，两个输入端电位近似相等，相当于短路，但内部并未真正短路，故称为"虚短"。当其中一个输入端接地时，另一个输入端也为零电位，称为"虚地"，意即并非真正"接地"。

（2）$i_+ \approx i_- \approx 0$，即同相输入端与反相输入端的电流近似为零。

由于理想集成运放的差模输入电阻 $r_{id} \to \infty$，共模输入电阻 $r_{ic} \to \infty$，所以差模或共模输入信号电流均近似为零。

差模输入时，$\dfrac{u_+ - u_-}{r_{id}} \to 0$；共模输入时，$\dfrac{u_+(=u_-)}{r_{ic}} \to 0$。因此

$$i_+ \approx i_- \approx 0 \tag{5-3}$$

两个输入端的输入电流近似为零，就如同两个输入端断路一样，但内部并未真正断路，故称为"虚断"。

"虚短"和"虚断"是理想集成运放工作于线性区时的两个分析依据。由于集成运放的开环电压放大倍数很高，即使输入电压很小，输出电压也很容易饱和。所以，要使运算放大器工作在线性区，一般需引入深度的电压负反馈。

2. 理想集成运算放大器工作于非线性区时的主要特点

（1）理想集成运算放大器工作于非线性区如饱和区时，输出电压与输入电压之间不再满足线性关系，u_O 只能为两个饱和值：$+U_{O(sat)}$ 或 $-U_{O(sat)}$。

当 $u_+ > u_-$ 时，$\boldsymbol{u}_O = +\boldsymbol{U}_{O(sat)}$

当 $u_+ < u_-$ 时，$\boldsymbol{u}_O = -\boldsymbol{U}_{O(sat)}$

此时集成运放的差模输入电压 $u_+ - u_-$ 可能很大，不再有 $u_+ \approx u_-$ 的关系，即不存在"虚短"现象。

（2）理想集成运算放大器工作于饱和区时，两个输入端的输入电流依然近似为零。

尽管在饱和区时 $u_+ \neq u_-$，但由于理想集成运放有 $r_{id} \to \infty$ 和 $r_{ic} \to \infty$ 的特点，因此"虚断"现象还存在，即两输入端的输入电流为

$$i_+ \approx i_- \approx 0$$

以上特性虽然是理想集成运放的特性，但与实际情况非常接近。因此，对于各种实际的集成运放电路，可以用理想模型进行分析、计算，这样可使电路的分析大大地简化，同时也不影响结果。

第二节 基本运算放大器

集成运放能组成各种运算放大器，以输入电压为自变量，输出电压为函数，当输入电压变化时，输出电压将按一定的数学规律变化，反映输入电压的某种运算结果。这时，集成运放工作在线性区，利用外接反馈网络实现各种数学运算。

一、反相比例运算放大器

反相比例运算放大器如图 5-3 所示。输入电压 u_I 经电阻 R_1 由反相输入端输入，输出端与反相输入端之间接一反馈电阻 R_F，同相输入端与地之间接一平衡电阻 R_2，且 $R_2 = R_1 /\!/ R_F$，以保证运放两输入端的对称。

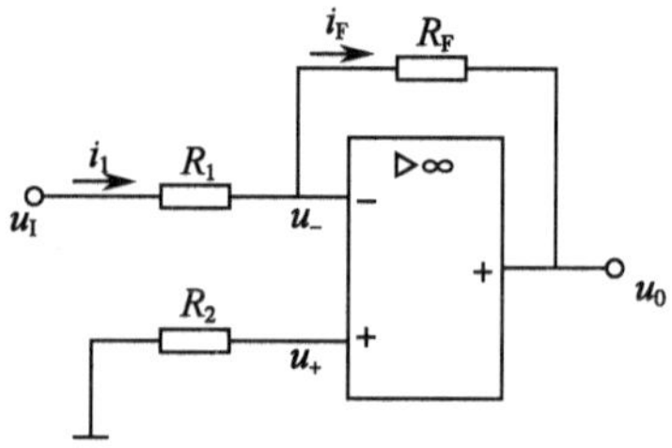

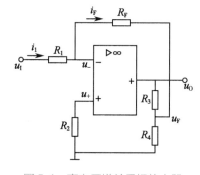

由于理想集成运放输入电流近似为零,即 $i_- \approx 0$,故 $i_1 = i_F$,从图 5-3 的电路可以看出

$$i_1 = \frac{u_I - u_-}{R_1}, \quad i_F = \frac{u_- - u_O}{R_F}$$

所以

$$\frac{u_I - u_-}{R_1} = \frac{u_- - u_O}{R_F}$$

图 5-3　反相比例运算放大器

又因为理想集成运放两个输入端电位近似相等,即 $u_- \approx u_+ = 0$(虚地),代入上式得

$$A_{uf} = \frac{u_O}{u_I} = -\frac{R_F}{R_1} \tag{5-4}$$

式中 A_{uf} 为反相比例运算放大器的闭环电压放大倍数。式(5-4)表明:反相比例运算放大器的闭环电压放大倍数只与外接电阻 R_1、R_F 有关,而与集成运放本身参数无关。只要电阻值足够精确,则输出电压 u_O 与输入电压 u_I 可得到高精度的比例关系,式中的负号表示 u_O 与 u_I 相位相反,所以称为反相放大器。当 $R_F = R_1$ 时,$u_O = -u_I$,构成反相器。图 5-3 所示的反相比例运算放大器是一种电压并联负反馈电路,输出电阻低。因其反相输入端为"虚地",所以该电路的输入电阻是 R_1。

对于具有内阻 R_s 的信号源,公式(5-4)中的 R_1 应当用 $R_1 + R_s$ 代替,为了不使电压放大倍数受 R_s 的太大影响,R_1 应该取大一些。但为了保证输入电流远大于偏置电流,R_1 应远小于运放的内阻,对于通用型运放,R_1 不宜超过数十千欧。反馈电阻 R_F 越大则电压放大倍数越大,但要求反馈电流也应远大于偏置电流,所以 R_F 也不能取得过大,通常不宜超过兆欧。因此,当 R_s 达到数千欧时,这个电路难以获得高电压增益。另外,反相放大器是并联负反馈电路,该放大器的输入电阻小,故它不能应用到高内阻信号源上。

图 5-4 高电压增益反相放大器

图 5-4 是高电压增益的反相放大器,反馈电压从分压电阻 R_3 和 R_4 的连接点引出,当 $R_F \gg R_4$ 时,反馈电压为

$$u_F \approx \frac{R_4}{R_3 + R_4} u_O$$

由于理想集成运放输入电流近似为零,所以 $i_1 = i_F$,即

$$\frac{u_I - u_-}{R_1} = \frac{u_- - u_F}{R_F}$$

又因为 $u_+ \approx u_- = 0$,由上式可得

$$u_F = -\frac{R_F}{R_1} u_I$$

整理后得

$$A_{uf} = \frac{u_O}{u_I} = -\frac{R_F}{R_1}\left(1 + \frac{R_3}{R_4}\right) \tag{5-5}$$

由于 R_3/R_4 可以取得很大,因此这个电路可以获得很高的电压放大倍数。

【例5-1】　设 $R_1 = 10\text{k}\Omega$，$R_F = 100\text{k}\Omega$，$R_3 = 40\text{k}\Omega$，$R_4 = 8\text{k}\Omega$。试分别计算图5-3及图5-4所示电路的电压放大倍数。

解：图5-3所示电路的电压放大倍数为

$$A_{uf} = -\frac{R_F}{R_1} = -\frac{100}{10} = -10$$

图5-4所示电路的电压放大倍数为

$$A_{uf} = -\frac{R_F}{R_1}\left(1 + \frac{R_3}{R_4}\right) = -\frac{100}{10}\left(1 + \frac{40}{8}\right) = -60$$

二、同相比例运算放大器

将反相比例运算放大器中 R_1 端接地，输入电压 u_1 经电阻 R_2 由同相输入端输入，即可构成同相比例运算放大器（图5-5），实现输出电压 u_O 与输入电压 u_1 之间的同相比例运算。

从图5-5所示的电路可以看出

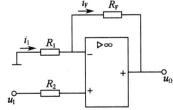

$$i_1 = -\frac{u_-}{R_1}, i_F = \frac{u_- - u_O}{R_F}$$

由于理想运放输入电流近似为零，即 $i_+ \approx i_- \approx 0$，故 $i_1 = i_F$，因此有

$$-\frac{u_-}{R_1} = \frac{u_- - u_O}{R_F}$$

图5-5　同相比例运算放大器

又因为理想运放两个输入端电位近似相等，即 $u_- \approx u_+ = u_1$，代入上式经整理后得

$$A_{uf} = \frac{u_O}{u_1} = 1 + \frac{R_F}{R_1} \tag{5-6}$$

式(5-6)表明，u_O 与 u_1 之间的比例关系也与运放本身的参数无关，电路精度和稳定度都很高。与式(5-4)及式(5-5)比较可知，同相比例运算放大器与反相比例运算放大器有两点不同：其一是 A_{uf} 为正，表示 u_O 与 u_1 同相；其二是 A_{uf} 总大于或等于1。当 $R_F = 0$ 或 $R_1 = \infty$ 时，$A_{uf} = 1$，图5-5的电路就成为电压跟随器。同相比例运算放大器是一个电压串联负反馈放大器，因此其输入电阻高、输出电阻低，而且电压放大倍数不受信号源内阻的影响。该电路的不足之处是其共模抑制比 K_{CMRR} 不太大。

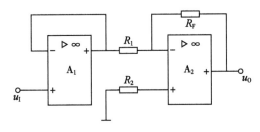

图5-6　例5-2图

【例5-2】　在如图5-6所示的运放电路中，当 $R_F = 2R_1$，$u_1 = -2\text{V}$ 时，试求输出电压 u_O。

解：放大电路由 A_1、A_2 串行连接而成，其中 A_1 是电压跟随器，因此

$$u_{O1} = u_1 = -2\text{V}$$

它又是 A_2 的输入信号电压，A_2 是反相比例运算放大器，因此

$$u_O = -\frac{R_F}{R_1}u_{O1} = -\frac{2R_1}{R_1}\cdot(-2) = 4\,\text{V}$$

三、加减运算放大器

实现多个输入信号按各自不同的比例求和或求差的电路统称为加减运算电路。若所有输入信号均作用于集成运放的同一个输入端,则实现加法运算。若一部分输入信号作用于集成运放的同相输入端,而另一部分输入信号作用于反相输入端,则可以同时实现加减运算。图 5-7 就是实现加减运算的基本电路。

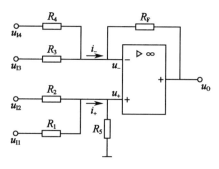

图 5-7 加减运算放大器

因为理想运放 $i_+ \approx i_- \approx 0$,所以由图 5-7 可以得到下列两个式子

$$\begin{cases} i_+ = \dfrac{u_{I1}-u_+}{R_1} + \dfrac{u_{I2}-u_+}{R_2} = \dfrac{u_+}{R_5} \\ i_- = \dfrac{u_{I3}-u_-}{R_3} + \dfrac{u_{I4}-u_-}{R_4} = \dfrac{u_- - u_O}{R_F} \end{cases} \tag{5-7}$$

设 $R_+ = R_1 /\!/ R_2 /\!/ R_5$,$R_- = R_3 /\!/ R_4 /\!/ R_F$,即

$$\begin{cases} \dfrac{1}{R_+} = \dfrac{1}{R_1} + \dfrac{1}{R_2} + \dfrac{1}{R_5} \\ \dfrac{1}{R_-} = \dfrac{1}{R_3} + \dfrac{1}{R_4} + \dfrac{1}{R_F} \end{cases} \tag{5-8}$$

将式(5-7)、式(5-8)两组表达式结合,经整理后得

$$\begin{cases} \dfrac{u_+}{R_+} = \dfrac{u_{I1}}{R_1} + \dfrac{u_{I2}}{R_2} \\ \dfrac{u_-}{R_-} = \dfrac{u_{I3}}{R_3} + \dfrac{u_{I4}}{R_4} + \dfrac{u_O}{R_F} \end{cases}$$

由于 $u_+ \approx u_-$,且调节 R_5 使 $R_+ = R_-$,即 $\dfrac{u_+}{R_+} = \dfrac{u_-}{R_-}$,则由上两式可得

$$u_O = R_F\left(\frac{u_{I1}}{R_1} + \frac{u_{I2}}{R_2} - \frac{u_{I3}}{R_3} - \frac{u_{I4}}{R_4}\right) \tag{5-9}$$

式(5-9)表明,输出电压等于各输入电压按不同的比例相加或相减。如果 R_1、R_2、R_3、R_4 取不同值,需按权重进行加减法,如果 $R_1 = R_2 = R_3 = R_4 = R_F = R$,可以实现普通的加减运算,即

$$u_O = (u_{I1} + u_{I2}) - (u_{I3} + u_{I4}) \tag{5-10}$$

如果只从反相输入端并行输入信号,可以实现反相加法运算,即

$$u_O = -(u_{I3} + u_{I4}) \tag{5-11}$$

如果只从同相输入端并行输入信号,可以实现同相加法运算,即

$$u_O = u_{I1} + u_{I2} \tag{5-12}$$

输入端的个数可以根据实际需要适当增减,剩余的输入端要接地。当集成运放的同相输入端和反相输入端各有一路信号输入时,构成差动运算放大器,可实现减法运算,图 5-8 即是一个基本的差动运算放

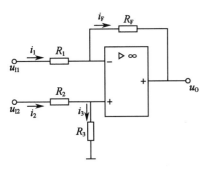

图 5-8　差动运算放大器

大器。

　　该电路输出电压与输入电压的运算关系表达式也可以由叠加定理推导出。单独从反相端输入信号 u_{I1}，同相端接地时，电路相当于一个反相比例运算放大器，其输出电压为

$$u_{O1} = -\frac{R_F}{R_1} u_{I1}$$

单独从同相端输入信号 u_{I2}，反相端接地时，电路相当于一个同相比例运算放大器，其输出电压为

$$u_{O2} = \left(1 + \frac{R_F}{R_1}\right) u_+ = \left(1 + \frac{R_F}{R_1}\right) \frac{R_3}{R_2 + R_3} u_{I2}$$

　　由叠加定理可知，该电路的输出电压为单独从同相和反相输入端输入信号所得到输出电压的线性叠加，即输出与输入电压关系表达式为

$$u_O = u_{O1} + u_{O2} = \left(1 + \frac{R_F}{R_1}\right) \frac{R_3}{R_2 + R_3} u_{I2} - \frac{R_F}{R_1} u_{I1} \tag{5-13}$$

　　当 $R_1 = R_2 = R_3 = R_F$ 时，$u_O = u_{I2} - u_{I1}$，即输出电压等于两输入端电压之差，从而实现了减法运算。

　　该电路的反馈对同相比例放大是电压串联负反馈，对反相比例放大是电压并联负反馈，它的主要缺点是输入电阻低，运放的高内阻没有发挥作用。而且对不同信号源，差动放大器的内阻不同，外接电阻的平衡条件也要随之改变，因此使用很不方便，实际电路要进行改进，如下节将介绍的并联型差动放大器。

四、积分运算放大器

　　积分运算放大器是应用非常广泛的一种集成运算放大电路。它可以用来产生三角波、锯齿波波形，在 A/D 转换中用来产生高线性度的斜坡电压，在测量电路中用来实现积分变换，如实现速度到位移、加速度到速度信号的变换等。

　　将反相比例运算放大器的反馈电阻换成电容器 C_F 就可构成积分运算放大器，如图 5-9（a）所示。图中反馈电容 C_F 上流过的电流 i_F 为

$$i_F = \frac{dQ_F}{dt} = C_F \frac{du_C}{dt} = -C_F \frac{du_O}{dt} \tag{5-14}$$

式中 Q_F 为反馈电容 C_F 上的电荷量，R_1 上流过的电流 i_1 为

$$i_1 = \frac{u_1}{R_1} \tag{5-15}$$

因为理想运放 $i_1 = i_F$，所以由式（5-14）和式（5-15）可得

$$du_O = -\frac{u_1 dt}{R_1 C_F}$$

假定反馈电容 C_F 初始电压为 0，将上式求积分后得

$$u_O = -\frac{1}{R_1 C_F} \int u_1 dt \tag{5-16}$$

　　式（5-16）表明，积分运算放大器的输出电压 u_O 与输入电压 u_1 对时间的积分成正比，$R_1 C_F$ 叫作时间常

数,负号表示输出电压与输入电压相位相反。

　　当积分运算放大器输入信号为矩形波时,通过调节时间常数 $R_1 C_F$,从输出端可以得到如图 5-9b 所示的三角波。时间常数不同,则输出波形不同。这个电路用于有直流成分的输入电压时,积分时间不能太长,以免输出电压达到饱和。因此要增加一些开关管,积分时间结束时切断输入回路,积分开始前使电容器放电。积分运算电路常用于对流速等信号进行积分处理,求得呼吸流量、血液流量等生理参数。

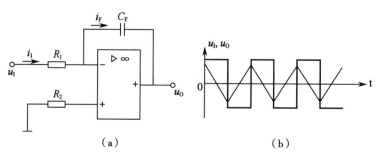

图 5-9　积分运算放大器
a. 电路;b. 输入输出波形

五、微分运算放大器

　　微分运算是积分运算的逆运算。除了在线性系统中做微分运算外,在数字系统中常用来做波形变换,如将矩形波变为尖脉冲。

　　将积分运算放大器中的反馈电容 C_F 和输入电阻 R_1 交换位置,即可构成微分运算放大器,其电路如图 5-10a 所示。因为在理想运放的情况下 $i_1 = i_F$,而

$$i_1 = \frac{dQ_1}{dt} = C_1 \frac{du_1}{dt}, i_F = -\frac{u_O}{R_F}$$

由上面两式可以推出

$$u_O = -C_1 R_F \frac{du_1}{dt} \tag{5-17}$$

即输出电压与输入电压对时间的微分成正比,实现了微分运算。

　　当输入矩形波时,微分运算放大器可输出尖脉冲,如图 5-10b 所示,且脉冲宽度与时间常数 $C_1 R_F$ 有关。在使用微分电路时,输入电压变化不能太大,否则运放将达到饱和,甚至被损坏。微分电路的主要缺点是受干扰较严重,频率越高的干扰成分放大越多,形成很多尖峰。在微分运算前先经过低通滤波可

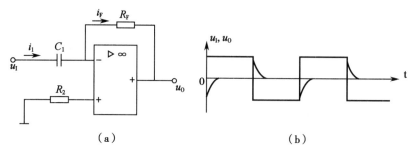

图 5-10　微分运算放大器
a. 电路;b. 输入输出波形

以大大改善这个电路的性能。微分运算放大器可用来对血压、阻抗容积图等波形进行处理,以求得其变化速率。

第三节　测量放大器

集成运放除了在信号运算方面的应用外,还经常用于信号测量。在医疗仪器和各种传感器数据探测等应用中,信号是由传感器对各种物理量如温度、压力、血流、呼吸等进行变换得到的。这些换能器产生的电信号往往非常微弱,而且其中包含了各种共模干扰信号。为此需要对电信号进行放大,而在各种类型的放大电路中,测量放大器具有高输入电阻、高电压放大倍数和高共模抑制比等优点,因而广泛应用于生物医学信号检测中。目前心电图机前置放大器多采用这种电路。

一、同相并联型差动放大器

同相并联型差动放大器是典型的测量放大器,图 5-11 是它的电路原理图。

放大器的第一级是由两个运放 A_1 和 A_2 组成,信号从两个同相端输入,因而有很高的输入电阻,可达 $10M\Omega$ 以上。第二级是由 A_3 构成的基本差动放大器。由于理想运放输入电流近似为零,两个电阻 R_2 与电位器 R_1 可以看作串联,所以有

$$u_{O1} - u_{O2} = i(2R_2 + R_1) \qquad (5-18)$$

又由于理想运放两个输入端是"虚短",因此 $u_{I1} = u_{1+} = u_{1-}$, $u_{I2} = u_{2+} = u_{2-}$,根据图 5-11,电流 i 可用下式得出

$$i = \frac{u_{1-} - u_{2-}}{R_1} = \frac{u_{I1} - u_{I2}}{R_1} \qquad (5-19)$$

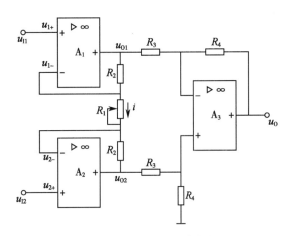

图 5-11　同相并联型差动放大器

将式(5-19)代入式(5-18),经整理后得

$$u_{O1} - u_{O2} = \left(1 + \frac{2R_2}{R_1}\right)(u_{I1} - u_{I2}) \qquad (5-20)$$

由公式(5-13)可计算出图 5-11 的第二级运放的输出电压 u_O 为

$$u_O = \frac{R_4}{R_3}(u_{O2} - u_{O1}) \qquad (5-21)$$

将式(5-20)代入式(5-21),即可得同相并联型差动放大器的电压放大倍数为

$$A_u = A_{u1} A_{u2} = \frac{R_4}{R_3}\left(1 + \frac{2R_2}{R_1}\right) \qquad (5-22)$$

由式(5-22)可以看出,调节电位器 R_1 即可调节电路的电压放大倍数。

图 5-12 为同相并联型心电放大器,其中 A_1、A_2、A_3 组成同相并联型差动放大器,由公式(5-22)计算得其电压放大倍数为 $A_u = A_{u1} A_{u2} = \frac{R_4}{R_3}\left(1 + \frac{2R_2}{R_1}\right) = 25$,其输出端与 A_4 输入端之间接一 RC 高通滤波器,可滤掉 $f_L = \frac{1}{2\pi RC} \approx 0.05Hz$ 以下频率的电信号。输出级是由 A_4 组成的同相比例运算放大器,其电压放大倍

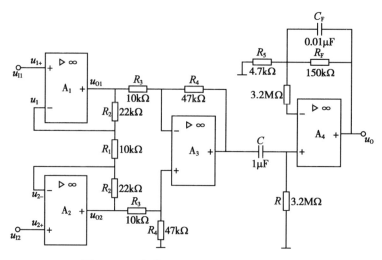

图 5-12　同相并联型运放组成的心电放大器

数为 $A_{u3} = 1 + \dfrac{R_F}{R_5} = 33$。因此电路的总电压放大倍数为 $25 \times 33 = 825$。A_4 的反相输入端接 3.2MΩ 的电阻

是平衡电阻。电阻 R_F（150kΩ）和电容器 C_F（0.01μF）组成的有源低通滤波器，是为了衰减 $f_H = \dfrac{1}{2\pi R_F C_F} \approx$

100Hz 以上频率的电信号。

二、同相串联型差动放大器

为了获得高输入电阻，又能少用运放器件，可采用图 5-13 所示的同相串联型差动放大器。信号 u_{I1}
由 A_1 的同相输入端输入，A_1 的输出 u_{O1} 和 u_{I2} 一起送入 A_2，从 A_2 获得单端输出。差动信号从两个运放的同相端输入所获得的输入电阻通常可高达几十兆欧姆。

根据同相比例运放的电压放大倍数公式（5-6），图 5-13 中第一级放大器的输出电压 u_{O1} 为

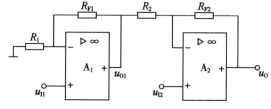

图 5-13　同相串联型差动放大器

$$u_{O1} = \left(1 + \frac{R_{F1}}{R_1}\right) u_{I1} \qquad (5\text{-}23)$$

由叠加定理可知,第二级差动放大器 A_2 的输出电压为单独从同相和反相输入端输入信号所得输出电压的线性叠加,即

$$u_O = \left(1 + \frac{R_{F2}}{R_2}\right) u_{I2} - \frac{R_{F2}}{R_2} u_{O1} \qquad (5\text{-}24)$$

将式（5-23）代入式（5-24）,整理后得

$$u_O = \frac{R_{F2}}{R_2} \left[\left(1 + \frac{R_2}{R_{F2}}\right) u_{I2} - \left(1 + \frac{R_{F1}}{R_1}\right) u_{I1} \right] \qquad (5\text{-}25)$$

当 $\dfrac{R_2}{R_{F2}} = \dfrac{R_{F1}}{R_1}$ 时,则

$$u_O = \left(1 + \frac{R_{F2}}{R_2}\right) (u_{I2} - u_{I1})$$

此时,同相串联型差动放大器的电压放大倍数为

$$A_u = \left(1 + \frac{R_{F2}}{R_2}\right) \tag{5-26}$$

图 5-14 为同相串联型运放组成的心电放大器。用 A_1、A_2 组成同相串联型差动放大器,由式(5-26)可得电压放大倍数为 $A_u = \left(1 + \dfrac{R_{F2}}{R_2}\right) = 27$,其输出端与 A_3 同相输入端之间接有 RC 高通滤波器。输出级是 A_3 组成的电压放大倍数为 $A_{u3} = 1 + \dfrac{R_F}{R_5} = 33$ 的同相比例放大器,输出端与反相输入端之间接有 $R_F C_F$ 组成的低通滤波器。这个电路的总电压放大倍数为 $27 \times 33 = 891$ 倍。同相串联比同相并联电路接成的心电放大器省一个运放器件,更为经济合算。

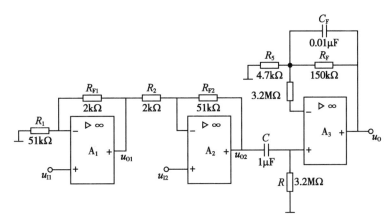

图 5-14　同相串联型运放组成的心电放大器

三、AD620 集成测量放大器

将图 5-11 中的三个运放及外围元件集成在同一芯片上,可以做成测量放大器的集成模块。如 AD620 就是一种单片集成测量放大器,它在三运放组成的同相并联型差动放大器的基础上做了一些改进,保证了放大器的高性能。图 5-15a 为 AD620 的封装引脚分布图。AD620 的主要特点为:仅需要一个外接电阻 R_G 就可获得 1~1000 可调的电压放大倍数;工作电源电压范围宽,$\pm 2.3 \sim \pm 18 V$;功耗低,最大

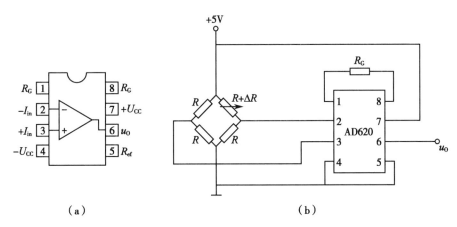

（a）　　　　　　　　　（b）

图 5-15　AD620 的管脚分布与应用接线图
a. AD620 封装引脚分布图;b. AD620 在压力检测中的应用

123

电源电流为1.3mA;最大输入失调电压为125μV;共模抑制比高,最低共模抑制比为93dB。AD620可用于心电检测、血压测量等电路中,由于其功耗低,只需低压干电池供电,因此可在许多便携式医疗仪器中应用。

图5-15b 为 AD620 在压力检测中的简单应用。压力传感器 $R+\Delta R$ 与阻值为 R 的三个电阻构成一个测量电桥,将被测压力的微量变化转换为传感器的微电阻变化 ΔR,此电阻变化将引起电桥输出电压的微小变化,再经过测量放大器放大,就可以把被测压力的变化检测出来。

经过推导,AD620 输出电压与 ΔR 的关系为

$$u_O = A_u \cdot u_I \approx \left(\frac{49.4\mathrm{k\Omega}}{R_G} + 1 \right) \cdot \frac{5\Delta R}{4R} \tag{5-27}$$

其中,$u_I = \dfrac{5\Delta R}{4R}(\mathrm{V})$ 为压力测量电桥的输出电压,也就是放大器 AD620 的输入电压。$A_u = 1 + \dfrac{49.4\mathrm{k\Omega}}{R_G}$ 为放大器的电压放大倍数,49.4kΩ 一值与放大器内部的增益电阻值有关。

第四节 电压比较器

用集成运放可构成各种电压比较器(voltage comparator),它的基本功能是实现两个模拟电压之间的电平比较。通常两个输入电压中一个是待比较的模拟信号,另一个是参考电压或门限电压。输出电压是比较的结果,只有高电平或低电平两种状态,是数字信号。电压比较器是运算放大器的非线性运用。由于它是模拟电路与数字电路之间的过渡电路,所以在自动控制、数字仪表、波形变换、模数转换等电路中都得到广泛应用,目前国内外已有专门的单片集成比较器。

一、单限电压比较器

图 5-16a 是一个反相单限电压比较器,输入电压只跟一个参考电压相比较,即只有一个参考电压(门限电压)。图中 U_R 是参考电压,加在同相输入端,输入电压 u_I 加在反相输入端,运算放大器工作于开环状态。由于集成运放的开环电压放大倍数很高,即使输入端有一个非常微小的差模信号,也会使集成运放工作于饱和区,输出电压达到饱和电压值,接近集成运放的电源电压。当 $u_I < U_R$ 时,输出正饱和

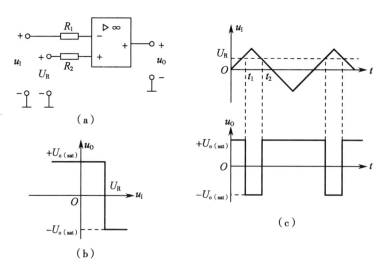

图 5-16 反相单限电压比较器
a. 电路;b. 传输特性;c. 输入输出波形

值$+U_{O(sat)}$（接近正电源$+U_{CC}$）；当$u_I>U_R$时，输出负饱和值$-U_{O(sat)}$（接近负电源$-U_{CC}$）。图 5-16（b）是反相单限比较器的传输特性，图 5-16c 是输入输出波形。可见比较器输入端进行的是模拟信号大小的比较，而在输出端则以高电平或低电平来反映其比较的结果。当参考电压 $U_R=0$ 时，即输入电压 u_I 与零电平比较，称为过零电压比较器。

如果参考电压 U_R 加在反相输入端，输入电压 u_I 加在同相输入端，就构成了同相单限电压比较器，其电路如图 5-17（a）所示。当 $u_I>U_R$ 时，输出正饱和值$+U_{O(sat)}$；当 $u_I<U_R$ 时，输出负饱和值$-U_{O(sat)}$。图 5-17（b）、5-17（c）分别为同相比较器的传输特性和输入输出波形。

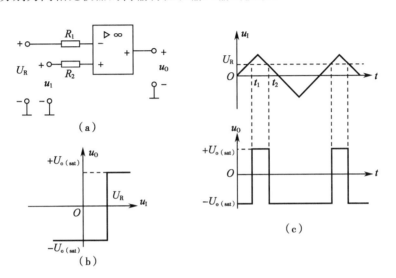

图 5-17　同相单限电压比较器
a. 电路；b. 传输特性；c. 输入输出波形

单限比较器电路结构简单，灵敏度高，但抗干扰能力较差，当输入电压因受干扰在参考值附近反复发生微小变化时，输出电压也会频繁地反复跳变，运放就失去稳定性，甚至无法工作。采用滞回电压比较器可以较好地解决这一问题。

二、滞回电压比较器

滞回电压比较器又称施密特触发器或迟滞比较器，其特点是电路的门限电压随输出电压的大小和极性而变，传输特性具有"滞回"曲线的形状。滞回比较器也有反相输入和同相输入两种方式。若从反相端输入待比较信号，以同相端电压为门限电压，且在输出端与同相端之间接一个正反馈网络，就构成了反相滞回电压比较器，如图 5-18（a）所示。电路中输出端的 D_Z 是一个双向稳压二极管，起限幅作用，R_4 是限流电阻。

当输出电压 $u_O=+U_Z$ 时，上门限电压

$$u_+ = U_+' = \frac{R_2}{R_2+R_3}U_Z \tag{5-28}$$

当输出电压 $u_O=-U_Z$ 时，下门限电压

$$u_+ = U_+'' = -\frac{R_2}{R_2+R_3}U_Z \tag{5-29}$$

设某一时刻 $u_O=+U_Z$，当反相输入电压 u_I 逐渐上升到上门限电压 U_+' 时，输出电压 u_O 跳变为$-U_Z$；当 u_I 下降到下门限电压 U_+'' 时，输出电压 u_O 跳变为$+U_Z$。上门限电压 U_+' 与下门限电压 U_+'' 之差 $U_+'-U_+''$ 称为

回差,回差能够提高电路的抗干扰能力。图 5-18b 为滞回比较器的传输特性,图 5-18c 为输入输出波形,可以看出输入波形受到干扰而波动时,并不会影响比较器输出的结果。

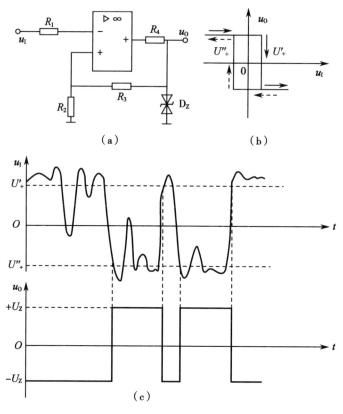

（a）　　　　　　（b）

（c）

图 5-18　滞回电压比较器
a. 电路；b. 传输特性；c. 输入输出波形

（郭明霞）

习题五

（一）填空题

5-1　运算放大器是一种高增益的（　　）放大器,通常由（　　）（　　）（　　）以及（　　）等四部分组成。

5-2　集成运放的图形符号为（　　）,它有两个输入端和一个输出端。输出电压与反相输入端电压相位（　　）,与同相输入端电压相位（　　）。

5-3　集成运放理想化的主要条件是（　　）（　　）（　　）及（　　）。

5-4　理想集成运算放大器工作于线性区时的主要特点是（　　）和（　　）。

5-5　根据电压比较器中待比较电压输入端的不同,其可分为（　　）和（　　）。

5-6　集成运放用作积分或微分运算放大器时,运算放大器工作于（　　）区；集成运放用作电压比较器时,运算放大器工作于（　　）区。

（二）选择题

5-7　集成运放工作于饱和区时,其输出电压为（　　）

a. 正饱和值$+U_{0(sat)}$

b. 负饱和值$-U_{0(sat)}$

c. 正饱和值$+U_{0(sat)}$或负饱和值$-U_{0(sat)}$

d. 小于$+U_{0(sat)}$并大于$-U_{0(sat)}$,随输入电压而变化

5-8 集成运放用作基本运算放大器时, 其输出电压（   ）

    a. 与集成运放的开环电压放大倍数成正比

    b. 与集成运放的开环输出电阻成正比

    c. 与集成运放本身参数无关, 取决于输入电压及外接元件参数

    d. 与集成运放本身参数无关, 仅取决于外接元件参数

5-9 "虚短""虚断""虚地"的表达式分别为（   ）

    a. $i_+ \approx i_- \approx 0$、$u_+ \approx u_-$、$u_- \approx u_+ \approx 0$ b. $u_+ \approx u_-$、$i_+ \approx i_- \approx 0$、$u_- \approx u_+ \approx 0$

    c. $i_+ \approx i_- \approx 0$、$u_- \approx u_+ \approx 0$、$u_+ \approx u_-$ d. $u_- \approx u_+ \approx 0$、$u_+ \approx u_-$、$i_+ \approx i_- \approx 0$

5-10 在题图 5-1 所示的加减运算电路中, 当同相输入信号为零, 即 $u_{I1} = u_{I2} = 0$, 该电路构成反相加法运算放大器。 其输出与输入电压的关系表达式为（   ）

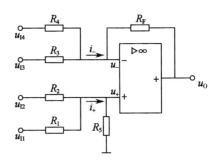

    a. $u_O = -\dfrac{R_F}{R_3} u_{I3} - \dfrac{R_F}{R_4} u_{I4}$

    b. $u_O = \dfrac{R_F}{R_1} u_{I1} + \dfrac{R_F}{R_2} u_{I2}$

    c. $u_O = -\dfrac{R_F}{R_1} u_{I1} - \dfrac{R_F}{R_2} u_{I2}$

    d. $u_O = \dfrac{R_F}{R_3} u_{I3} + \dfrac{R_F}{R_4} u_{I4}$

题图 5-1 习题 5-10、5-11 图

5-11 在题图 5-1 所示的加减运算电路中, 当反相输入信号为零, 即 $u_{I3} = u_{I4} = 0$, 该电路构成同相加法运算放大器。 其输出与输入电压的关系表达式为（   ）

    a. $u_O = \left(\dfrac{R_2 /\!/ R_5}{R_1 + R_2 /\!/ R_5} u_{I1} + \dfrac{R_1 /\!/ R_5}{R_2 + R_1 /\!/ R_5} u_{I2} \right)$

    b. $u_O = \dfrac{R_F}{R_1} u_{I1} + \dfrac{R_F}{R_2} u_{I2}$

    c. $u_O = \left(1 + \dfrac{R_F}{R_3 /\!/ R_4} \right) (u_{I1} + u_{I2})$

    d. $u_O = \left(1 + \dfrac{R_F}{R_3 /\!/ R_4} \right) \left(\dfrac{R_2 /\!/ R_5}{R_1 + R_2 /\!/ R_5} u_{I1} + \dfrac{R_1 /\!/ R_5}{R_2 + R_1 /\!/ R_5} u_{I2} \right)$

5-12 在题图 5-2 组成的心电放大器中, A_3 及外接元件构成的第三级运放的作用为（   ）

    a. 仅用于滤掉低频信号   b. 仅用于滤掉高频信号

    c. 仅用于放大电压信号   d. 用于信号放大, 并滤掉低频及高频信号

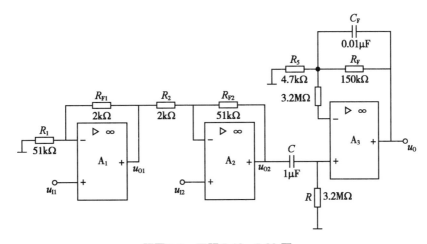

题图 5-2 习题 5-12、5-20 图

127

（三）简答题

5-13　为什么运算放大器工作在线性区，一般需引入深度的电压负反馈？

5-14　集成运放工作在线性区的主要分析依据是什么？

5-15　集成运算放大器工作于饱和区时的主要特点是什么？

5-16　测量放大器广泛应用于生物医学信号检测中，该放大器的主要优点有哪些？

5-17　电压比较器的作用及主要应用是什么？

5-18　滞回电压比较器的门限电压有什么特点？　采用该电路主要可以解决单限比较器的什么问题？

（四）计算与分析题

5-19　已知集成运放的开环电压放大倍数 $A_{ud} = 100dB$，差模输入电阻 $r_{id} = 1.5M\Omega$，输出饱和电压 $U_{O(sat)} = \pm10V$。 若要让放大器工作于线性区，试求：①差模输入电压 $u_+ - u_-$ 的最大允许值是多少；②输入端电流的最大允许值是多少。

5-20　试判断题图 5-2、5-3 所示电路中反馈的类型。

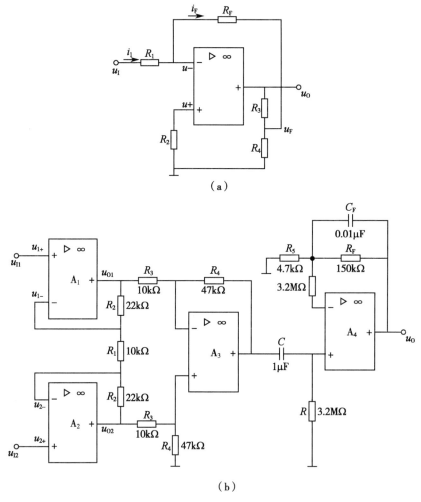

（a）

（b）

题图 5-3　习题 5-20 图

5-21　题图 5-4 是一个电平移动和同相放大电路。 设输入电压 u_1 的变化范围是 $-1 \sim +3V$，问输出电压 u_0 的变化范围是多少？

5-22　试推导题图 5-5 所示电路的输出表达式。

5-23　按下列各运算关系式画出运算电路，并计算各电阻的阻值。

（1）$u_0 = -4u_1$（$R_F = 80k\Omega$）

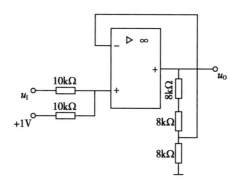

题图 5-4　习题 5-21 图

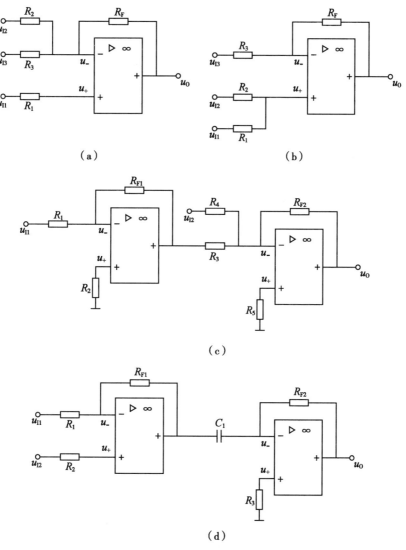

题图 5-5　习题 5-22 图

（2） $u_O = - \left(u_{I1} + 0.5u_{I2} \right)$ $\left(R_F = 100\text{k}\Omega \right)$

（3） $u_O = 2u_{I1} - 5u_{I2} + u_{I3}$ $\left(R_F = 30\text{k}\Omega \right)$

（4） $u_O = -200 \int u_{I1} \mathrm{d}t - 50 \int u_{I2} \mathrm{d}t$ $\left(C_F = 0.1\mu\text{F} \right)$

（5） $u_O = 0.5u_I$

5-24　在题图 5-6 中，设参考电压 $U_R = 3\text{V}$，输入电压 $u_I = 7\sin 3140t$（V），试画出电压比较器的输入输出电压波形；当 $U_R = 0$ 时，输出电压波形有什么变化？　当参考电压 U_R 加在反相输入端，而 u_I 从同相输入端输入时，输出电压波形又有何变化？

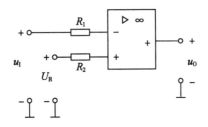

题图 5-6　习题 5-24 图

5-25　在题图 5-7 中，设 $R_2 = R_3 = 20\text{k}\Omega$，$U_Z = 6\text{V}$，$u_I = 9\sin 3140t$（V），试画出电压比较器的输入输出电压波形。

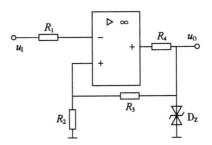

题图 5-7　习题 5-25 图

第六章 正弦波振荡器

正弦波振荡器(sinusoidal oscillator)是用来产生一定频率和幅度的正弦交流信号的电子电路。它在医学仪器中的应用非常广泛,例如超声波诊断仪、各种电疗机都应用到振荡电路,利用振荡可以获得不同波形和不同频率的交变信号。常见的振荡器(oscillator)分为两大类,一类是正弦波振荡器,另一类为非正弦波振荡器。本章在反馈放大电路的基础上,先分析振荡器的自激振荡条件,然后讨论 RC 正弦波振荡器和 LC 正弦波振荡器的工作原理,最后简要介绍石英晶体正弦波振荡器。

第一节 RC 正弦波振荡器

一、自激振荡的基本原理

1. 自激振荡的基本条件 在第四章中已提到,当放大电路中引入正反馈后,往往会产生自激,从而破坏放大器的正常工作。这说明正反馈放大器有可能产生自激振荡。需要满足一定条件,正反馈放大器才能成为一个自激振荡器。

图 6-1 是自激振荡器的原理方框图,它包括两部分,一是基本放大器,电压放大倍数为 A_u;二是反馈电路,反馈系数为 F。假设在基本放大器的输入端外加一个输入信号 u_i,经过放大后的输出信号为 $u_o = A_u u_i$,然后经反馈电路,将输出信号 u_o 的一部分,即反馈信号 $u_f = F u_o$ 回送到输入端。如果反馈信号 u_f 与输入信号 u_i 同相位,则构成正反馈回路,结果将加强原来的输入信号。如果此时正反馈信号的幅度又足够大,即满足 $u_f \geq u_i$,那么即使输入端外加输入信号 $u_i = 0$,放大器的输入信号也能由反馈信号 u_f 来维持,使

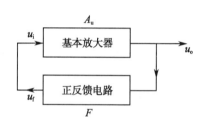

图 6-1 自激振荡器方框图

输出端仍保持有输出信号 u_o。这种无外加输入信号,放大器就能保持有一定频率和幅度的交流信号输出的现象称为自激振荡(self-excited oscillation)。由此可见,要形成自激振荡,必须同时具备两个基本条件:

(1)相位平衡条件:反馈信号 u_f 与输入信号 u_i 同相位,即 u_f 与 u_i 的相位差 φ 应为

$$\varphi = \pm 2n\pi (n = 0,1,2,3,\cdots\cdots) \tag{6-1}$$

相位条件表明振荡电路就是一个正反馈放大器。

(2)振幅平衡条件:反馈信号 u_f 应大于或等于输入信号 u_i,即

$$u_f \geq u_i \tag{6-2}$$

因为 $u_f = F u_o$,而 $u_o = A_u u_i$,$u_f = F u_o = F A_u u_i$,将该式代入上式得

$$F A_u \geq 1 \tag{6-3}$$

其中,$F A_u > 1$ 表明振荡器能自行建立振荡,$F A_u = 1$ 表明振荡器维持稳定振荡。

2. 选频电路 虽然具备了上述两个基本条件的正反馈放大器能够产生自激振荡,但是如果同时有许多信号(含有多种频率)都满足这些条件,那么输出端获得的振荡信号就不是单一频率的正弦波,而是一个包含有多种频率信号合成的非正弦波。为了获得单一频率的正弦波,振荡电路还必须具有选频作用,具有这种特性的电路称选频电路(frequency selective circuit)。多种频率的信号通过选频电路后,只有某一频率才能满足振荡的两个基本条件,从而得到单一频率的正弦波信号,所以选频电路决定了电路的振荡频率。

选频电路可以由 R、C 元件组成,也可由 L、C 元件组成,还可以由石英晶体组成。根据选频电路的

组成元件来划分,可将正弦波振荡器分为 RC 正弦波振荡器、LC 正弦波振荡器和石英晶体正弦波振荡器三个类型。

3. 振荡的建立和稳定　如上所述,振荡器把反馈电压 u_f 作为输入电压,以维持一定的输出电压。这里就有一个问题,既然输出电压是由输入电压放大得到的,而输入电压又是通过反馈电路由输出电压供给的,那么最初的输入电压又是怎样得到的?

（1）振荡的建立:在振荡电路中,不可避免地含有微小的电扰动,例如接通直流电源的一瞬时所产生的电脉冲以及电路的热噪声等。因此不管电扰动发生在电路的哪一部分,最终要传送到基本放大器的输入端,成为最初振荡的输入信号。这些电扰动一般都包含有丰富的频率成分,但在选频电路的作用下,只有某一频率分量可以顺利地通过,其余频率成分均被抑制。由于振荡电路是一个闭合的正反馈系统,被选出的频率分量放大后,经反馈电路又反送到基本放大器的输入端,形成一个循环。如果在每次循环中,被选频率分量的反馈电压与循环开始时的输入电压相比较,不仅相位相同,而且振幅也增大,那么经过上述放大、正反馈、再放大、再正反馈的循环过程,被选频率分量的振荡将迅速增大,这样自激振荡就建立起来了,称为起振。

（2）振荡的稳定:随着振荡的增长,反馈信号愈来愈大,必将导致基本放大器进入非线性工作状态,放大器的放大倍数反而降低,使信号幅度有减少的趋势。因此,正反馈使整个电路的信号振幅不断增长,而放大器的非线性则使信号振幅减小,信号最后达到一个相对稳定的幅度,从而形成一定幅度的等幅振荡。也可以在反馈电路中加入非线性的稳定幅度环节,用以调节放大电路的放大倍数,达到振荡稳定的要求。

4. 正弦波振荡器的基本组成　从以上分析可知,一个正弦波振荡器应当包括放大电路、正反馈网络、选频网络和稳幅环节四个组成部分:

（1）放大电路:使放大器有足够大的电压放大倍数,从而满足自激振荡的振幅平衡条件。

（2）正反馈网络:它将输出信号以正反馈形式引回到输入端,以满足相位平衡条件的要求。

（3）选频网络:由于电路的扰动信号是非正弦的,它由若干不同频率的正弦波组合而成,因此要想使电路获得单一频率的正弦波,就应有一个选频网络,选出所需频率的信号。

（4）稳幅环节:一般利用放大电路中三极管本身的非线性,可将输出波形稳定在某一幅值,但若出现振荡波形失真,可采用一些稳幅措施,通常采用适当的负反馈网络来改善波形。

二、RC 串并联电路的选频特性

图 6-2 是 RC 桥式振荡器原理电路,该电路由放大器、RC 串并联电路组成;其中 RC 串并联电路既是反馈网络,同时它又兼作选频网络。下面分析 RC 串并联电路的选频特性。

图 6-3(a) 是 RC 串并联选频电路(RC series-parallel selective circuit),它由一个 R_1C_1 串联电路与一个 R_2C_2 并联电路构成。

我们先定性讨论电路的频率特性:当输入电压 u_1 的频率很低时,C_1 的容抗远大于电阻 R_1,而 C_2 的容抗远大于 R_2,这时在 R_2C_2 并联电路两端的输出电压 u_2 幅度很小,且 u_2 比 u_1 超前的相位接近90°。因为在低频时,u_1 主要降落在 C_1 上,通过电容 C_1 的电流比它的电压超前90°,而输出电压 u_2 是这个电流在电阻 R_2 上产生的电压,与电流同相位,所以 u_2 比 u_1 超前接近90°。当输入电压 u_1 的频率很高时,C_1 的容抗远小于 R_1,C_2 的容抗远小于 R_2,这时 R_2C_2 并联电路两端的输出电压 u_2 幅度也很小,且 u_2 比 u_1 落后的相位接近90°。因为在高频时,u_1 主要降落在 R_1 上,通过 R_1

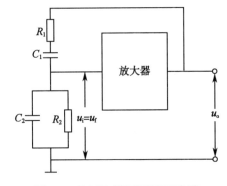

图 6-2　RC 桥式振荡器原理电路

的电流与它的电压同相位,而 u_2 是这个电流在电容 C_2 上产生的电压,所以电容上的电压比它的电流落后接近 $90°$。很容易理解,在一个适当的中间频率 f_0 处,输出电压 u_2 与输入电压 u_1 同相位,而且这时的输出电压 u_2 幅度最大。

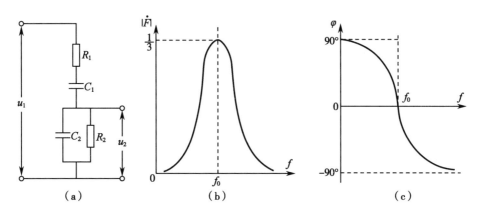

图 6-3 RC 串并联选频电路的频率特性
a. RC 串并联选频电路;b. 幅频特性;c. 相频特性

下面我们定量分析频率 f_0 与 RC 串并联电路参数之间的关系。由图 6-2 和图 6-3(a)知,RC 串并联电路的反馈系数 $\dot{F}$ 为

$$\dot{F} = \frac{\dot{U}_f}{\dot{U}_o} = \frac{\dot{U}_2}{\dot{U}_1} = \frac{Z_2}{Z_1 + Z_2} \tag{6-4}$$

式中,Z_1 是 R_1 和 C_1 的串联阻抗为

$$Z_1 = R_1 + \frac{1}{j\omega C_1} \tag{6-5}$$

Z_2 是 R_2 和 C_2 的并联阻抗为

$$Z_2 = \frac{R_2 \dfrac{1}{j\omega C_2}}{R_2 + \dfrac{1}{j\omega C_2}} = \frac{R_2}{1 + j\omega R_2 C_2} \tag{6-6}$$

将式(6-5)和式(6-6)代入式(6-4),得

$$\dot{F} = \frac{\dfrac{R_2}{1 + j\omega R_2 C_2}}{R_1 + \dfrac{1}{j\omega C_1} + \dfrac{R_2}{1 + j\omega R_2 C_2}} = \frac{1}{\left(1 + \dfrac{C_2}{C_1} + \dfrac{R_1}{R_2}\right) + j\left(\omega R_1 C_2 - \dfrac{1}{\omega R_2 C_1}\right)}$$

在 $R_1 = R_2 = R$、$C_1 = C_2 = C$ 的条件下,上式变为

$$\dot{F} = \frac{1}{3 + j\left(\omega RC - \dfrac{1}{\omega RC}\right)}$$

令 $\omega_0 = \dfrac{1}{RC}$,则上式变为

$$\dot{F} = \frac{1}{3 + \mathrm{j}\left(\dfrac{\omega}{\omega_0} - \dfrac{\omega_0}{\omega}\right)} \tag{6-7}$$

由此可得,RC 串并联选频电路的反馈系数 $|\dot{F}|$ 随频率变化的曲线,称为幅频特性,如图 6-3b 所示;RC 串并联选频电路的 u_2 与 u_1 的相位差 φ 随频率变化的曲线,称为相频特性,如图 6-3c 所示。

由式(6-7)可知,当 $\omega = \omega_0$ 时,即 $f = f_0$,$\dot{F}$ 幅值最大,为 $|\dot{F}|_{\max} = \dfrac{1}{3}$,表明输出电压 u_2 最大且是输入电压 u_1 的 1/3。由图 6-3c 可知,此时 u_2 与 u_1 的相位差 φ 等于零,即两者同相位。所以此时振荡器起振,对频率为 f_0 的正反馈信号产生振荡。

根据 $\omega_0 = 2\pi f_0$,得到振荡频率(oscillation frequency)为

$$f_0 = \frac{1}{2\pi RC} \tag{6-8}$$

由上式可以看出,只要改变电阻 R 或电容 C 的值,即可调节振荡频率。RC 串并联电路对不同频率的输入信号有不同的响应特性,所以它具有选频作用。

三、文氏桥式 RC 振荡器

图 6-4 是集成运算放大器与 RC 串并联选频电路组成的文氏桥式振荡器(wien bridge oscillator)。图中运放的输出电压 u_o 分两路反馈,一路加于 RC 串并联选频电路,其输出端与运放的同相端(+)相连;另一路经电阻 R_3、R_4 分压,反馈到运放的反相端(−)。这种电路相当于一个电桥,其中串联 RC、并联 RC、R_3、R_4 形成四个桥臂,A、B 为电桥的两个输出端点,故这种电路称为 RC 桥式振荡器。

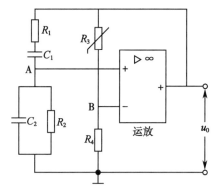

图 6-4 文氏桥式振荡器

从前面的讨论可知,RC 串并联选频电路在频率 f 等于式(6-8)中的 f_0 时,输出电压与输入电压同相位,而运算放大器的输出电压与其同相端的输入电压(即 RC 串并联电路 A 点的输出电压)同相位。这样,当 $f = f_0$ 时,RC 选频电路构成一个正反馈支路,满足振荡的相位条件。这时 RC 串并联选频电路的反馈系数最大,等于 $\dfrac{1}{3}$,因此要维持振荡,就要求运放的电压放大倍数 $A_u \geqslant 3$。图 6-4 所示电路为同相比例运算放大器,只要适当调节 R_3、R_4 的阻值,使

$$A_u = 1 + \frac{R_3}{R_4} \geqslant 3 \tag{6-9}$$

就可满足振荡的幅度条件。该电路的振荡频率同样可由式(6-8)计算。

为了获得不失真的正弦波及幅度稳定的输出,图 6-4 中负反馈支路的 R_3 采用热敏电阻(thermistor),它是一种负温度系数的元件,其阻值随温度的升高而变小。当振荡器输出幅度增加时,通过 R_3 的电流必然增大,热敏电阻的功耗增加,温度升高,R_3 的阻值降低,电路的负反馈增强,运放的放大倍数 A_u 降低,振荡减弱,从而限制了输出幅度的上升。反之,如果输出电压幅度减小,则热敏电阻的功耗降低,温度降低,R_3 的阻值增大,负反馈减弱,放大倍数 A_u 上升,限制了输出幅度的下降。可见,热敏电阻 R_3 起到自动稳定振荡幅度的作用。除了热敏电阻之外,通常还可以采用反向并联二极管组成稳定幅度电路。

RC 桥式振荡器的振荡频率和输出幅度比较稳定,波形失真小,可产生频率范围相当宽的低频正弦

波信号,而且频率调节方便。在实际应用中,为了获得频率可调的输出电压,常常将选频电路电阻 R 用双连同轴电位器或电阻切换开关代替,用于粗调振荡频率;或者将电容器 C 用双连电容器代替,用于细调振荡频率。RC 选频电路的体积小,价格低,便于整个电路的微型化,因而在医学电子仪器中有着广泛的应用。但由集成运放构成的 RC 振荡器的振荡频率一般不超过 1MHz,若要产生更高的振荡频率,可采用 LC 正弦波振荡器。

第二节 LC 正弦波振荡器

第一章中已讨论过,LC 并联谐振回路具有选频特性。如果将它与放大环节、正反馈电路结合起来,可以组成 LC 正弦波振荡器。由于它的振荡频率较高,通常用分立元件组成。下面讨论 LC 正弦波振荡器的三种基本电路。

一、变压器反馈式振荡器

图 6-5 是变压器反馈式振荡电路(transformer feedback oscillator),图中 T 为晶体三极管,R_{B1}、R_{B2}、R_E 是偏置电阻,Tr 是振荡用的高频变压器。该变压器由绕在同一绝缘骨架上的三组电感线圈 L、L_1、L_2 构成(通常在线圈中加有铁氧体磁性材料,叫磁芯),利用耦合电感线圈的电磁感应原理将输入交流电压变换成所需要的输出交流电压,各线圈上的电压分别与它们各自线圈的匝数成正比。线圈 L 和 L_2 的上端头标有黑点,表示它们的相位极性相同,称为同名端。电感线圈 L 与电容 C 组成并联谐振回路,作为晶体三极管的集电极负载,起选频作用。反馈电压 u_f 通过线圈 L_2 引出,再经 C_B 送到放大器的输入端,加于基极与发射极之间,经三极管放大后,加于 LC 并联谐振回路。如果线圈

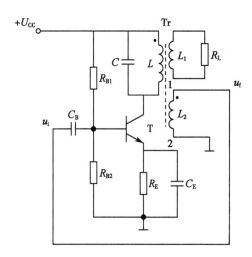

图 6-5 变压器反馈式 LC 振荡器

L 和 L_2 的绕法及连接方式使 L_2 的 1 端与集电极反相位,而集电极又与基极的信号反相位,使反馈信号与输入信号同相位,这就形成了正反馈,从而满足了振荡的相位条件。线圈 L_2 两端的电压是反馈信号电压,反馈量大小可通过线圈 L_2 的互感量来加以控制。若 L_2 的匝数多,反馈电压大,则容易起振;反之,若 L_2 的匝数少,反馈电压小,则不易起振。所以只要放大器有足够的放大倍数,且线圈 L_2 有一定的匝数,就可以满足振荡的幅度条件,形成稳定的振荡,在负载 LC 回路上得到一等幅正弦波电压,由线圈 L_1 输出。该电路的振荡频率近似为

$$f_0 \approx \frac{1}{2\pi\sqrt{LC}} \tag{6-10}$$

这种振荡器适用于频率较低(几十 kHz 到几 MHz)的情况,由于采用变压器耦合方式,容易做到匹配,输出振荡电压较大,且电路比较稳定。

二、电感三点式振荡器

图 6-6a 所示为电感三点式振荡电路,它也是一种以 LC 并联谐振回路作为集电极负载的振荡器,图 6-6b 是相应的交流等效电路。由于该电路的振荡线圈分成 L_1 和 L_2 两段,有三个线头(两个端头 1、3 和一个抽头 2),故称为电感三点式振荡器(tapped-coil oscillator),又称为哈特莱(Hartley)振荡器。

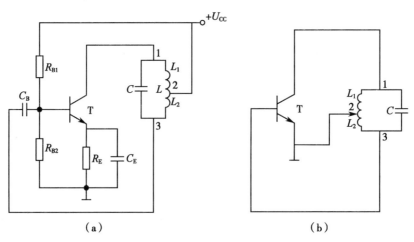

图6-6　电感三点式 LC 振荡器
a. 电路；b. 交流等效电路

从交流等效电路可以看出，反馈线圈 L_2 是电感线圈的一段，通过它将反馈电压 u_f 加到基极，所以图 6-6(a) 的电路又称为电感反馈式振荡器。假定基极极性为负，则其集电极极性为正；由于端点 2 接地为零电位，则端点 1 的电位对于端点 2 为正，端点 3 的电位对于端点 2 为负，这样，来自反馈线圈 L_2 的反馈电压 u_f 与基极输入信号同相位，形成一个正反馈回路，从而满足了振荡的相位条件。只要放大器有足够的放大倍数，并适当地选取 L_1 与 L_2 的比值，电路就可满足振荡的幅度条件，产生自激振荡。在选取 L_1 与 L_2 之比时，一方面要考虑有足够的反馈量，以利于起振和获得较大的输出幅度；另一方面也要考虑到，为了使波形失真小一些，反馈量又不能太强。实际上，取 L_1 与 L_2 的匝数比 $N_1 : N_2 = 3 : 1$ 时，可基本上兼顾以上两点要求。理论上可以证明，该电路的振荡频率近似为

$$f_0 \approx \frac{1}{2\pi\sqrt{(L_1 + L_2 + 2M)C}} \tag{6-11}$$

式中 M 是线圈 L_1 和 L_2 之间的互感系数。

该电路振荡频率中等，一般可达到几十 MHz，如果谐振电容 C 换成可变电容器，则振荡频率可连续调节。该电路比变压器反馈式振荡器简单，只用一个线圈，且容易起振，但输出的正弦波信号中高次谐波较多，波形欠佳。

三、电容三点式振荡器

如果输出信号是通过电容反馈到输入端，可构成如图 6-7a 所示的电容三点式振荡器，图 6-7b 是它的交流等效电路，图中 L 和 C_1、C_2 组成 LC 并联谐振回路，"1" 端接三极管的集电极，"2" 端通过旁路电容 C_E 接发射极，"3" 端经耦合电容 C_B 接基极，振荡电容有三个端点分别与三极管的三个极相连，所以这种电路常称为电容三点式振荡器（tapped-condencer oscillator），又称考毕兹（Colpitts）振荡器。

该电路与电感反馈式振荡器比较，在形式上基本相同，只是用电容 C_1、C_2 代替 L_1、L_2，从 C_2 上取得反馈信号加到三极管基极，故图 6-7a 的电路称为电容反馈式振荡器。从图 6-7b 的交流等效通路可知，三极管集电极（即线圈端点 1）电压信号与基极输入信号反相位，而线圈 L 的端点 3 与端点 1 反相位，共相移 360°，形成一个正反馈过程，从而满足了振荡的相位条件。若适当选取 C_1 和 C_2 的比值，且放大器有足够的放大倍数，使 $A_u F \geqslant 1$，就可满足振荡的幅度条件，产生正弦波振荡信号。其振荡频率近似为

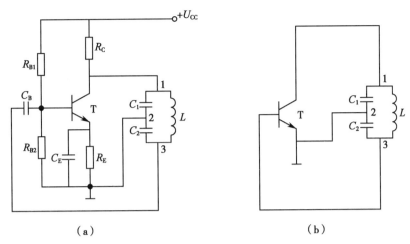

图 6-7 电容三点式 LC 振荡器

a. 电路;b. 交流等效电路

$$f_0 \approx \frac{1}{2\pi\sqrt{LC}} = \frac{1}{2\pi\sqrt{L\left(\dfrac{C_1 C_2}{C_1 + C_2}\right)}} \tag{6-12}$$

式中 C 为 C_1 与 C_2 串联的等效电容。

这种电路振荡频率较高,一般可达到 100 MHz 以上。由于电路是通过电容器分压反馈,对高频呈现较小的阻抗,振荡时高次谐波的反馈量弱,其输出波形失真小,更接近正弦波,但频率调节不方便。

第三节 石英晶体正弦波振荡器

在实际应用中,往往要求正弦波振荡器的振荡频率具有高精度和高稳定度。振荡电路的品质因数 Q 值越高,振荡频率稳定度就越高。而前述的 LC 振荡器的品质因数 Q 值不可能做得很高,一般在 200 以下,其振荡频率稳定度较低。在要求高频率稳定度的场合,常采用石英晶体代替 LC 振荡器中的 LC 并联谐振回路,构成石英晶体振荡器(quartz crystal oscillator)。在超声诊断仪、各种遥测和病房监护等医用设备中常采用这种振荡电路。

一、石英晶体的结构和电特性

1. 基本特性 天然石英是一种六棱柱晶体,其化学成分是 S_iO_2,它具有各向异性的物理性质。将这种石英晶体按一定的方位角切割下来的薄片称为晶片,在晶片的两个对应表面上喷涂金属膜作为极板,引出两根引线,就构成了石英谐振器,又称为石英晶体(quartz crystal),图 6-8a 是石英晶体的结构示意图。若在石英晶体两表面施加一压力或拉力,则两表面之间会出现一定的电场,这种物理现象称为压电效应(piezoelectric effect)。相反,若在晶体两面之间施加一交变电场,将引起晶体机械变形,晶体厚薄会发生变化,这叫作晶体的逆压电效应(inverse piezoelectric effect)。若在晶体的极板上加交变电场,晶体就会产生机械振动,而机械振动又会产生交变电场。在一般情况下,这种机械振动和交变电场的幅度都很小。而当外加交变电场的频率与晶体机械振动的固有频率相同时,两者的幅度都达到最大,这种现象称为压电谐振,与 LC 回路的谐振十分相似。石英晶体的固有频率由晶片的切割方向和几何尺寸决定,每一块晶片都有它的固有频率,而且非常稳定,所以石英晶体谐振器是一种非常理想的谐振回路。

2. 电特性及等效电路 石英晶体的电特性可以用图 6-8b 所示的等效电路表示。图中 C_0 是晶片与

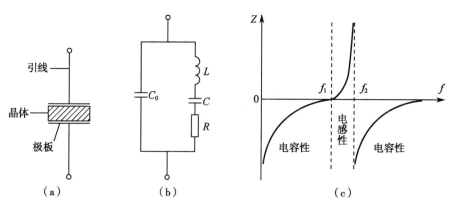

图 6-8　石英晶体的结构和电特性
a. 结构；b. 等效电路；c. 电抗频率特性

金属极板之间构成的静电容，一般约为几 pF 到几十 pF，L 为石英谐振器的等效电感，其值约为 $10^{-3} \sim 10^2$ H，C 为石英谐振器的等效电容，约为 $10^{-2} \sim 10^{-1}$ pF，晶体振动时，因磨擦造成的损耗用电阻 R 来等效，它的值约为 $1 \sim 100\Omega$。由于石英晶片的等效电感 L 很大，而 C、R 都很小，所以石英谐振回路的 Q 值很大，可达 $10^4 \sim 10^6$，这是普通的 LC 回路无法比拟的。因此，利用石英晶体组成振荡器，可获得很高的频率稳定性。

图 6-8c 是石英晶体的电抗-频率特性曲线。从图中可以看出，当外加频率很低时，电路的电抗表现为电容性。随着频率的增加，容抗逐渐减小，直到 $f=f_1$ 时，等效电路的 RLC 支路产生串联谐振，RLC 串联电路的阻抗最小，仅表现为纯电阻 R，通过串联支路的电流达到最大值。晶体串联谐振的频率 f_1 为

$$f_1 = \frac{1}{2\pi\sqrt{LC}} \tag{6-13}$$

如图 6-8c 所示，当 $f > f_1$ 时，RLC 串联支路呈现电感性。随着频率 f 的增加，感抗急剧增大，当 $f=f_2$ 时，等效电路两支路的电抗大小相等，晶体产生并联谐振，其阻抗最大，且呈现纯电阻性。如果略去电阻 R 的影响，则并联谐振频率 f_2 为

$$f_2 = \frac{1}{2\pi\sqrt{L\left(\dfrac{CC_0}{C+C_0}\right)}} \tag{6-14}$$

当频率 $f > f_2$ 时，电路又呈现电容性。

从上述的讨论可知，石英晶体不但有串联谐振频率 f_1，而且还有并联谐振频率 f_2。因为 $C_0 \gg C$，故 f_2 与 f_1 很接近。在这段很窄的频率范围内（$f_1 \sim f_2$），石英晶体相当于一个电感元件，其电感量 L'（注意：它并不是晶体的等效电感 L）可在零到无穷大的范围内变化。

二、并联型晶体振荡器

图 6-9a 是并联型晶体振荡电路（parallel crystal oscillator），它实际上是一个电容反馈式振荡器，其电路原理几乎与图 6-7a 完全相同，图中的晶体以电感 L' 的形式与 C_1、C_2 构成 LC 并联谐振回路，振荡频率基本上决定于晶体本身的固有频率。

图 6-9b 是并联型晶体振荡器的交流等效电路，图中 C_1、C_2 的串联值用 C' 表示，即

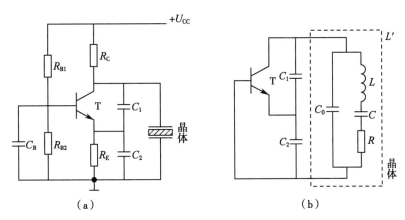

图 6-9　并联型晶体振荡器

a. 电路;b. 交流等效电路

$$C' = \frac{C_1 C_2}{C_1 + C_2} \tag{6-15}$$

L' 是虚线框内总的等效电感。该等效电感 L' 不同于普通的电感线圈,它随频率变化极大,这时晶体工作在图 6-8c 所示的很窄的频率范围内($f_1 \sim f_2$)。如果外部电容 C' 的变化对振荡频率产生影响,则必然会引起 L' 有较大的变化。当 C' 减小,使振荡频率增加时,总等效电感 L' 增加,使频率降低;反之,当 C' 增加,使振荡频率降低时,总等效电感 L' 会减小,导致频率升高。从而保持振荡频率基本不变,C' 的变化对振荡频率影响很小。从上面的分析可以看出,晶体的总等效电感 L' 在振荡中起到自动稳定频率的作用,因而使得晶体振荡器的频率稳定性很高。

三、串联型晶体振荡器

图 6-10 是串联型晶体振荡电路(series crystal oscillator),它由两级直接耦合放大电路组成。

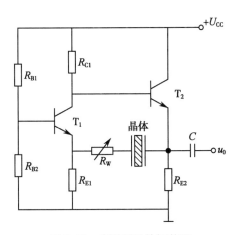

图 6-10　串联型晶体振荡器

正弦波振荡电压由 T_2 射极经电容 C 输出。当接通电源时,设 T_1 的集电极电流有一个波动,经 T_2 电流放大后,由 T_2 的射极通过晶体反馈到 T_1 的射极。在这种情况下,只有那些频率接近于晶体串联谐振频率的波动才满足振荡的条件,这时晶体呈现很小的阻抗,且为纯电阻性,正反馈量最大。而对于晶体的并联谐振频率,晶体呈现的阻抗虽然也是纯电阻性的,满足相位条件,但阻抗很大,反馈量很小,不满足幅度条件。T_2 是射极跟随器,具有较高的输入阻抗和较低的输出阻抗,因而晶体和可变电阻 R_W 所组成的反馈电路接在T_1与T_2的两发射极之间,可以实现较好的阻抗匹配。调节R_W可改变反馈量的大小,控制振荡的强度。由于晶体的固有频率很稳定,而且Q值又很高,所以这种晶体振荡器也具有极高的频率稳定性。

（莫 华）

习题六

（一）填空题

6-1 振荡器的相位条件是(　　　　)，振幅条件是(　　　　)。

6-2 正弦波振荡器是一个无外加输入信号的正反馈放大器,通常由(　　　　)(　　　　)(　　　　)以及(　　　　)四部分组成。

6-3 文氏桥式RC正弦波振荡器中的选频网络是(　　　　)，变压器反馈式LC正弦波振荡器中的选频网络是(　　　　)。

6-4 LC三点式振荡器电路组成的相位平衡判别是与发射极相连接的两个电抗元件必须(　　　　)，而与基极相连接的两个电抗元件必须为(　　　　)。

6-5 要产生较高频率信号应采用(　　　　)振荡器，要产生较低频率信号应采用(　　　　)振荡器，要产生频率稳定度高的信号应采用(　　　　)振荡器。

6-6 石英晶体振荡器频率稳定度很高,通常可分为(　　　　)和(　　　　)两种。

（二）选择题

6-7 振荡器与放大器的区别是(　　　　)

　　a. 振荡器比放大器电源电压高

　　b. 振荡器比放大器失真小

　　c. 振荡器无需外加激励信号，放大器需要外加激励信号

　　d. 振荡器需要外加激励信号，放大器无需外加激励信号

6-8 振荡器的振荡频率取决于(　　　　)

　　a. 供电电源　　　　　　　　　　b. 选频网络

　　c. 晶体管的参数　　　　　　　　d. 外界环境

6-9 正弦波振荡器中正反馈网络的作用是(　　　　)

　　a. 保证产生自激振荡的相位条件

　　b. 提高放大器的放大倍数，使输出信号足够大

　　c. 产生单一频率的正弦波

　　d. 降低放大器的放大倍数，提高输出信号的稳定性

6-10 振荡器是根据(　　　　)反馈原理来实现的，(　　　　)反馈振荡电路的波形相对较好。

　　a. 正、电感　　　　　　　　　　b. 正、电容

　　c. 负、电感　　　　　　　　　　d. 负、电容

6-11 为提高振荡频率的稳定度,高频正弦波振荡器一般选用(　　　　)

　　a. RC正弦波振荡器　　　　　　b. 石英晶体振荡器

　　c. 电感三点式振荡器　　　　　　d. 电容三点式振荡器

6-12 设计一个振荡频率可调的高频高稳定度的正弦波振荡器,可采用(　　　　)

　　a. RC正弦波振荡器　　　　　　 b. 石英晶体振荡器

　　c. 电感三点式振荡器　　　　　　d. 电容三点式振荡器

6-13 串联型晶体振荡器中,晶体在电路中的作用等效于(　　　　)

　　a. 电容元件　　　　　　　　　　b. 电感元件

　　c. 大电阻元件　　　　　　　　　d. 小电阻元件

6-14　利用石英晶体的电抗-频率特性构成的振荡器是(　　　　)

　　a. $f=f_1$ 时，石英晶体呈感性，可构成串联型晶体振荡器

　　b. $f=f_1$ 时，石英晶体呈阻性，可构成串联型晶体振荡器

　　c. $f_1<f<f_2$ 时，石英晶体呈阻性，可构成串联型晶体振荡器

　　d. $f_1<f<f_2$ 时，石英晶体呈感性，可构成串联型晶体振荡器

（三）简答题

6-15　自激振荡是怎么建立和稳定的？

6-16　文氏桥式 RC 正弦波振荡器的输出信号振幅是怎样稳定的？

6-17　在题图 6-1 的文氏桥式 RC 正弦波振荡电路中，当热敏电阻 R_3 断路时，会出现什么样的现象？

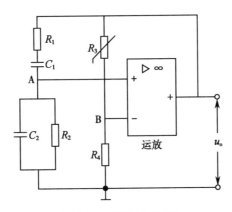

题图 6-1　习题 6-17 图

6-18　在变压器反馈式 LC 正弦波振荡器中，试解释为什么：①将反馈线圈的两个接头对调后就能起振；②改变基极电阻 R_{B1}、R_{B2} 或射极电阻 R_E 就能起振；③晶体三极管改用 β 较大的管子后就能起振；④增加反馈线圈的匝数就能起振？

6-19　石英晶体的电抗频率特性分哪三个区？有哪两个谐振频率？在串联型晶体振荡器中，何种谐振频率满足振荡的基本条件？

6-20　以并联型晶体振荡电路为例，说明为什么晶体振荡器的频率非常稳定。

（四）计算与分析题

6-21　试画出如题图 6-2 所示各个振荡器的交流通路，并判断哪些电路可能产生振荡，哪些电路不能产生振荡。图中，C_B、C_E、C_D 为交流旁路电容或隔直流电容，R_{B1}、R_{B2}、R_G 为偏置电阻。

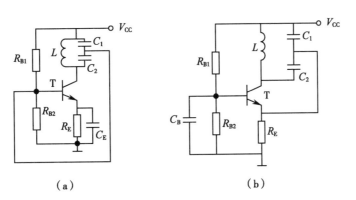

　　　　　　（a）　　　　　　　　　　　（b）

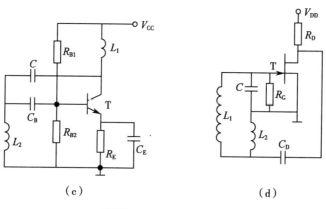

（c）　　　　　　　　　　　　（d）

题图 6-2　习题 6-21 图

6-22　试用自激振荡的相位条件判断题图 6-3 所示的电路是否有可能起振,反馈电压在哪一段产生。

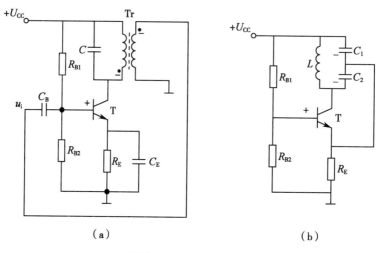

（a）　　　　　　　　　　　　（b）

题图 6-3　习题 6-22 图

6-23　如题图 6-1 所示的文氏桥式 RC 正弦波振荡电路,若该电路能持续稳定的振荡,①同相输入的运算放大器的电压放大倍数应等于多少？　②若电阻 R_3 为 100kΩ,则反馈电阻 R_4 的阻值应等于多少？

6-24　如果文氏桥式 RC 正弦波振荡器选频电路的电容 C 为 0.01μF,电阻 R 为 10kΩ,其振荡频率是多少？

6-25　在电容三点式 LC 正弦波振荡器中,它的两个振荡电容 C_1、C_2 分别为 1000pF 和 510pF,振荡频率为 100kHz,求其振荡线圈电感 L。

6-26　某振荡器的电路如题图 6-4 所示,L_c 是扼流圈。 设电感 L = 1.5μH,振荡频率为 49.5MHz,试求:

（1）　说明各元件的作用；

（2）　画出交流等效电路；

（3）　求 C_4 的大小（忽略三极管极间电容的影响）；

（4）　若电路不起振,应如何解决？

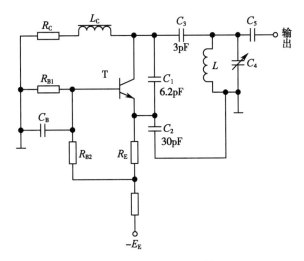

题图 6-4　习题 6-26 图

前面几章介绍的放大器、振荡器等都需要直流电源。在小型电器中,直流电源可采用干电池供电,但在大多数电子仪器中采用的直流电源是由交流电变化而得到,特别是医学影像设备中所用的直流电源,基本上都是由交流电变化得到。这种变化方式不但能提供多种输出电压和较大的输出功率,而且实用。

直流电源一般包括四个组成部分:电源变压器、整流电路、滤波电路和稳压电路,原理方框图如图 7-1 所示。

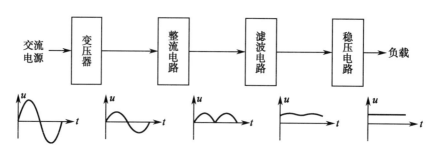

图 7-1　直流电源原理方框图

1. 电源变压器　根据负载电压的要求,电源变压器提供适当的交流电压。电源的输入一般为电网电压 220V,医学影像设备多数用 380V 的三相电供电。负载所需的电压和电网供电电压大小相差较大,因而需要通过电源变压器进行升压或降压。其作用是利用变压器的电压变换功能将电网电压转换成整流电路所需电压的大小。

2. 整流电路　利用二极管的单向导电性将电源变压器副边的交流电转换成单向脉动电压,即交流电转变成直流电。

3. 滤波电路　滤掉整流电路输出电压中的交流成分,减小直流电压中包含的谐波分量,降低直流电源电压的脉动成分。

4. 稳压电路　在电网电压发生波动或负载电流发生变化时,使直流电源的输出电压能够保持稳定。

第一节　整流电路

整流(rectifier)是利用二极管的单向导电性,把交流电转换成脉动直流电的过程。应用较多的整流电路有半波、全波、桥式、三相整流电路和倍压整流电路。由于全波整流电路的分析方法和半波、桥式类似,所以本节不作介绍。

一、单相半波整流电路

1. 电路组成　单相半波整流电路(single-phase half-wave rectifier)如图 7-2 所示。它是最简单的整流电路,由电源变压器 Tr、整流二极管 D 和负载电阻 R_L 组成。设电源变压器副边输出的交流电压为

$$u_2 = \sqrt{2}\,U_m \sin\omega t \qquad (7\text{-}1)$$

其波形如图 7-3a 所示。

2. 工作原理　当副边电压为正半周时(0 ~ π 段),假设 a 端为正、b 端为负,二极管 D 承受正向电压,因而处于导通状态。电

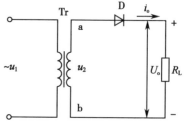

图 7-2　单相半波整流电路

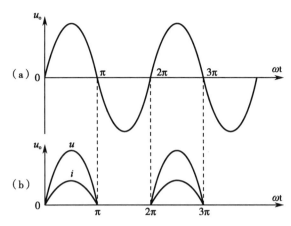

图 7-3　单相半波整流电路的电压、电流波形
a. 输入电压波形；b. 输出电压和电流波形

流 i 从 a 端流出，经过二极管 D 和负载电阻 R_L 流入 b 端。二极管的管压降约 $0.2 \sim 0.5V$，可忽略不计，所以 $u_o = u_2$。当副边电压为负半周时（$\pi \sim 2\pi$ 段），b 端为正，a 端为负，二极管 D 加反向电压，因而处于截止状态。负载 R_L 上无电流通过，$u_o = 0$。可见，半波整流电路只在正半周时才有电流通过负载，负半周无电流通过负载，故称半波整流。其负载两端的电压、电流波形如图 7-3b 所示。

负载上得到的整流电压虽然是单方向的，但其大小是变化的，即单向脉动电压。

二、整流电路的主要参数

下面以单相半波整流电路为例，介绍主要参数的意义及计算方法。脉动率将在三相整流电路中讲解。

1. 输出直流电压 U_o　是整流电路输出电压 u_o 在交流电一个周期中的平均值，即

$$U_o = \frac{1}{2\pi}\int_0^{2\pi} U_m \sin\omega t \, \mathrm{d}(\omega t) \tag{7-2}$$

对于单相半波整流电路，交流电在一个周期里只有半个周期有电流通过负载，所以求解 U_o 就是求在 $0 \sim \pi$ 段时间里的电压平均值，即

$$\begin{aligned} U_o &= \frac{1}{2\pi}\int_0^{\pi} u_o \, \mathrm{d}(\omega t) \\ &= \frac{1}{2\pi}\int_0^{\pi} \sqrt{2}\, U_2 \sin\omega t \, \mathrm{d}(\omega t) \\ &= \frac{\sqrt{2}\, U_2}{\pi} \approx 0.45 U_2 \end{aligned} \tag{7-3}$$

上式说明在单相半波整流电路中，输出直流电压 U_o 等于变压器副边交流电压有效值 U_2 的 0.45 倍。

单相半波整流电路输出电流的平均值为

$$I_o = \frac{0.45 U_2}{R_L} \tag{7-4}$$

2. 脉动系数 S　整流电路输出电压的脉动系数 S 定义为输出电压中基波的最大值 U_{o1M} 与输出电压的平均值 U_o 之比，即

$$S = \frac{U_{o1M}}{U_o} \tag{7-5}$$

上式可以看出 S 愈大，脉动程度愈大。

图 7-3(b) 中单相半波整流电路输出电压 u_o 的波形用傅里叶级数表示为

$$u_o = \frac{\sqrt{2}\, U_2}{\pi}\left(1 + \frac{\pi}{2}\sin\omega t - \frac{2}{3}\cos2\omega t - \frac{2}{15}\cos4\omega t \cdots\cdots\right)$$

因此半波整流电路的脉动系数为

$$S = \frac{\frac{U_2}{\sqrt{2}}}{\frac{\sqrt{2}\,U_2}{\pi}} = \frac{\pi}{2} \approx 1.57 \tag{7-6}$$

上式说明,半波整流电路的输出电压脉动程度很大,其基波最大值约为输出电压平均值的1.57倍。

3. 二极管最大反向峰值电压 U_{RM} 　在整流电路中,当二极管不导通时,二极管两端承受的最大反向电压。反向电压超过了最大允许值,二极管就可能被击穿而损坏。由图7-2可见,半波整流电路反向峰值电压就是变压器副边电压 u_2 的最大值,即

$$U_{RM} = \sqrt{2}\,U_2 \tag{7-7}$$

【例7-1】 　有一单相半波整流电路如图7-2所示,已知负载电阻 $R_L = 50\Omega$,电源变压器副边电压 $U_2 = 19V$,试求 U_o、I_o 及 U_{RM}。

解:$U_o = 0.45 U_2 = 0.45 \times 19V = 8.55V$

$$I_o = \frac{U_o}{R_L} = \frac{8.55}{50}A = 0.171A = 171mA$$

$$U_{RM} = \sqrt{2}\,U_2 = \sqrt{2} \times 19V \approx 27V$$

上面计算出二极管所承受的最大反向电压为27V,但为了使用安全,在选用二极管时,二极管最大的反向峰值电压要选得比27V大一倍左右。

三、单相桥式整流电路

1. 电路组成和工作原理 　单相半波整流电路只利用了电源的半个周期,而且整流电压的脉动程度较大,为了克服这些缺点,常采用全波整流电路。其中最常用的是单相桥式整流电路(single-phase bridge rectifier)。单相桥式整流电路如图7-4所示。图7-4a由四个二极管接成电桥形式,故称桥式整流。图7-4b为其简化电路。

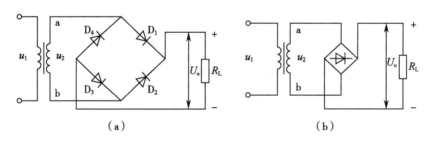

图7-4　单相桥式整流电路
a. 原理图;b. 简化电路

在图7-4a中,设电源变压器副边电压 $u_2 = \sqrt{2}\,U_2\sin\omega t$,在 u_2 的正半周,其极性为上正下负,即a端电位高于b端,二极管 D_1 和 D_3 因承受正向电压而导通,二极管 D_2 和 D_4 因承受反向电压而截止,电流 i_1 的通路是a→D_1→R_L→D_3→b。这时负载电阻 R_L 上得到一个半波电压,如图7-5b中的0~π段所示波形。

在 u_2 的负半周,其极性为上负下正,即b端电位高于a端电位。因此,D_1 和 D_3 承受反向电压截止,D_2 和 D_4 因承受正向电压而导通,电流 i_2 的通路是b→D_2→R_L→D_4→a。同样在负载电阻上得到一个半波电压,如图7-5b中 π~2π段波形。由于四个整流二极管的参数基本一致,所以 $i_1 = i_2$,$u_{o1} = u_{o2} = u_o$。

可见,在交流电压 u_2 的一个周期内,二极管 D_1D_3 和 D_2D_4 轮流导通和截止,在负载电阻 R_L

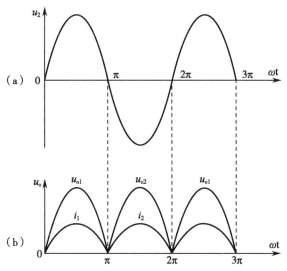

图 7-5　单相桥式整流电路的电压、电流波形
a. 输入电压波形；b. 输出电压、电流波形

上就得到了一个单方向的脉动电压和电流。

2. 主要参数的计算

（1）输出的电压平均值为

$$U_o = \frac{1}{2\pi} \int_0^{2\pi} u_2 \, d(\omega t)$$

$$= \frac{1}{2\pi} \int_0^{2\pi} \sqrt{2} U_2 \sin d(\omega t) \qquad (7\text{-}8)$$

$$\approx 0.9 U_2$$

（2）输出电流的平均值为

$$I_o = \frac{U_o}{R_L} \approx \frac{0.9 U_2}{R_L} \qquad (7\text{-}9)$$

每个二极管所承受的最大反向电压为 $\sqrt{2} U_2$。通过的电流为负载电流 I_o 的一半。

在图 7-5b 中，u_o 的波形用傅里叶级数表示为

$$u_o = \sqrt{2} U_2 \left(\frac{2}{\pi} - \frac{4}{3\pi} \cos 2\omega t - \frac{4}{15\pi} \cos 4\omega t - \frac{4}{35} \cos 6\omega t \cdots \right) \qquad (7\text{-}10)$$

上式中的第一项 $\frac{2\sqrt{2}}{\pi} U_2$ 为输出电压 u_o 的平均值，与式（7-8）计算的结果一致。上式中第二项 $\frac{4\sqrt{2}}{3\pi} U_2$ 为输出电压 u_o 的基波成分。

（3）脉动系数为

$$S = \frac{U_{O1M}}{U_o} = \frac{\frac{4\sqrt{2}}{3\pi} U_2}{\frac{2\sqrt{2}}{\pi} U_2} \approx 0.67 \qquad (7\text{-}11)$$

可见，桥式整流电路输出电压的脉动系数比半波整流电路小得多，输出电压的质量得到了明显提高，而且输出电压和电流的平均值也提高了一倍。因此，桥式整流电路得到了广泛的应用。许多 X 线机中由于 X 线管的管电压高达 100~150kV，因此采用多只高压硅堆组成桥式整流器。

四、三相桥式整流电路

前面讨论的单相整流电路，它们的输出功率不大（小于 500W），一般应用于医疗设备中电子线路的供电，如放大电路、振荡电路等。中小型 X 机的 X 线发射管的高压阳极也应用这些电路。然而，如果整流电路的输出功率进一步增大，就不能采用单相整流电路了，因为这样会使三相电网负荷不平衡，影响供电质量。所以大功率直流电常采用三相整流电路，其中最常用的是三相桥式整流电路，在大型 X 线机中应用很多。

图 7-6 是三相桥式整流电路的原理电路图。变压器是一个三相变压器，原边三组线圈首尾相接，即接成三角形接法。副边三组线圈首或尾接在一起，即接成星形接法。副边的三个相电压 u_a、u_b 和 u_c 是对称的三相正弦电压，如图 7-6 所示。

下面把交流电的一个周期分成六个时间段来分析，如图 7-7a 所示。讨论在不同段各个二极管两端所加的电压是正向还是反向，就能分析出负载两端电压和流过负载电流的情况。

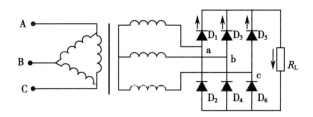

图 7-6　三相桥式整流电路

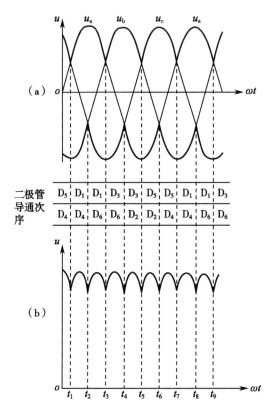

图 7-7　三相桥式整流电路电压和负载电压波形图
a. 三相电源电压波形；b. 负载电压波形

在 $t_1 \sim t_2$ 期间，这段时间内 u_a 电压最高，u_b 电压最低，二极管 D_1、D_4 两端承受正向电压而导通，电流由 a 相出发，经过 D_1、负载电阻 R_L、二极管 D_4 到 b 相，形成了一个电流回路。电流回路可表示如下：

$$a \rightarrow D_1 \rightarrow R_L \rightarrow D_4 \rightarrow b$$

忽略二极管的正向压降，负载电阻 R_L 上的电压就是变压器的副边线电压 u_{ab}，即 u_a 和 u_b 之差，如图 7-7（b）$t_1 \sim t_2$ 期间所示波形。

由于二极管 D_1 导通，D_3 和 D_5 的负极电位被钳制在近似于 a 点的电位，即这个阶段电路的最高电位，所以二极管 D_3 和 D_5 因承受反向电压而截止。由于二极管 D_4 导通，D_2 和 D_6 的正极电位被钳制在近似于 b 点的电位，即这个阶段电路的最低电位，所以二极管 D_2 和 D_6 也因承受反向电压而截止。

在 $t_2 \sim t_3$ 期间，这段时间内 u_a 电压最高，u_c 电压最低，二极管 D_1、D_6 两端承受正向电压而导通，电流由 a 相出发，经过 D_1、负载电阻 R_L、二极管 D_6 到 c 相，形成了一个电流回路。电流回路可表示如下：

$$a \rightarrow D_1 \rightarrow R_L \rightarrow D_6 \rightarrow c$$

忽略二极管的正向压降,负载电阻 R_L 上的电压就是变压器的副边线电压 u_{ac},即 u_a 和 u_c 之差,如图 7-7b $t_2 \sim t_3$ 期间所示波形。

由于二极管 D_1 导通,D_3 和 D_5 的负极电位被钳制在近似于 a 点的电位,即这个阶段电路的最高电位,所以二极管 D_3 和 D_5 因承受反向电压而截止。

由于二极管 D_6 导通,D_2 和 D_4 的正极电位被钳制在近似于 c 点的电位,即这个阶段电路的最低电位,所以二极管 D_2 和 D_4 也因承受反向电压而截止。

以此类推,可以得出三相桥式整流电路的输出电压波形,如图 7-7b 所示。在交流电压的一个周期内,六只二极管轮流导通和截止。在负载电阻 R_L 上就得到了一个单方向的脉动电压和电流。

在任何时刻,电路中只有两个二极管导电,每个二极管导电 1/3 周期(120°),但每隔 1/6 周期(60°)二极管的导电情况就改变一次,即每隔 60°就有一个二极管从导通变为截止。同时有另一个二极管从截止变为导通,二极管导通次序如图 7-7a 所示。而输出电压 u_o 的大小就等于图 7-7a 中交流电压的上下包络线在每一时刻的垂直距离。

由上述分析得出三相桥式整流电路的几个参数:

1. 输出直流电压 U_o 在负载电阻上得到的输出电压是脉动很小的单向电压,经过计算,输出电压的平均值(即直流电压)

$$U_o = 2.34 U_2 \tag{7-12}$$

式中 U_2 是变压器副边相电压的有效值。可见三相桥式整流电路的整流效果比单相整流电路要好得多。

2. 电流的平均值 I_o 通过负载电阻的平均电流

$$I_o = \frac{U_o}{R_L} = 2.34 \frac{U_2}{R_L} \tag{7-13}$$

由于在一个周期中,每个二极管只有 1/3 的时间导电,因此流过每个二极管的平均电流

$$I_o = \frac{1}{3} \cdot \frac{U_o}{R_L} = 0.78 \frac{U_2}{R_L} \tag{7-14}$$

3. 二极管最高反向电压 U_{RM} 每个二极管承受的最大反向电压是变压器副边线电压的最大值

$$U_{RM} = \sqrt{3} U_{2M} = \sqrt{3} \cdot \sqrt{2} U_2 = 2.45 U_2 \tag{7-15}$$

从图 7-7b 所示的输出电压波形可以看出,交流电在一个周期里有六个基波,所以也有把图 7-6 所示电路称为三相六波桥式整流电路。

如交流电的频率为 50Hz(有一些国家电网的频率为 60Hz),那么单相半波整流输出电压的基波频率为 50Hz,单相桥式整流输出电压的基波频率为 100Hz,三相桥式整流输出电压的基波频率为 300Hz。它们都是非正弦的周期性电压,三相桥式整流电路输出电压基波频率比单相整流电路输出电压的基波频率要高得多,所以采用很简单的滤波,就可以取得很好的滤波效果。

4. 脉动率 ε 用来描述三相整流后直流电压的脉动程度。定义为

$$\varepsilon = \frac{U_{max} - U_{min}}{U_{max}} \times 100\% \tag{7-16}$$

式中,U_{max} 为整流输出电压的最大值,U_{min} 为整流输出电压的最小值。对于三相六波桥式整流电路其脉动率为

$$\varepsilon = \frac{1.732 - 1.5}{1.732} \times 100\% = 13.4\%$$

而有些三相桥式整流电路的脉动率为3.4%,输出的电压更接近于平稳直流。

三相桥式整流电路适用于负载电流大、负载电压高、要求脉动小的场合。

五、倍压整流电路

在有些电子仪器中,需要提供高电压(kV 级)和小电流(mA 级)的直流电源。若采用上述整流电路,变压器副边电压很高,所需副绕组的匝数也很多,体积也会增大,绕组间的绝缘也要求很高,而且二极管的反向耐压也需很高,倍压整流电路(voltage doubler circuit)就解决了这些问题。

倍压整流电路作用有两方面:第一是整流,将交流电转换为直流电;第二是倍压,利用二极管的单向导电性,使电源分别对电容充电,然后将电容上的电压顺极性串联起来,从而在输出端得到高出电源变压器副边电压若干倍的直流电压。倍压整流电路一般按输出电压是输入电压的多少倍,分为二倍压、三倍压和多倍压整流电路。

1. 电路组成　二倍压整流电路如图 7-8 所示。

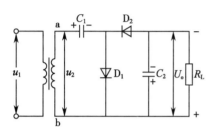

图 7-8　二倍压整流电路

2. 工作原理　当变压器副边电压 u_2 为正半周时,其极性上正下负,二极管 D_1 导通,D_2 截止。电流通路是 a→C_1→D_1→b,这个电流对电容 C_1 充电。在理想情况下,电容 C_1 被充电至 u_2 的峰值,即 $U_{C1}=\sqrt{2}\,U_2$。当变压器副边电压 u_2 为负半周时,其极性上负下正,电容 C_1 上的电压和变压器副边电压相加,组成了一个新的"电源",其电压是($U_{C1}+u_2$),这个"电源"通过二极管 D_2 给电容 C_2 充电,可使电容 C_2 的电压充电至 $2\sqrt{2}\,U_2$。负载电阻 R_L 和电容 C_2 并联,所以 R_L 两端的电压也是 $U_0=2\sqrt{2}\,U_2$。因此电路实现了"倍压"和"整流"双重作用。

实际的倍压整流电路,由于电容 C_2 不断通过负载电阻 R_L 放电,电容 C_1 不断地给 C_2 充电,所以负载电阻 R_L 上的电压 U_0 比理论计算值 $2\sqrt{2}\,U_2$ 要小一些。负载电阻 R_L 越大,输出电压 U_0 越接近理论值。所以倍压整流电路适用于高电压、小电流(电阻大的负载)的负载。另外,由于电容不断通过 R_L 放电,电源又给电容补充电能(充电),所以输出的直流电压中有一定的脉动成分。

根据二倍压的工作原理,只要在电路中接入更多的二极管和电容,并将各个电容按电压相加的原则串联起来,即可得到所需的直流电压。

图 7-9 是一个多倍压整流电路。如果负载电阻 R_L 跨接在电容 C_2 和 C_4 两端,则输出直流电压 $U_0=4\sqrt{2}\,U_2$。如果负载电阻 R_L 跨接在电容 C_2 和 C_6 两端,则输出直流电压 $U_0=6\sqrt{2}\,U_2$。

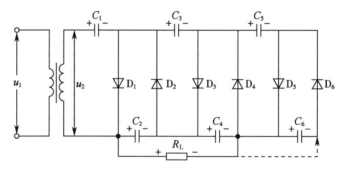

图 7-9　多倍压整流电路

第二节　滤波电路

前面分析的整流电路虽然把交流电转换为直流电,但所得到的输出电压是单相脉动电压,其中既有直流成分又有交流成分,对于电源质量要求不高的电子设备是允许的。但对医学影像设备而言,整流电路之后都要加滤波(filter)电路,用以滤掉脉动电压中的交流成分,以改善输出电压的脉动程度。下面介绍几种常见的滤波电路。

一、电容滤波电路

1. 电容滤波原理　电路如图 7-10 所示。由图可见,在桥式整流电路的输出端负载 R_L 并联一个电容器 C,利用电容器的充放电特性,滤掉输出电压中的交流成分,保留其直流成分,达到平滑输出电压波形的目的。

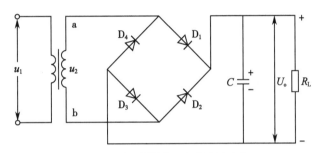

图 7-10　桥式整流、电容滤波电路

2. 工作过程　下面定性分析滤波电路的基本原理。变压器副边的交流电压 u_2 在正半周时,二极管 D_1 和 D_3 导通,电源给负载 R_L 供电,同时又给电容器 C 充电,如果忽略二极管的管压降,则充电电压 u_c 与上升的变压器副边电压 u_2 相等,如图 7-11 中的 om 段波形所示。

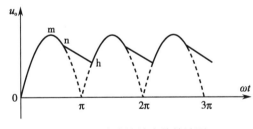

图 7-11　电容滤波电路的波形

电源变压器副边电压 u_2 在 m 点处达到最大值,u_c 也达到最大值。然后 u_2 和 u_c 都开始下降,u_2 按正弦规律迅速下降,而 u_c 则按指数规律缓慢下降,在 n 点之后,$u_2 < u_c$,二极管 D_1 和 D_3 承受反向电压而截止,电容对负载电阻 R_L 放电,u_c 按放电曲线 nh 下降,直到 u_2 的负半周 $|u_2| > u_c$ 时,二极管 D_2 和 D_4 导通,电容器再次被充电。

由以上分析可知,电容滤波电路有如下特点:

(1) 减小了输出电压的脉动成度:整流电路加上滤波电容后,当二极管导通时,滤波电容将能量储存在电场中,然后在二极管截止期间将储存的能量释放出来,使流过负载电阻的电流没有因 u_2 的迅速下降而变小,因而负载上的电流和电压的波形比较平滑,减小了输出电压脉动成度,即脉动系数 S 变小了。

(2) 增大了输出电压:从图 7-11 可见,输出电压曲线包围的面积比没有滤波电容时的曲线所包围的面积大了,说明输出电压的平均值增大了。这时输出电压平均值可用下式近似估算:

$$U_0 = \sqrt{2}\, U_2 \left(1 - \frac{T}{4R_L C}\right) \tag{7-17}$$

式中 T 为电源电压的周期。

从式(7-17)可以看出,当负载开路时,即 $R_L = \infty$,输出电压最大,其值为 $\sqrt{2}\,U_2$。在实际电路中,为了获得较好的滤波效果,滤波电容应满足 $R_L C = (3\!-\!5)\,T/2$ 的条件,这时输出电压的平均值为

$$U_o \approx 1.2 U_2 \tag{7-18}$$

(3)减小了整流二极管的导通角:在图 7-4a 桥式整流电路中,$D_1 D_3$ 或 $D_2 D_4$ 都有半个周期处于导通状态,二极管的导通角 θ 等于 π。电路加上滤波电容后,只有当电容充电时,二极管才导通。即每只二极管的导通角都小于 π。并且 $R_L C$ 的值愈大,滤波效果愈好,导通角 θ 也愈小。如图 7-12 所示。

由于二极管导通角变小了,二极管在较短时间内将产生一个很大的冲击电流,这就要求选用较大容量的整流二极管。

(4)电路的外特性欠佳:通常将输出电压 U_o 与输出电流 I_o 之间的关系曲线称为电路的外特性,如图 7-13 所示。当负载电阻 R_L 减小时,即输出电流 I_o 增大时,输出电压 U_o 迅速下降,因此电容滤波不适用于负载电流变化较大的场合。

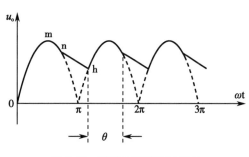

图 7-12　整流二极管的导通角

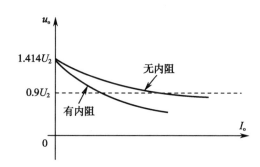

图 7-13　电容滤波电路输出特性曲线

二、电感滤波电路

如果在整流电路和负载电阻 R_L 之间串入一个电感(inductance),就构成了电感滤波(inductance filter)电路,如图 7-14 所示。

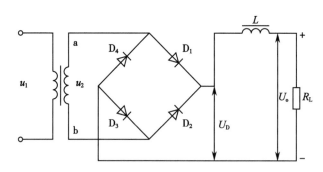

图 7-14　桥式整流、电感滤波电路

其工作原理可以这样分析。电感的直流电阻很小,而交流阻抗很大,故串联电感器后,直流分量基本没有衰减,而交流分量分别降在了电感 L 和负载电阻 R_L 上,这样减小了负载电阻上的交流分量,因此降低了输出电压的脉动系数。这种滤波电路实质是把负载电阻上的交流成分进行了转移,从而减小了负载上的交流成分。

分析电感滤波电路时,可以把整流电路的输出电压分解为两部分。

一部分是输出直流电压的平均值 U_o。

$$U_O = \frac{R_L}{R+R_L}U_D \approx \frac{R_L}{R+R_L}0.9U_2 \tag{7-19}$$

式中的 R 是线圈本身的直流电阻，U_D 是整流电路输出的电压，对于桥式整流为 $0.9U_2$。上式可见，电感滤波电路输出电压平均值小于整流电路输出的电压平均值。实际上线圈的直流电阻很小，可忽略不计，故 $U_O \approx 0.9U_2$。

另一部分是输出电压的交流分量

$$u_o \approx \frac{R_L}{\sqrt{(\omega L)^2 + R_L^2}} \cdot u_d \approx \frac{R_L}{\omega L} \cdot u_d \tag{7-20}$$

式中的 ωL 是电感线圈呈现的电抗，u_d 是整流后的交流分量。上式可见，电感 L 愈大，负载电阻 R_L 愈小，输出电压中交流分量愈小，脉动愈小，才能得到较好的滤波效果。

电感滤波电路的缺点是由于电感铁心的存在，不但加大了电路的体积和重量，也易引起电磁干扰。一般只适用于低电压、大电流场合。

三、π 型滤波电路

为进一步改善滤波特性，降低脉动成分，可将上述滤波电路组合起来使用。较常见有 LC 滤波、LC-π 型滤波和 RC-π 型滤波电路。下面以 LC-π 型滤波电路(LC pi type filter)为例分析其基本原理。图 7-15 是桥式整流 LC-π 型滤波电路。

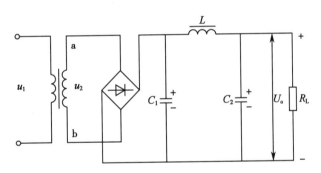

图 7-15 桥式整流、π 型滤波电路

其滤波原理可以这样来分析。电感在电路中的感抗为 $X_L = \omega L = 2\pi f L$。对于直流分量，由于频率 $f=0$，所以感抗 $X_L=0$，可视为短路。直流分量通过电感几乎没有损失，全部加在了负载电阻两端。电容在电路中的容抗为 $Xc = \frac{1}{\omega c} = \frac{1}{2\pi fc}$。对于直流分量，频率为零，容抗 X_C 为无穷大，所以电容 C_2 和负载电阻并联不会影响负载电阻上的直流分量。可以看出，对于交流分量，电容的容抗很小，使交流成分通过 C_2 构成了回路，交流成分更多地降在了电感上。也可以理解成电容 C_2 保护了负载电阻 R_L，使负载电阻 R_L 上的交流成分变小，而电感 L 上的交流分量变大。电容 C_1 的作用与前面所分析的电容滤波电路一样。

在实际应用中，由于电感的价格较贵，元件较为笨重，因此可用适当的电阻 R 代替电感，构成了 RC-π 型

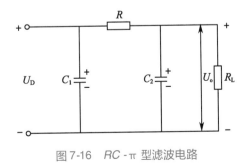

图 7-16 RC-π 型滤波电路

153

滤波电路,如图 7-16 所示。对于其滤波原理与 $LC\text{-}\pi$ 型类似。只区别于直流分量在电阻 R 上也有一定的分压作用,损失了直流输出电压。而且 $RC\text{-}\pi$ 型滤波的外特性也不如 $LC\text{-}\pi$ 型滤波电路好。

第三节　稳压电路

交流电压经整流滤波后可得到平滑的直流电压,但这种电压往往会随着交流电网电压的波动或负载的变化而变化,这种不稳定的直流输出电压会导致设备无法正常工作。特别在医学影像设备电路中,对电源电压的稳定性要求非常严格,电压的稳定直接影响图像的质量。

影响直流电源输出电压的因素有两方面:一方面是电网电压的波动,会使输出电压发生变化。另一方面是当负载电流变化时,在直流电源内阻上产生压降也会随着变化,使输出电压发生变化。因此,为了得到稳定的直流电压输出,必须在整流滤波电路之后加上稳压电路(regulation circuit),使输出电压维持相对稳定。稳压电路种类很多,下面主要讨论稳压管稳压电路和串联型稳压电路。

一、稳压管稳压电路

稳压管稳压(zener voltage regulator)电路如图 7-17 所示。电路由稳压二极管(简称稳压管) D_Z 和限流电阻 R 组成。由于稳压二极管和负载并联,又称并联稳压电路。

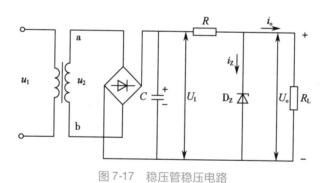

图 7-17　稳压管稳压电路

前面章节已介绍了稳压二极管的特性,在稳压二极管的反向击穿区,流过稳压管的电流在一定范围内变化时,稳压管两端的电压变化很小。稳压管稳压电路就是利用了这一特点。下面介绍稳压管稳压电路的稳压过程。

1. 电网电压波动、负载电阻不变的情况　当电网电压升高而引起稳压电路的输入电压 U_I 升高时,将引起稳压管 D_Z 两端电压 $U_z(U_o)$ 升高。根据稳压二极管的伏安特性,稳压二极管的电压 U_z 的增大将使电流 I_z 急剧增大,限流电阻 R 上的电压增加

$$U_R = (I_z + I_o) R \tag{7-21}$$

必将使输出电压

$$U_o = U_I - U_R \tag{7-22}$$

减少。即 U_R 的增加补偿了输入电压 U_I 的增加,使输出电压基本保持不变。上述稳压过程可简单描述如下:

$$U_I \uparrow \rightarrow U_o(U_Z) \uparrow \rightarrow I_Z \uparrow \rightarrow I_R \uparrow \rightarrow U_R \uparrow$$
$$U_o \downarrow$$

当电网电压下降时,各量的变化与上述过程相反,稳压过程如下:

$$U_I \downarrow \rightarrow U_o(U_Z) \downarrow \rightarrow I_Z \downarrow \rightarrow I_R \downarrow \rightarrow U_R \downarrow$$
$$U_o \uparrow$$

2. 电网电压保持不变、负载电阻变化时的情况　如果输入电压 U_I 不变,当负载电流 I_o 增大(负载电阻 R_L 减小)时,导致 $U_o(U_z)$ 下降。根据稳压二极管的反向伏安特性,U_z 下降将使 I_z 急剧减小,使限流电阻 R 上的电压

$$U_R = (I_z + I_o)R$$

降低,必将使输出电压

$$U_O = U_I - U_R$$

增加。即 U_R 的减小补偿了由 I_o 变大带来的 U_o 降低,使输出电压基本不变。这个稳压过程可描述如下:

$$I_o \uparrow \rightarrow U_o(U_Z) \downarrow \rightarrow I_Z \downarrow \rightarrow I_R \downarrow \rightarrow U_R \downarrow$$
$$U_o \uparrow$$

当输入电压 U_I 不变、负载电流 I_o 减小(负载电阻增大)时的情况和上面变化过程相反,不再叙述。

由此可见,稳压管的电流调节作用和限流电阻的电压调节作用是稳压关键,即利用稳压管两端电压的微小变化引起较大电流的变化,再通过限流电阻 R 的电压调节作用,使输出电压稳定。

稳压管稳压电路是最简单的稳压电路,应用也很广泛。但输出电压不能调节,稳压精度也不高,所以稳压管稳压电路常用在稳压要求不高和负载电流较小的电路中。

二、串联型稳压电路

串联型稳压电路(series voltage regulator)如图 7-18a 所示,方框图如图 7-18b 所示。由于串联型稳压电路采用了对偏差电压放大后再去控制调整管的措施,所以克服了稳压管稳压电路的不足,使稳压效果和应用范围都得到了提高。

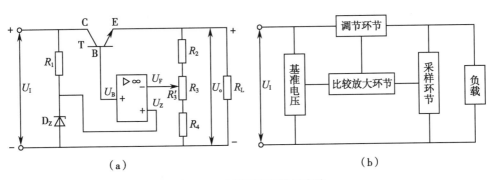

图 7-18　串联型直流稳压电路
a. 电路图;b. 方框图

1. 电路组成　串联型稳压电路包含四个组成部分,即采样环节、放大环节、基准环节和调整环节。

（1）采样环节:由电阻 R_2、R_4 和电位器 R_3 组成。反馈电压 U_F 取自输出电压的一部分,U_F 对输出电压 U_o 的变化进行采样后传送到放大环节。其计算公式如下:

$$U_F = \frac{R_4 + R_3'}{R_2 + R_3 + R_4} U_O \tag{7-23}$$

R_3' 是指电位器 R_3 中心抽头以下部分的电阻值。

（2）基准环节：是由稳压管 D_Z 和限流电阻 R_1 组成。该环节的作用是提供一个基准电压 U_Z，以便同采样电路得到的反馈电压 U_F 进行比较。

（3）放大环节：由集成运算放大器组成。放大器将采样得到的反馈电压 U_F 与基准电压 U_Z 进行比较，再将偏差电压（$U_Z - U_F$）进行放大，传送给调整环节。

（4）调整环节：由调整管 T 组成。它工作在放大区，其基极电压受运算放大器输出电压控制，使稳压电路的输出电压基本稳定。

2. 稳压原理　在图 7-18a 所示的电路中，当输出电压 U_O 升高时，取样电压 U_F 随之增大，U_F 反馈到运算放大器的反相输入端，运算放大器将同相输入端的基准电压 U_Z 与反相输入端的反馈电压 U_F 进行比较，得到偏差电压（$U_Z - U_F$）将下降，经运算放大器放大后，得到的输出电压 U_B 也下降，使调整管的基-射极电压 U_{BE} 下降，基极电流 I_B 和集电极电流 I_C 减小，于是调整管的集-射极电压 U_{CE} 上升，从而使输出电压 $U_O = U_I - U_{CE}$ 减小。这个稳压过程可表示如下：

$$U_O \uparrow \longrightarrow U_F \uparrow \longrightarrow (U_Z - U_F) \downarrow \longrightarrow U_B \downarrow \longrightarrow U_{CE} \uparrow \longrightarrow$$
$$U_O \downarrow \longleftarrow$$

输出电压 U_O 降低时，电路变化过程与上述过程相反。可见，输出电压的变化经运算放大器放大后去调整晶体管的管压降 U_{CE}，来达到稳定输出电压的目的。整个过程是通过负反馈使输出电压保持基本不变的，反馈电压 U_F 取自于输出电压 U_O，U_F 和基准电压 U_Z 又分别加在运算放大器的两个输入端，所以引入的是串联电压负反馈，故图 7-18a 所示电路为串联型稳压电路。

由图 7-18a 可见，如果将电位器 R_3 的滑动端向上移动，则采样电压 U_F 将增大，相当于上面分析的输出电压 U_O 升高的情况，经反馈电路调整，使稳压电路的输出电压 U_O 减小。反之，如果将电位器 R_3 的滑动端向下移动，则采样电压 U_F 将减小，相当于上面分析的输出电压 U_O 降低的情况，则稳压电路输出 U_O 将增大。可见，变动电位器 R_3 的滑动端，可以在一定的范围内调节输出电压 U_O 的大小，来适应不同电路或电器的需求。

串联型反馈稳压电路克服了并联型稳压电路输出电流小、输出电压不能调节的缺点，因而在各种电子设备中得到广泛的应用。同时这种稳压电路也是集成稳压电路的基本组成。

三、集成稳压器

近年来集成稳压器（integrated regulation circuit）得到了广泛应用，它具有体积小、可靠性高、性能指标好、便于安装和价格低等优点。下面介绍三端固定集成稳压器和三端可调集成稳压器。

1. 三端固定集成稳压器　三端固定稳压器的外形和图形符号如图 7-19 所示。

这种稳压器只有输入端、输出端和公共端三个引出端，所以称为三端集成稳压器。其内部也是串联型稳压电路，同时将过载保护电路和启动电路集成在同一芯片上。

在三端集成稳压器中，78 系列和 79 系列最常见，型号的最后两位数字表示稳压器的输出电压值。例如：7805 的输出电压为 5V，7818 的输出电压为 18V。78 系列三端集成稳压器的输出电压如表 7-1 所示。

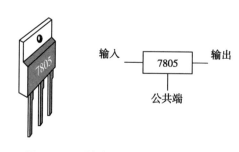

图 7-19　三端稳压器的外形和图形符号

表7-1　78 系列三端集成稳压器的输出电压

型号	7805	7806	7808	7812	7815	7818	7824
$U_0(\mathrm{V})$	5	6	8	12	15	18	24

78 系列输出正电压,79 系列输出负电压。79 系列三端集成稳压器的输出电压如表7-2 所示。

表7-2　79 系列三端集成稳压器的输出电压

型号	7905	7906	7908	7912	7915	7918	7924
$U_0(\mathrm{V})$	−5	−6	−8	−12	−15	−18	−24

图 7-20 所示是三端集成稳压器的应用电路。图中电源变压器有两组输出,分别经桥式整流电路供给三端集成稳压器 7815 和 7915,使 7815 输出+15V、7915 输出−15V。图中的电容 C_1、C_2、C_3 和 C_4 为滤波电容,用来改善稳压器输出电压的纹波电压。

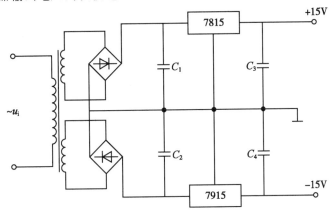

图 7-20　正、负电压输出电路

2. 三端可调集成稳压器　三端可调集成稳压电路如图 7-21 所示。与三端固定集成稳压器相比,三端可调集成稳压器没有公共接地端,只有输入、输出和调整三个端子,并设有保护电路,工作十分安全。电压调整范围也较宽,例如 W317 输出电压可在 1.25～37V 之间连续可调,输出电流在 0.5～1.5A 之间。输出电压为

$$U_0 = \left(1 + \frac{R_2}{R_1}\right) \cdot U_{\mathrm{REF}} \tag{7-24}$$

式中 U_{REF} 为基准电压,其典型值为 1.25V,R_2 用于调节输出电压。

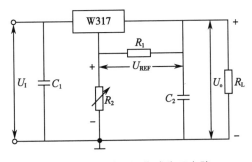

图 7-21　三端可调集成稳压电路

四、稳压电源的主要性能指标

稳压电源的质量主要是看稳压电源的性能指标,稳压电源的性能指标主要包括稳压系数和输出电阻。

1. 稳压系数 S_u 它是指当负载电阻不变时,输出直流电压相对变化量 $\dfrac{\Delta U_O}{U_O}$ 与输入电压相对变化量 $\dfrac{\Delta U_I}{U_I}$ 之比,即

$$S_u = \frac{\dfrac{\Delta U_O}{U_O}}{\dfrac{\Delta U_I}{U_I}} \tag{7-25}$$

稳压系数 S_u 越小,表明稳压电源克服输入电压变化的能力越强、稳压性能越好。一般要求 S_u 约为 $10^{-4} \sim 10^{-2}$。

2. 输出电阻 R_O 它是指电网电压不变时,输出电压变化量 ΔU_O 与输出电流变化量 ΔI_O 之比,即

$$R_O = \frac{\Delta U_O}{\Delta I_O} \tag{7-26}$$

R_O 越小表明负载 R_L 变化时对输出电压影响越小,输出电压越稳定。一般要求 R_O 约为 $10^{-3} \sim 10^{-1}\,\Omega$。

第四节　开关型稳压电路

前面介绍的稳压电路,由于稳压电路中的晶体管工作在线性放大区,故称这些稳压电路为线性稳压电路。线性稳压电路虽然电路简单、稳压性能好,但是由于调整管消耗的功率大,效率低,一般只在 20% ~ 40%。为了解决调整管散热问题,还需安装较大散热器,使稳压电路的重量和体积增大。近年来,在各种电子仪器中采用了开关型稳压电源(switching mode regulation circuit),特别是在医学影像设备中,使用这种电路的比例更高。

一、开关型稳压电路的特点

开关型稳压电路中的调整管工作在开关状态,即管子交替工作在饱和与截止两种状态下,开关转换时间比较短,因而开关型稳压电路具有功耗小、效率高、体积小、重量轻等特点,其效率可达 85% 以上,所以得到了迅速的发展。开关型稳压电路因开关频率较高,一般为几千赫兹,所以可以选用较小容量的滤波电容。由于开关型稳压电路的输出电压主要与调整管的导通和截止时间的比例有关,所以电网的波动对输出电压影响很小。它适用于大功率且负载固定、输出电压调节范围不大、负载对输出纹波要求不高的场合。开关稳压电路有许多形式,下面介绍其中一种典型的串联开关型稳压电路。

二、串联开关型稳压电路

串联开关型稳压电路的结构框图如图 7-22 所示。图中 U_I 是经整流滤波之后的输出电压,T 是调整管,它工作在开关状态,u_B 是比较器 B 的输出电压,用于控制调整管 T 的状态,使调整管 T 在饱和与截止之间进行转换。u_B 的值由比较放大器 B 的两个输入端 u_A 和 u_T 决定。u_T 是三角波发生器提供的三角波电压,u_A 是比较放大器 A 的输出电压,由基准电压 U_{REF} 和 u_F 决定,u_F 是取样电路 $R_1 R_2$ 分压输出,反映负

载电压的变化。

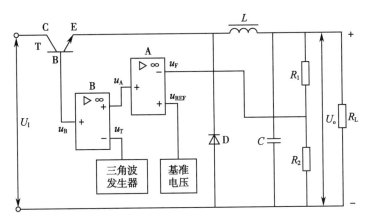

图 7-22　串联开关型稳压电路

当 $u_A > u_T$ 时，u_B 为高电平，调整管 T 饱和导通，调整管发射极电压 $u_E = U_I$，电源通过调整管 T 向负载供电和给电容 C 充电，同时电感 L 储存能量。二极管 D 承受反向电压而截止。

当 $u_A < u_T$ 时，u_B 为低电平，调整管 T 由导通变为截止，电感中储存的能量通过 D 向负载电阻 R_L 释放，使负载电阻 R_L 在调整管 T 截止时仍然有电流通过，因此称二极管 D 为续流二极管。开关型稳压电路的电压和电流波形如图 7-23 所示。

设图 7-22 中的元件没有能量损耗，根据能量守恒原理，输出电压 U_0 与输入电压 U_I 的关系是

$$U_0 \approx \frac{t_{on}}{T} \cdot U_I = qU_I \tag{7-27}$$

上式中的 t_{on} 是调整管 T 的导通时间，$T = t_{on} + t_{off}$ 是开关转换周期，t_{off} 是调整管 T 的截止时间。$q = \frac{t_{on}}{T}$ 称为脉冲波形的占空比。从上式可见，通过调节占空比即可调节输出电压 U_0。所以图 7-22 串联开关型稳压电路是脉宽调制（PWM）式开关稳压电源。

正常工作状态时，取样电路的输出反馈电压 U_F 和基准电压 U_{REF} 相等，即 $U_F = U_{REF}$，比较放大器 A 的输出电压 $u_A = 0$。这样使比较放大器 B 的输出只与三角波发生器产生的三角波有关，即放大器 B 的输出脉冲电压 u_B 的占空比 $q = 50\%$，如图 7-24a 所示。

当输入电压 U_I 增加使输出电压 U_0 增加时，U_F 上升，$U_F > U_{REF}$，比较放大器 A 输出负电压，u_A 再与三角波电压 u_T 比较，得到 u_B 的波形，如图 7-24（b）所示。比较放大器 B 的输出电压波形 u_B 的占空比 $q < 50\%$，T 的导通时间变短了，使输出电压下降，达到了稳压目的。上述的变化过程可简述如下：

$$U_0 \uparrow \longrightarrow U_F \uparrow \longrightarrow U_F > U_{REF} \longrightarrow U_A \downarrow \longrightarrow q \downarrow$$
$$U_0 \downarrow \longleftarrow$$

同理，当输入电压 U_I 下降使输出电压 U_0 下降时，U_F 下降，使 $U_F < U_{REF}$，比较放大器 A 输出正电压，u_B 的占空比 $q > 50\%$，T 的导通时间变长，截止时间变短了，使输出电压升高，达到了稳压目的。

上面介绍了串联开关型稳压电路的基本原理。实际应用时还有过流、过压等保护电路。近年来开关型稳压电路发展很快，特点是集成化进一步提高，把调整管、比较放大器和保护电路等集成在一起，具有可靠性高、使用方便等特点。

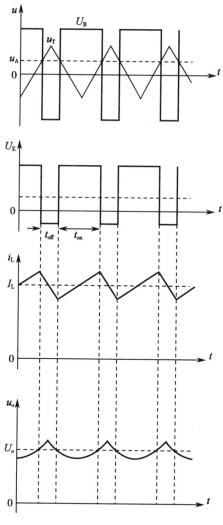

图 7-23　开关稳压电源的电压、电流波形

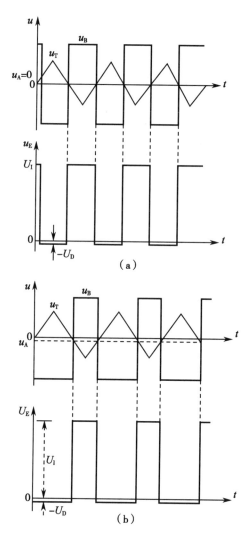

图 7-24　稳压过程中电压的波形

a. 占空比 $q=50\%$ 时电压波形；b. 占空比 $q<50\%$ 时电压波形

第五节　可控硅整流电路

前面介绍的几种整流电路其输出电压是一个固定值,但在一些医学电子仪器中,还需一种不但有整流功能,而且整流后的输出电压在一定范围内连续可调的整流电路,下面将介绍的可控硅整流电路就是其中一种。

一、可控硅的结构与导通条件

可控硅(thyristor)也称晶闸管。它不但具有单向导电性,而且具有反应快、体积小等特点,所以多用于可控整流、逆变、调压等电路中,并且日益广泛应用于医学影像设备中。可控硅的种类很多,有普通型、双向型和可关断型等。本节只介绍普通型可控硅。

1. 可控硅的结构　图 7-25 所示是可控硅的结构示意图和图形符号。它由四层半导体材料组成,形成三个 PN 结,分别是 J_1、J_2 和 J_3。P_1 层的引线为阳极 A,N_2 层的引线为阴极 K,P_2 层的引线为控制极 G。

2. 可控硅的导通条件 为了说明可控硅的导通条件,常把可控硅等效为 PNP 型和 NPN 型两个三极管,如图 7-26a 所示。

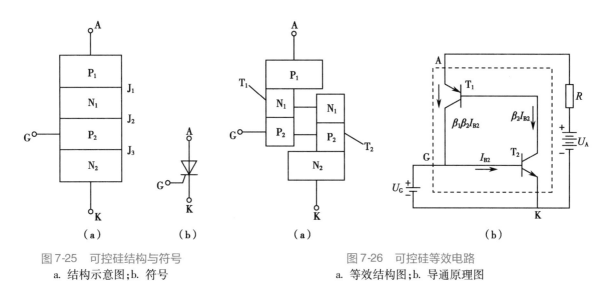

图 7-25 可控硅结构与符号
a. 结构示意图;b. 符号

图 7-26 可控硅等效电路
a. 等效结构图;b. 导通原理图

当可控硅的阳极 A 和阴极 K 之间加正向电压而控制极不加电压时,PN 结 J_2 处于反向偏置,可控硅不能导通称为正向阻断状态,即截止状态。当可控硅的阳极 A 和阴极 K 之间加正向电压,同时控制极和阴极之间也加正向电压时,如图 7-26b 所示,产生了晶体管 T_2 的基极电流 I_{B2},则 T_2 的集电极电流为 $\beta_2 I_{B2}$,T_1 管的基极电流 I_{B1} 等于 T_2 管的集电极电流 $\beta_2 I_{B2}$,因而 T_1 管的集电极电流 I_{C1} 为 $\beta_1 \beta_2 I_{B2}$,这个电流又作为 T_2 管的基极电流,再一次进行上述放大过程。这样循环下去,形成了强烈的正反馈,使两个晶体管很快达到饱和状态,即可控硅导通。

综上所述,可控硅具有导通和截止两种工作状态。它相当于一个可控的单向开关,其导通必须同时具备两个条件:

(1) 阳极和阴极之间加适当的正向电压 U_{AK};

(2) 控制极和阴极之间加适当的正向触发电压 U_G。

可控硅导通之后,控制极的触发电压就失去控制作用,即使断开触发电压 U_G,[图 7-26(b)中的电源 E_G],可控硅仍然处于导通状态,这是因为两个晶体管 T_1 和 T_2 内部的正反馈始终维持导通状态。

要想关断可控硅,必须将阳极电流减小到维持电流 I_H 以下,使之不能维持正反馈过程。也可以将阳极电源断开一下再接通,也会关断可控硅。如果在可控硅的阳极和阴极之间加一个反向电压,同样会关断可控硅,这种关断称为反向阻断。

3. 可控硅的伏安特性 可控硅的伏安特性是阳极和阴极之间的电压 U_{AK} 与阳极电流 I_A 的关系曲线。如图 7-27 所示。

从伏安特性曲线可见,当 $I_G = 0$ 时,U_{AK} 逐渐增大,由于 PN 结 J_2 处于反向偏置,可控硅只有一个很小的漏电流,当 U_{AK} 增大到一定值 U_{BO} 时,PN 结 J_2 被击穿,可控硅中的电流 I_A 突然增大,从 A 点经 B 点跳到 C 点,而 U_{AK} 反而迅速下降,可控硅转入导通状态。电压 U_{BO} 称正向转折电压。导通时电流 I_A 的大小由可控硅所在回路的电阻和电源电压决定。

上面所述的情况($I_G = 0$ 导通),实际上是应当避免的现象。正常工作时 I_G 大于零,而且 I_G 越大,对应的转折电压越小。可控硅导通后的电压 U_{AK} 约 1V 左右。

可控硅伏安特性曲线的反向特性与二极管反向特性相似,由于 PN 结 J_1 和 J_3 处于反向偏置,因而只有很小的反向电流 I_R。当反向电压增大到一定数值时,电流突然增大,PN 结 J_1 和 J_3 被击穿导通,此

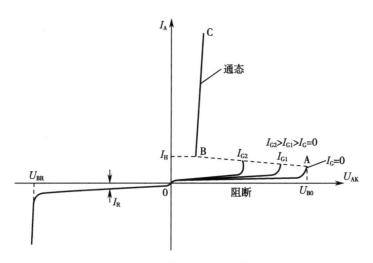

图 7-27　可控硅伏安特性曲线

时电压称反向转折电压 U_{BR}。实际应用中可控硅反向击穿导通同样是不允许的。

二、单结晶体管及触发电路

前面讲述的可控硅导通条件,需要有正向触发电压。产生触发电压的电路种类很多,下面将介绍单结晶体管(unijunction transistor)触发电路。

1. 单结晶体管　单结晶体管的结构及符号如图 7-28 所示。

其内部结构是一个 PN 结,外部有三个电极,即发射极 E、第一基极 B_1 和第二基极 B_2。因为有两个基极,故又称双基极二极管。

单结晶体管的等效电路如图 7-29 所示。如果在两个基极之间加上电压 U_{BB},则 R_{B1} 上的电压

$$U_{B1} = \frac{U_{BB}}{R_{B1}+R_{B2}} \cdot R_{B1} = \eta \cdot U_{BB} \tag{7-28}$$

式中 $\eta = \dfrac{R_{B1}}{R_{B1}+R_{B2}}$ 称为分压比,其值与单结晶体管的结构有关,一般在 $0.5 \sim 0.9$ 之间。

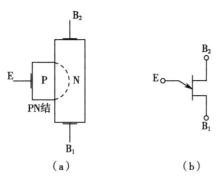

图 7-28　单结晶体管的结构和符号
a. 结构图;b. 符号

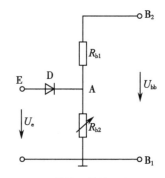

图 7-29　单结晶体管的等效电路

2. 单结晶体管的伏安特性曲线　如果在单结晶体管的两个基极间加上电压 U_{BB},而在发射极 E 和第一基极 B_1 之间加上电压 U_E。当改变 U_E 大小时,则可得到发射极电流 I_E 与发射极电压 U_E 之间的关系曲线,即单结晶体管伏安特性曲线,如图 7-30 所示。

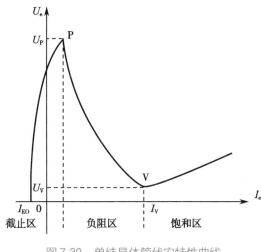

图 7-30　单结晶体管伏安特性曲线

当 $U_E=0$ 时,PN 结承受反向电压,发射极的电流 I_E 为 PN 结的反向电流 I_{EO}。随着 U_E 的提高,反向电流逐渐变小,发射极的电流 I_E 经过零之后变成了正值。如果继续增大 U_E,反向电流 I_{EO} 逐渐减小。当增大到一定值 U_P 时,发射极电流 I_E 突然增大。这个突变点 P 称峰点,对应 P 点的电压 U_E 称峰点电压 U_P、电流 I_E 称峰点电流 I_P。此时,从 P 区向 N 区发射大量空穴型载流子,I_E 的增长很快,发射极 E 和第一基极 B_1 之间变成低阻导通状态,电阻 R_{B1} 迅速减小,而发射极 E 和第一基极 B_1 之间的电压也随着下降。这一段变化的特点是电流增大时,电压反而在下降,这一特性称负阻性。曲线中的最低点 V 称谷点,对应的电压和电流分别称谷点电压 U_V 和谷点电流 I_V,此后曲线略有上升,说明电流 I_E 继续增大,但发射极电压 U_E 变化不大。

综上所述,P 点左侧曲线的特点是发射极 E 与第一基极 B_1 之间呈现很大电阻,故称截止区。峰点 P 到谷点 V 之间曲线称负阻区,即发射极电流变大,而发射极电压减小。谷点 V 右边的曲线称饱和区,电流增大时,电压略有上升。

3. 单结晶体管振荡电路　单结晶体管组成的振荡电路如图 7-31 所示。该电路可产生锯齿波和尖脉冲,其中尖脉冲常用于可控硅的触发脉冲。下面分析这两个脉冲波形形成过程。

接通电源 U_{BB} 后,经 R_P 和 R_1 向电容器 C 充电,电容两端的电压 u_C 随时间按指数规律上升,单结晶体管的发射极 E 和第一基极 B_1 之间的电压 U_{EB1} 同时升高。当 u_E 增大到峰点电压 U_P 后,单结晶体管由截止转变为导通状态,等效电阻 R_{B1} 急剧减小,电容 C 向电阻 R_3 放电,由于放电时间常数 $\tau=R_3C$ 很小,放电时间很短,I_E 随之迅速减小,当 U_{EB1} 减小到谷点电压 U_V 后,电流 I_E 小于谷点电流 I_V,于是单结晶体管截止,电容又开始充电。上述过程循环往复,电路就发生了振荡。在电容两端可输出连续的锯齿波电压 u_C,在电阻 R_3 两端可输出连续的尖脉冲电压 u_{R3},可作为可控硅的触发脉冲电压 u_G,这两个电压波形如图 7-32 所示。

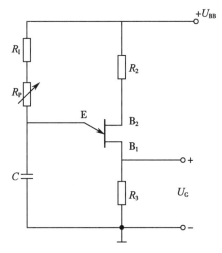

图 7-31　单结晶体管振荡电路

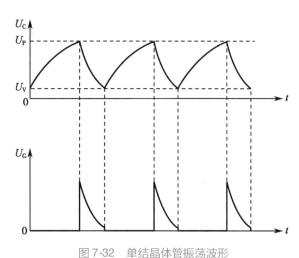

图 7-32　单结晶体管振荡波形

由图7-31所示电路知,当改变充电回路的电阻 R_P 时,可以改变电容 C 的充电快慢,即可改变脉冲电压 u_C 和 u_G 的频率。

三、单相桥式可控整流电路

单相桥式可控整流电路如图7-33所示。该电路也可称为单相半控桥式整流电路或半控桥。

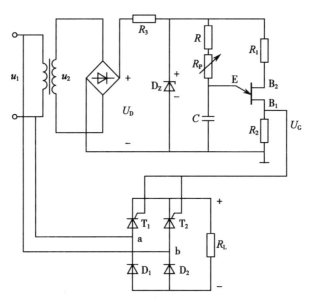

图7-33 单相桥式可控整流电路

图7-33的上半部分电路是可控硅触发脉冲发生电路。触发脉冲 u_G 取自电阻 R_2 两端。图的下半部分是主电路,元件的排列很像曾讲过的桥式整流电路,只不过已由两个可控硅替换了原来的两个二极管。由于实现了可控整流,输出电压连续可调,所以主电路可以直接接在电源上而不用电源变压器。

当电源电压 u_1 正半周时,可控硅 T_1 和二极管 D_2 承受正向电压。如果在 $\omega t = \alpha$ 时,触发电路将触发脉冲 u_G 同时送到可控硅 T_1 和 T_2 的控制极,可控硅 T_1 满足导通条件,T_1 将由截止变为导通。电流经 T_1、R_L 和 D_2 构成回路。由于可控硅 T_1 和二极管 D_2 导通时的管压降很小,因此负载上的输出电压 $u_o \approx u_1$。这时虽然触发脉冲也加到了另一个可控硅 T_2 的控制极上,但由于 T_2 和 D_1 承受反向电压而截止。在 $\omega t = \pi$ 时,u_1 的值降为零,可控硅 T_1 中的电流小于其正反馈的维持电流,所以可控硅 T_1 由导通变为截止。

当电源电压 u_1 负半周时,T_2 和 D_1 承受正向电压,如果在 $\omega t = \pi + \alpha$ 时,触发电路将触发脉冲 u_G 送到可控硅 T_1 和 T_2 控制极,可控硅 T_2 将由截止变为导通,电流经 T_2、R_L 和 D_1 构成回路,$u_o \approx u_1$。此时 T_1 和 D_2 承受反向电压而截止。可以看出,电源正、负半周电流通过负载电阻 R_L 的方向是一致的,具有整流功能。

上面的分析可得出图7-34所示的波形图。图中 α 称为控制角,其变化范围称为移相范围,θ 称为导通角,且 $\alpha + \theta = \pi$。由图可知,输出电压 u_o 在正负两个半周的波形相同,所以计算半个周期输出电压的平均值就是该电路输出电压的平均值,即

$$U_O = \frac{1}{\pi} \int_\alpha^\pi \sqrt{2} U_1 \sin \omega t \, d(\omega t)$$

$$= 0.9 U_1 \cdot \frac{1 + \cos \alpha}{2} \tag{7-29}$$

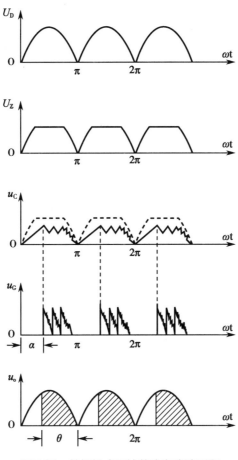

图 7-34　单相桥式可控整流电路波形图

上式可见，当 $\alpha=0$（即导通角 $\theta=180°$）时，$U_o=0.9U_1$，输出电压最高。当 $\alpha=180°$ 时，$U_o=0$，输出电压最低。所以通过改变第一个脉冲加到可控硅控制极的时间（控制角 α），就可以改变输出电压 U_o 的大小，所以该电路具有输出电压可调的功能。

单相桥式可控整流电路输出电流的平均值为

$$I_0=\frac{U_0}{R_L}=0.9\frac{U_1}{R_L}\cdot\frac{1+\cos\alpha}{2} \tag{7-30}$$

上面分析了该电路的基本原理，还要注意下面几个问题：

1. 在单相桥式可控整流电路中，触发电路加到可控硅上的触发脉冲必须与交流电源的电压同步，即交流电压每次过零后，送到可控硅第一个触发脉冲的时间应该相同，否则输出电压的平均值就会忽大忽小，得不到稳定的输出电压。所以将触发电路与主电路接在同一交流电源上。在主电路的交流电源电压过零时，单结晶体管的电压 U_{BB} 也为零，电容上剩余的电荷全部通过 R_2 放掉，下半周到来时，电容需从零开始充电，使每个半周产生的第一个触发脉冲时间一致，实现了触发电路与主电路同步的目的。

实际上在每个半周期里会产生多个脉冲，如图 7-34 所示。根据可控硅导通的特点，只有第一个脉冲起到触发可控硅的作用，后面的脉冲不再起作用。

2. 在脉冲发生电路中，加入了稳压二极管 D_Z 和电阻 R_3，构成了稳压管稳压电路。其作用是将整流后的电压变成梯形波，即所谓削波，将电压稳定在某个值，使单结晶体管输出的脉冲幅度和第一个脉冲的形成时间不受电源电压波动的影响。

3. 改变电位器 R_P 的值，可以改变电容器 C 的充电快慢，即可改变第一个脉冲形成时间（控制角 α），达到改变输出电压的目的。

上面分析的单相桥式可控整流电路其负载是纯电阻,实际上还有电感性负载和反电动势负载,本书不作介绍。

（周英君）

习题七

（一）填空题

7-1 直流电源由（ ）（ ）（ ）和（ ）四部分组成。

7-2 单相半波和单相桥式整流电路都是利用二极管的（ ）特性进行工作的。

7-3 可控硅的三个极分别是（ ）（ ）和（ ）。

7-4 单结晶体管的三个极分别是（ ）（ ）和（ ）。

7-5 可控硅的导通条件是（ ）和（ ）。

（二）选择题

7-6 整流的目的是（ ）

    a. 将交流变成直流   b. 将高频变成低频

    c. 将正弦波变成矩形波   d. 将高电压变成低电压

7-7 在单项桥式整流电路中,假如有一只整流管接反,电路会变成（ ）

    a. 输出电压为原来的一半   b. 变成半波整流

    c. 整流电路因为电流过大而烧坏   d. 只是整流波形差一些

7-8 直流稳压电源中滤波电路的作用是（ ）

    a. 将交流电变成直流电   b. 将交流、直流混合量中的交流成分滤掉

    c. 将高频变成低频   d. 将交流、直流混合量中的直流成分滤掉

7-9 串联型稳压电路中的放大环节所放大的对象是（ ）

    a. 基准电压   b. 采样电压

    c. 基准电压与采样电压之差   d. 输出电压

（三）简答题

7-10 整流二极管的正向压降、最大容许正向电流和反向耐压各对整流结果的指标有什么影响?

7-11 桥式整流电路中,如果一只二极管断路,对输出直流电压的大小、脉动系数及其他二极管承受的最大反向电压有什么影响?

7-12 开关型稳压电源与串联反馈型稳压电源的主要区别是什么? 各有什么优点?

7-13 为什么倍压整流电路只适用于负载电流较小的场合?

7-14 在题图 7-1 所示电路中,试证明:

（1） 如果负载电阻 R_L 跨接在电容 C_2 和 C_4 两端,则输出直流电压 $U_0 = 4\sqrt{2}U_2$;

（2） 如果负载电阻 R_L 跨接在电容 C_2 和 C_6 两端,则输出直流电压 $U_0 = 6\sqrt{2}U_2$。

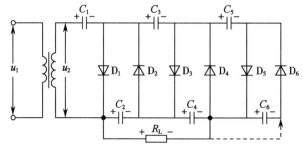

题图 7-1 习题 7-14 图

7-15 在题图 7-2 所示电路中，已知 $u_2 = 10\sqrt{2}\sin\omega t$（V）。

（1） 求输出电压 U_0；

（2） 若电容 C 脱焊，$U_0 = ?$

（3） 若 R_L 开路，$U_0 = ?$

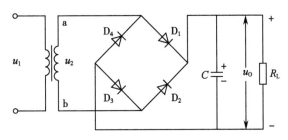

题图 7-2 习题 7-15、7-19、7-20、7-27 图

7-16 在题图 7-3 所示的桥式整流电路中，要求直流输出电压平均值为 100V，负载为 $R_L = 25\Omega$，试判断该电路中是否可以用 2CZ56E 作为整流元件。

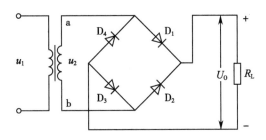

题图 7-3 习题 7-16、7-24 图

7-17 在题图 7-4 所示的硅稳压管稳压电路中，稳压管的稳压值为 6V，测得图中滤波电容两端电压是 10V，而输出电压只有 0.7V，最可能的原因是什么？

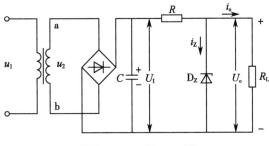

题图 7-4 习题 7-17 图

7-18 在题图 7-5 所示电路中，整流二极管 2CZ54A 最大反向工作电压 25V，最大整流电流 0.5A。 通电后二极管损坏，是何原因？

（四）计算与分析题

7-19 如题图 7-2 所示的单相桥式整流、电容滤波电路。 已知输出电压 $U_0 = 16V$，输出电流 $I_0 = 0.8A$。 求:

（1） 电源变压器副边电压有效值 U_2；

（2） 每个二极管承受的最大反向电压 U_{RM} 和流过二极管的电流 I_D；

（3） 计算电容器的容量 C。

7-20 在题图 7-2 所示的电路中，电源变压器副边电压有效值 $U_2 = 12V$，$R_L = 20\Omega$，$C = 2000\mu F$。 试问:

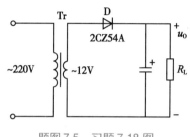

题图 7-5 习题 7-18 图

（1） 正常时 $U_0 = ?$

（2） 如果电路中有一个二极管开路，U_0 是否为正常值的一半？

（3） 如果 U_0 为下列数值，可能出了什么故障？

①$U_0 = 10.8V$；②$U_0 = 16.8V$；③$U_0 = 5.4V$。

7-21　串联型稳压电路如题图 7-6 所示。 已知稳压管的稳压值 $U_Z = 8V$，最小电流 $I_{Zmin} = 6mA$，$R_2 = 100\Omega$、$R_4 = 300\Omega$，当电位器 R_3 滑动头在最下端时，输出电压 $U_0 = 16V$。 求：

（1） 电位器 R_3 的阻值是多少？

（2） 当电位器的滑动头在最上端时，输出电压 U_0 是多少？

（3） 当电位器的滑动头在最下端时，如果 $U_I = 20V$，求此时的 U_{CE} 和限流电阻 R_1 的阻值？

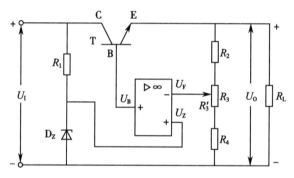

题图 7-6 习题 7-21 图

7-22　如题图 7-7 所示电路中，已知 $U_{ab} = 55V$，$U_{bc} = 10V$，$U_{cd} = 10V$。 求：

（1） 负载电阻 R_{L1}、R_{L2} 上直流电压平均值 U_{O1} 和 U_{O2}。

（2） 若 $R_{L1} = R_{L2} = 200\Omega$，计算出二极管 D_1、D_2、D_3 正向平均电流和三个二极管的反向耐压 U_{RM}，并画出 u_{O1} 和 u_{O2} 的波形。

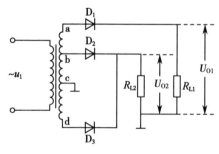

题图 7-7 习题 7-22 图

7-23　如题图 7-8 所示电路中，已知变压器副边电压 $u_2 = 19\sqrt{2}\sin \omega t$（v）。 求：

（1）　负载 R_L 上直流电压平均值；

（2）　若负载 R_L 的变化范围为 100 ~300Ω，则选用的整流二极管正向平均电流和反向耐压 U_{RM}。

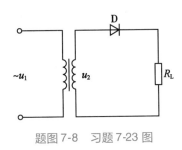

题图 7-8　习题 7-23 图

7-24　在题图 7-3 桥式整流电路中，已知变压器副边电压 $U_2 = 100V$，负载电阻 $R_L = 4kΩ$，若二极管的正向管压降和反向电流忽略不计。试求：

（1）　R_L 两端电压的平均值 U_0；

（2）　通过 R_L 电流的平均值 I_0 和通过每个二极管的电流 I_D；

（3）　每个二极管承受的最高反向电压 U_{RM}。

7-25　有一负载 R_L 需要 12V 直流电压和 60mA 的直流电源供电。如果采用单相半波整流电路和桥式整流电路供电，试分别求出电源变压器副边电压的有效值和整流二极管的平均电流。

7-26　电路如题图 7-9 所示。分析每个电容上的最大电压和电容的极性，电路的名称及输出电压。

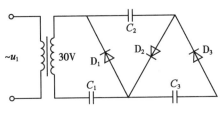

题图 7-9　习题 7-26 图

7-27　带有电容滤波的桥式整流电路如题图 7-2 所示。已知电路中滤波电容 $C = 220μF$、$R_L = 2kΩ$、输出电压 $U_0 = 6V$。求电源变压器副边的电压 U_2。若电容 C 增大，输出电压是否变化？当改变负载电阻 R_L 时，对输出电压 U_0 有无影响？

7-28　$RC\text{-}π$ 型滤波的整流电路如图 7-10 所示。已知交流电源电压 $U_2 = 10V$，负载上的电压 $U_0 = 10V$，负载输出电流 $I_0 = 50mA$。试计算滤波电阻 R_0。

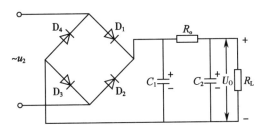

题图 7-10　习题 7-28 图

7-29　单相桥式可控整流电路，负载电阻 $R_L = 20Ω$，由 220V 交流电源供电，控制角 $α = 60°$。试计算输出电压和输出电流的平均值。

7-30　全波整流电路如题图 7-11 所示。变压器副边两组线圈输出电压有效值均为 40V，负载电阻 $R_L = 1.5kΩ$。求出输出电压平均值 U_0 和输出电流平均值 I_L。画出 u_{21}、u_{D1} 和 u_0 的波形。求出二极管的平均电

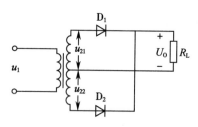

题图 7-11　习题 7-30 图

流和所承受的最大反向电压 U_{RM}。

7-31　稳压管稳压电路如题图 7-12 所示。 已知稳压管的稳压值 $U_Z = 6V$，最大功率 $P_{ZM} = 300mW$，稳压管 D_Z 中电流不宜低于 10mA，当 $U_I = 9V$ 时，试确定电阻 R 的范围。

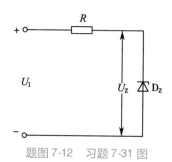

题图 7-12　习题 7-31 图

电子电路包括模拟电路和数字电路,前面的章节介绍了模拟电路,其工作信号为模拟信号(analog signal),本章开始介绍数字电路(digital circuit),其工作信号为数字信号(digital signal)。本章主要内容包括:数字信号的概念以及数字电路的特点;逻辑代数基础及逻辑函数化简方法;集成门电路的电路结构、工作原理及电气特性;组合逻辑电路的基本分析、设计方法以及常用组合逻辑电路。

第一节　数字电路概述

电子电路中的电信号一般分为模拟信号和数字信号两大类。模拟信号,是指在时间和数值上均为连续变化的信号。例如正弦交流电路中的电流或电压信号,温度传感器所输出的反映人体体温变化的电信号等。数字信号(又称脉冲信号),是指在时间和数值上均为离散的、不连续变化的信号,例如矩形脉冲信号、照明电路的开关状态信号等。

传输、处理模拟信号的电路称为模拟电路。传输、处理数字信号的电路称为数字电路,主要研究输出与输入信号之间的对应逻辑关系,故数字电路又称为逻辑电路。

一、数字电路特点

在数字电路中,工作信号通常表现为突变的电压信号,具有二值性,只有两种可能的状态:高电平、低电平,分别对应两个不同的电压范围,可用二进制数表示。数字电路在电路结构、工作状态、研究内容和分析方法等方面都不同于模拟电路,区别如下:

1. 数字电路中,半导体器件工作在开关状态,例如三极管在数字电路中工作在饱和区或截止区,等效为闭合或断开的开关,而在模拟电路中通常工作在放大区。

2. 数字电路中,重点研究的是输入信号和输出信号之间的逻辑关系,以反映电路的逻辑功能。而模拟电路注重研究输入和输出信号间的大小、相位关系,反映电路对输入信号的放大和变换功能。

3. 数字电路的分析工具是逻辑代数,表达逻辑功能的主要方法有真值表、逻辑表达式、逻辑图、波形图和卡诺图等,而模拟电路采用的分析方法是图解法和微变等效电路法等。

数字电路与模拟电路相比具有抗干扰能力强、便于存储、加密处理及集成化等优点,数字电路的广泛应用和高度发展标志着现代电子技术的水准,数字化技术的应用也推动了数字医学影像设备的快速发展。目前医学影像设备将采集的数据信息以数字信号的形式进行传输与存储,通过计算机进行处理和重建,可获得更多、更准确的医学影像信息,使医生的诊断水平得到较大提高,医学影像技术进入了全新的数字化影像时代。

二、数制与编码

用数字表示物理量的大小时,仅用一位数码往往不够,经常用进位计数的方法组成多位数码使用。所谓数制就是计数的方法,可理解为从低位到高位的进制规则。在日常生活中常用的数制是十进制,而在数字电路中多采用二进制,有时也采用八进制和十六进制。

1. 几种常用的数制

(1) 十进制:在十进制中,每一位有0、1、2、3、4、5、6、7、8、9十个数码,超过9的数需用多位数表示,进位规则是"逢十进一",所以称为十进制。十进制是以10为基数的数制。"位权"值是指每个数位被赋予一定的权值,权是基数的若干次幂。采用进位计数制进行计数,数码所处的位置不同,所代表的数值不同。

例如:$(314.17)_{10}=3\times10^2+1\times10^1+4\times10^0+1\times10^{-1}+7\times10^{-2}$

式中整数部分从低位到高位每位的权依次为10^0、10^1、10^2,即个位、十位、百位的权,小数部分从高位到低位每位的权依次为 10^{-1}、10^{-2}，即小数部分十分位和百分位的权，它们都可表示为基数 10 的幂。式中的 3×10^2、1×10^1、4×10^0、1×10^{-1}、7×10^{-2} 是该位数码与权的乘积，称为加权系数。因此，十进制数的数值可表示为各位加权系数之和。

（2）二进制：在二进制中，每位仅有 0、1 两个数码，基数是 2，它的进位规律是"逢二进一"，即 $1+1=10$（读为"壹零"）。

例如：将二进制数 1101.01 按加权系数展开：

$$(1101.01)_2 = 1\times2^3+1\times2^2+0\times2^1+1\times2^0+0\times2^{-1}+1\times2^{-2}$$

式中整数部分的权依次为 2^3、2^2、2^1、2^0，小数部分的权依次为 2^{-1}、2^{-2}，它们都是基数 2 的幂。对应的加权系数分别为：1×2^3、1×2^2、0×2^1、1×2^0、0×2^{-1}、1×2^{-2}，它们都是数码与权的乘积。

表 8-1 为几种常用计数进制对照表。

表 8-1　几种常用计数进制对照表

十进制	二进制	十六进制	十进制	二进制	十六进制
0	0000	0	8	1000	8
1	0001	1	9	1001	9
2	0010	2	10	1010	A
3	0011	3	11	1011	B
4	0100	4	12	1100	C
5	0101	5	13	1101	D
6	0110	6	14	1110	E
7	0111	7	15	1111	F

2. 不同数制间的转换

（1）二进制转换为十进制：只要将一个二进制数按每位的加权系数展开，然后把各项的数值按十进制数相加，所得结果就是其对应的十进制数。例如：

$$
\begin{aligned}
(1101.01)_2 &= 1\times2^3+1\times2^2+0\times2^1+1\times2^0+0\times2^{-1}+1\times2^{-2}\\
&= 8+4+0+1+0+0.25\\
&= (13.25)_{10}
\end{aligned}
$$

（2）十进制转换为二进制：将十进制数转换成二进制数时整数部分的转换方法与小数部分的转换方法是不同的。整数部分采用的是"除 2 取余法"，即用二进制的基数 2 去除十进制的整数，第一次除所得的余数为二进制数的最低位，把所得的商再除以 2，所得的余数为二进制数的次低位，以此类推，直到商为 0 时，所得的余数为二进制的最高位。例如把十进制数 26 转换成二进制数：

```
2 |       26  ………余数 0………最低位
  2 |      13  ………余数 1………次低位
    2 |     6  ………余数 0
      2 |    3  ………余数 1
        2 |   1  ………余数 1………最高位
              0
```

所以,$(26)_{10} = (11010)_2$

注意,书写时从下到上(高位到低位)。

小数部分采用的是"乘2取整法",即用十进制的小数部分连续乘以二进制基数2,取乘数的整数部分作为二进制的位数。例如把十进制数0.625转换成二进制数:

$$0.625 \times 2 = 1.250 \qquad 整数部分 = 1 \cdots\cdots 最高位$$
$$0.250 \times 2 = 0.500 \qquad 整数部分 = 0$$
$$0.500 \times 2 = 1.000 \qquad 整数部分 = 1 \cdots\cdots 最低位$$

所以$(0.625)_{10} = (0.101)_2$

注意,书写时从上到下(高位到低位),十进制数26.625转换为二进制数则为11010.101。另外,若小数在连乘多次后不为0,一般按照精确度要求得到 n 个对应位的系数即可。

3. 编码 按预定规律编写一串二进制数码用以表示文字、数字、符号或其他对象的过程称为编码(coding)。数字电路中将这些二进制数码称之为二进制代码。

(1)二-十进制代码(BCD码):用四位二进制代码表示一位十进制数字的编码称为BCD码(binary coded decimal,BCD码)。

BCD码中的8421码是选取0000 ~ 1001表示十进制数0 ~ 9。它是按自然顺序排列的二进制数表示所对应的十进制数字,是有权码,从高位到低位的权依次为8、4、2、1,故称为8421码。在8421码中,1010 ~ 1111等六种状态是不用的,称为禁用码。

按照对应规律,可写出任意十进制数的8421BCD码。例如十进制数69.157可写成(0110 1001. 0001 0101 0111)$_{8421BCD}$。

按照不同的对应规律,BCD码中还有5421码和余3码等,表8-2为几种常用的BCD码。

表8-2 几种常用的BCD码

十进制数字	8421 码	5421 码	余3码
0	0000	0000	0011
1	0001	0001	0100
2	0010	0010	0101
3	0011	0011	0110
4	0100	0100	0111
5	0101	1000	1000
6	0110	1001	1001
7	0111	1010	1010
8	1000	1011	1011
9	1001	1100	1100

(2)其他常用代码:常用代码中的格雷码又称循环码,它具有任意两个相邻的数所对应的代码之间只有一位不同,其余位都相同的特点,如十进制数中的2与3,对应四位循环码中的0011与0010。循环码的这个特点,使它在代码的形成与传输时引起的误差比较小。表8-3为四位循环码的编码表。

表8-3 四位循环码的编码表

十进制数	循环码	十进制数	循环码
0	0000	8	1100
1	0001	9	1101
2	0011	10	1111
3	0010	11	1110
4	0110	12	1010
5	0111	13	1011
6	0101	14	1001
7	0100	15	1000

三、逻辑代数基础

逻辑是指"条件"与"结果"的关系,即因果关系。数字电路研究逻辑关系,即研究输入与输出之间的因果关系规律。研究数字电路的主要数学工具是逻辑代数(logic algebra)。它是英国数学家乔治·布尔于19世纪中叶首先提出的描述客观事物逻辑关系的数学方法。20世纪30年代以后,被广泛地应用于解决开关电路的分析和设计问题,因此又称之为开关代数。

逻辑代数中同样用字母表示变量,但变量的取值只有两个:0和1。这种二值变量称作逻辑变量,一般用字母 A、B、C……等表示。这里的0和1不再具有数值的意义,只表示两种对立的状态。我们可以用1和0来表示数字电路中电流的"有"和"无"、电位的"高"和"低"、开关的"接通"和"断开"等。

逻辑代数中用数学函数描述逻辑关系,称为逻辑函数(logic function)。将因果关系中的条件作为输入(自变量),用 A、B、C……等表示,结果作为输出(应变量),用 Y、F、L 等表示。当输入逻辑变量取值确定后,输出逻辑变量将被唯一确定,那么就称 Y 是 A、B、C……的逻辑函数。逻辑函数逻辑功能的表示方法有逻辑表达式、真值表、逻辑图、卡诺图和波形图等,后续内容将会详细介绍。

在逻辑代数中,基本逻辑关系有与、或、非三种,常用的逻辑运算是与非、或非、与或非、异或等。

1. 三种基本逻辑关系 三种基本逻辑关系分别是与逻辑(AND logic)、或逻辑(OR logic)、非逻辑(NOT logic)。其他的逻辑关系可由这三种基本逻辑关系组合而成。为了更好地理解与、或、非逻辑的含义,下面我们将对图8-1中的三个开关电路展开讨论。如果把开关接通作为输入条件,把灯亮作为输出结果,则三个电路代表了三种不同的因果关系即逻辑关系。

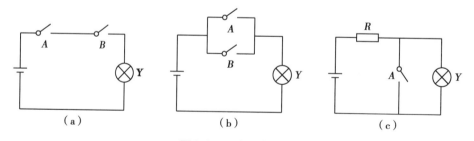

图8-1 三种开关电路
a. 与逻辑关系;b. 或逻辑关系;c. 非逻辑关系

(1)与逻辑关系:在图8-1a电路中,开关 A、B 的状态(闭合或断开)与灯 Y 的状态(亮或灭)之间存在着确定的因果关系。由基本电路原理可得表8-4所示的功能表。可见,只有当两个开关同时接通时,灯才点亮。

也就是说,只有当决定某件事件发生的所有条件都具备时,这一事件才会发生,这种条件与结果的因果关系称为与逻辑关系。若将开关和电灯的状态分别用0和1表示,就得到了表8-5与逻辑的真值表。

表8-4 图8-1(a)电路功能表		
开关 A	开关 B	灯 Y
断开	断开	灭
断开	闭合	灭
闭合	断开	灭
闭合	闭合	亮

表8-5 与逻辑真值表		
A	B	Y
0	0	0
0	1	0
1	0	0
1	1	1

逻辑代数中,与逻辑关系用与运算描述,其运算符号用"·"来表示。当 A 和 B 作与运算得到 Y 时,与逻辑表达式为:

$$Y = A \cdot B \tag{8-1}$$

实现与逻辑的电子电路称作与门,与门的逻辑符号如图8-2所示。

(2)或逻辑关系:在图8-1b电路中,开关状态与灯的状态之间的逻辑关系可以用功能表8-6以及真值表8-7表示。可见,只要有其中一个开关接通,灯就会被点亮。也就是说,决定某一事件发生的所有条件中,只要有一个或一个以上的条件具备,这一事件就会发生,这种因果关系称为或逻辑关系。

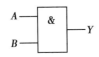

图 8-2 与逻辑的逻辑符号

表8-6 电路功能表		
开关 A	开关 B	灯 Y
断开	断开	灭
断开	闭合	亮
闭合	断开	亮
闭合	闭合	亮

表8-7 或逻辑真值表		
A	B	Y
0	0	0
0	1	1
1	0	1
1	1	1

逻辑代数中,或逻辑关系用或运算描述,其运算符号用"+"表示。或逻辑表达式为:

$$Y = A + B \tag{8-2}$$

实现或逻辑的电路称作或门,或门的逻辑符号如图8-3所示。

(3)非逻辑关系:在图8-1c电路中,开关状态与灯的状态之间的逻辑关系可以用功能表8-8以及真值表8-9表示。可见,开关接通时,灯不亮;开关断开时,灯才亮。即,决定某一事件发生的条件具备了,结果却不会发生;当条件不具备时反而发生,这种因果关系为非逻辑关系。

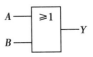

图 8-3 或逻辑的逻辑符号

表8-8 图8-1(c)电路功能表	
开关 A	灯 Y
闭合	灭
断开	亮

表8-9 非逻辑真值表	
A	Y
1	0
0	1

逻辑代数中,非逻辑关系用非运算描述,其运算符号常在该变量的上面加符号"–"表示。如逻辑变量 A 的逻辑非为 $\bar{A}$,读作"A 非"或"A 反"。非逻辑表达式为:

$$Y = \bar{A} \tag{8-3}$$

实现非逻辑的电路称作非门,非门的逻辑符号如图 8-4 所示。

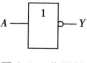

2. 常用复合逻辑关系 上面介绍的与、或、非三种逻辑关系是逻辑代数中最基本的逻辑关系,由这些基本逻辑关系可以组合成各种常用的逻辑关系,如:与非、或非、与或非、异或、同或等。

图 8-4 非逻辑的逻辑符号

（1） 与非逻辑:$Y=\overline{AB}$ (8-4)

（2） 或非逻辑:$Y=\overline{A+B}$ (8-5)

（3） 与或非逻辑:$Y=\overline{AB+CD}$ (8-6)

以上三种复合逻辑关系的逻辑符号如图 8-5 所示。图 8-5a 为与非逻辑符号,图 8-5b 为或非逻辑符号,图 8-5c 为与或非逻辑符号。

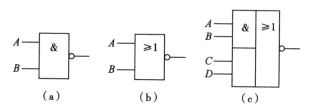

图 8-5 与非、或非、与或非逻辑符号
a. 与非;b. 或非;c. 与或非

（4） 异或逻辑:$Y=A\oplus B=A\overline{B}+\overline{A}B$ (8-7)

异或逻辑真值表如表 8-10 所示,逻辑符号如图 8-6 所示。

表 8-10 异或逻辑真值表

A	B	L
0	0	0
0	1	1
1	0	1
1	1	0

3. 逻辑函数逻辑功能表示方法 如前所述,逻辑函数逻辑功能的表示方法可以有多种,它们各有特点,互有区别但又互相联系。

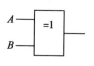

（1） 真值表:把变量的各种可能取值与相应的函数值,以表格形式一一列举出来,这种表格就称为真值表。

图 8-6 异或逻辑符号

逻辑函数真值表列写方法:每一个变量均有 0、1 两种取值,n 个变量共有 2^n 种不同的取值,将这 2^n 种不同的取值按顺序(一般按二进制递增规律)排列起来,同时在相应位置上填入函数的值,便可得到逻辑函数的真值表。

真值表具有唯一性,若两个逻辑函数的真值表相等,则这两个逻辑函数逻辑关系一定相同。

由真值表可以方便地写出逻辑表达式。方法为:

1） 找出使输出为 1 的输入变量取值组合;

2） 变量组合中取值为 1 用原变量表示,取值为 0 的用反变量表示,则每组输出为 1 的变量组合可写成一个乘积项；

3）将乘积项相加即可。

（2）逻辑表达式：用与、或、非等运算表示函数中各个变量之间逻辑关系的代数式子，称为逻辑表达式。

逻辑表达式的特点是书写简洁、方便，可以用公式和定理十分灵活地进行运算、变换。而且由逻辑表达式可以列出逻辑函数的真值表以及画出逻辑图。

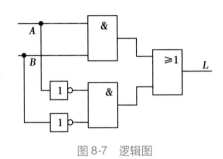

（3）逻辑图：用基本和常用的逻辑符号表示逻辑函数表达式中各个变量之间的运算关系，便能够画出函数的逻辑图。

例如，逻辑运算 $L=\overline{A}\,\overline{B}+AB$，可画出相应的逻辑图如图8-7所示。

图 8-7　逻辑图

以上说明了逻辑函数的真值表、逻辑函数表达式、逻辑图的表示方法。卡诺图、波形图等表示方法将在后续相关内容介绍。

4. 逻辑函数基本定律　　根据上述三种基本逻辑运算，则可推导出下列逻辑函数的基本定律：

（1）0–1 律　　　　　　　$0 \cdot A=0$　　　　　$1+A=1$　　　　　　　　　　　　　　（8-8）

（2）自等律　　　　　　　$1 \cdot A=A$　　　　　$0+A=A$　　　　　　　　　　　　　　（8-9）

（3）同一律　　　　　　　$A \cdot A=A$　　　　　$A+A=A$　　　　　　　　　　　　　　（8-10）

（4）互补律　　　　　　　$A \cdot \overline{A}=0$　　　　　$A+\overline{A}=1$　　　　　　　　　　　　　　（8-11）

（5）交换律　　　　　　　$A \cdot B=B \cdot A$　　　　$A+B=B+A$　　　　　　　　　　　（8-12）

（6）结合律　　　　　　　$A \cdot (B \cdot C)=(A \cdot B) \cdot C$

　　　　　　　　　　　　　$A+(B+C)=(A+B)+C$　　　　　　　　　　　　　　　　　（8-13）

（7）分配律　　　　　　　$A \cdot (B+C)=A \cdot B+A \cdot C$

　　　　　　　　　　　　　$A+B \cdot C=(A+B)(A+C)$　　　　　　　　　　　　　　　（8-14）

（8）还原律　　　　　　　$\overline{\overline{A}}=A$　　　　　　　　　　　　　　　　　　　　　　　　（8-15）

（9）反演律　　　　　　　$\overline{A \cdot B \cdot C}=\overline{A}+\overline{B}+\overline{C}$

　　　　　　　　　　　　　$\overline{A+B+C}=\overline{A} \cdot \overline{B} \cdot \overline{C}$　　　　　　　　　　　　　　　（8-16）

式（8-16）是两个非常重要的公式，又称为德·摩根（De. Morgan）定理，在逻辑函数的化简和变换中经常会用到这两个公式。

5. 逻辑函数的常用公式

　　　　　公式1：　　　　　　　$A+A \cdot B=A$　　　　　　　　　　　　　　　　　　　（8-17）

　　　　　公式2：　　　　　　　$A+\overline{A} \cdot B=A+B$　　　　　　　　　　　　　　　　　（8-18）

　　　　　公式3：　　　　　　　$A \cdot B+A \cdot \overline{B}=A$　　　　　　　　　　　　　　　　　（8-19）

　　　　　公式4：　　　　　　　$AB+\overline{A}C+BC=AB+\overline{A}C$　　　　　　　　　　　　　（8-20）

在复杂逻辑运算中，运算的优先顺序与普通代数相同，即先计算括号内的运算，再进行逻辑与运算，最后进行逻辑或运算。

四、逻辑函数化简方法

逻辑函数的表达式有多种形式,实现其逻辑功能的电路复杂程度不同。在实际进行电路设计时为了降低生产成本,提高电路的可靠性,需要用最简的逻辑表达式,以便得到最简的逻辑电路。因此,有必要对逻辑函数进行化简。常用的化简方法有两种:公式化简法和卡诺图化简法。公式化简法,是指用逻辑代数中的公式和定理进行化简的方法;卡诺图化简法,用来化简的工具是卡诺图。

1. 最简与或式 表示同一逻辑功能的逻辑表达式不是唯一的,各表达式繁简程度以及逻辑运算顺序等相差很大。即便对于最简式而言也不是唯一的,例如逻辑函数 $Y=AB+AC$ 逻辑运算为与-或形式,也可以表现为 $Y=\overline{\overline{AB}\cdot\overline{AC}}$ 与非-与非形式等,两者均为最简式,但运算顺序不同。在求解逻辑函数最简式的过程中,大多都可以根据逻辑函数的公式和定律变换得到最简与-或式。在此基础上可根据实际需要借助公式变换为其他最简式。最简与-或式的标准是:

1)逻辑函数式中的乘积项(与项)的个数最少,这样可以保证所需门电路数目最少;

2)每个乘积项中的变量数最少,这样可以保证每个门电路输入端的个数最少。

2. 逻辑函数的公式化简法 公式化简法就是利用逻辑函数的基本公式和定律消去逻辑函数表达式中多余的乘积项和每个乘积项中多余的变量,从而得到逻辑函数最简形式的方法。

【例8-1】 用公式法化简下列逻辑函数式。

$$Y=ABC+AB\overline{C}+A\overline{B}$$

解:

$$Y=AB(C+\overline{C})+A\overline{B}$$
$$=AB+A\overline{B}$$
$$=B(A+\overline{A})$$
$$=B$$

【例8-2】 利用逻辑代数公式定律化简下列逻辑函数式。

$$Y=\overline{\overline{AB}}+\overline{A}CD+\overline{B}CD$$

解:

$$Y=\overline{\overline{AB}}+\overline{A}CD+\overline{B}CD$$
$$=\overline{AB}+(\overline{A}+\overline{B})CD$$
$$=\overline{AB}+\overline{AB}CD$$
$$=\overline{AB}$$

【例8-3】 利用公式化简法化简下列逻辑函数式。

$$Y=AD+A\overline{D}+AB+\overline{A}C+BD+A\overline{B}EF+\overline{B}EF$$

解:

$$Y=AD+A\overline{D}+AB+\overline{A}C+BD+A\overline{B}EF+\overline{B}EF$$
$$=A(D+\overline{D})+AB+\overline{A}C+BD+(A+1)\overline{B}EF$$
$$=A+AB+\overline{A}C+BD+\overline{B}EF$$
$$=A(1+B)+\overline{A}C+BD+\overline{B}EF$$
$$=A+\overline{A}C+BD+\overline{B}EF$$
$$=A+C+BD+\overline{B}EF$$

公式化简法特点:对变量个数没有要求,可化简任何复杂的逻辑函数,但要求能够熟练掌握和灵活运用逻辑代数的各种公式和定理,并具有一定的运算技巧和经验。化简过程没有明确的步骤,而且不易判断化简结果是否已达到最简形式。这种方法适用于变量较多、较复杂的逻辑函数式化简。

3. 逻辑函数的卡诺图化简法 卡诺图化简法是逻辑函数的图形化简法。它具有明确的化简步骤,能方便地获得逻辑函数的最简与-或表达式。

(1) 逻辑函数的最小项

1) 最小项的定义:在 n 变量的逻辑函数中,如果乘积项中含有全部变量,并且每个变量在该乘积项中以原变量或反变量形式出现一次,则该乘积项就定义为逻辑函数的最小项(minterm)。n 个变量的全部最小项共有 2^n 个。

如 3 个变量 A、B、C 共有 $2^3 = 8$ 个最小项:$\overline{A}\,\overline{B}\,\overline{C}$、$\overline{A}\,\overline{B}C$、$\overline{A}B\overline{C}$、$\overline{A}BC$、$A\,\overline{B}\,\overline{C}$、$A\,\overline{B}C$、$AB\overline{C}$、$ABC$。

2) 最小项的性质:以 3 个变量的全部最小项为例说明它的性质。

由表8-11可得出最小项有以下性质:①对于任意一个最小项,只有一组变量取值使它的值为1,而其余各组变量取值均使它的值为0。②对于变量的任一组取值,任意两个最小项的乘积为0。③对于变量的任一取值,全体最小项的和为1。

表8-11 三变量最小项真值表

ABC	$\overline{A}\,\overline{B}\,\overline{C}$	$\overline{A}\,\overline{B}C$	$\overline{A}B\overline{C}$	$\overline{A}BC$	$A\,\overline{B}\,\overline{C}$	$A\,\overline{B}C$	$AB\overline{C}$	ABC
000	1	0	0	0	0	0	0	0
001	0	1	0	0	0	0	0	0
010	0	0	1	0	0	0	0	0
011	0	0	0	1	0	0	0	0
100	0	0	0	0	1	0	0	0
101	0	0	0	0	0	1	0	0
110	0	0	0	0	0	0	1	0
111	0	0	0	0	0	0	0	1

3) 最小项的编号:为了便于书写,最小项用 m_i 表示,其下标 i 是最小项的编号。编号的方法是:将最小项中原变量取1,反变量取0,则一个最小项对应一组二进制数,其相对应的十进制数即是该最小项的编号 i,如表8-12所示。

表8-12 三变量最小项的编号表

ABC	对应十进制数	最小项名称	编号
000	0	$\overline{A}\,\overline{B}\,\overline{C}$	m_0
001	1	$\overline{A}\,\overline{B}C$	m_1
010	2	$\overline{A}B\overline{C}$	m_2
011	3	$\overline{A}BC$	m_3
100	4	$A\,\overline{B}\,\overline{C}$	m_4
101	5	$A\,\overline{B}C$	m_5
110	6	$AB\overline{C}$	m_6
111	7	ABC	m_7

有了最小项的编号,逻辑函数也可用字母 m 和相应的编号表示,如:$Y = \sum m(0,1,2,3\cdots\cdots)$

4)逻辑函数的标准与或式:任意一个逻辑函数都可以通过基本公式 $A+\bar{A}=1$ 补齐变量形式进而变换为唯一的一组最小项求和的标准形式,即标准与或式。

【例8-4】 将逻辑函数 $Y(A,B,C)=AB+\bar{A}C$ 展开为最小项的形式。

解:将逻辑函数展开成最小项

$$
\begin{aligned}
Y &= AB + \bar{A}C \\
&= AB(C + \bar{C}) + \bar{A}C(B + \bar{B}) \\
&= ABC + AB\bar{C} + \bar{A}BC + \bar{A}\bar{B}C \\
&= m_1 + m_3 + m_6 + m_7 \\
&= \sum m(1,3,6,7)
\end{aligned}
$$

(2)逻辑函数的卡诺图表示:卡诺图是逻辑函数的图形表示法,又称最小项方格图。用 2^n 个小方格表示 n 个变量的 2^n 个最小项,并且使逻辑相邻最小项(两个最小项中只有一个变量为互反变量,其余变量都相同,如 ABC 与 $AB\bar{C}$)在几何位置上也相邻,按这样相邻要求排列起来的方格图称为 n 个变量最小项的卡诺图。比较常用的卡诺图有二变量卡诺图、三变量卡诺图和四变量卡诺图。

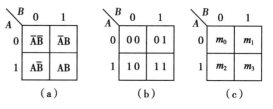

图8-8 二变量卡诺图

二变量卡诺图见图8-8。图8-8(a)中标出了两个变量4个最小项的排列位置。若用0表示反变量,1表示原变量可以得到图8-8(b),方格中的数字就是相应最小项的变量取值。卡诺图也可以用最小项的编号表示,如图8-8(c)。

三变量卡诺图、四变量卡诺图如图8-9所示

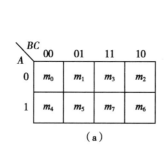

图8-9 三、四变量卡诺图
a. 三变量卡诺图;b. 四变量卡诺图

注意,三变量卡诺图中横向变量 B、C,四变量卡诺图中纵向变量 A、B 和横向变量 C、D 不是按照自然二进制码(00、01、10、11)的顺序排列,而是按照循环码规律排列,这是为了保证卡诺图中最小项几何位置相邻与逻辑相邻性一致。

对于五变量及以上变量的卡诺图,其逻辑相邻性比较复杂,在逻辑函数化简时不常用,这里不做介绍。

逻辑函数卡诺图的画法有以下两种情况:①已知逻辑函数表达式,可将其展开成最小项之和的形式,然后在卡诺图上与这些最小项对应的位置上填入1,其余的位置填入0,即可得到该逻辑函数的卡诺

图表示;②已知逻辑函数的真值表,在卡诺图中对应变量取值组合的每一个方格内,根据真值表的函数值填写。

【例 8-5】　画出逻辑函数 $Y=AB+BC+AC$ 的卡诺图。

解:首先将逻辑函数展开成最小项之和的形式

$$Y = AB + BC + AC$$
$$= AB(C + \overline{C}) + (A + \overline{A})BC + AC(B + \overline{B})$$
$$= ABC + AB\overline{C} + \overline{A}BC + A\overline{B}C$$
$$= \sum m(3,5,6,7)$$

将对应这些最小项的位置里填入 1,其余位置填入 0,可以得到 Y 的卡诺图,如图 8-10 所示。

A \ BC	00	01	11	10
0	0	0	1	0
1	0	1	1	1

图 8-10　例 8-5 图

【例 8-6】　已知逻辑函数的真值表 8-13,画出它的卡诺图。

解:将真值表 8-13 中对应每一组变量取值的函数值填入卡诺图,如图 8-11 所示。

表 8-13　例 8-6 真值表

A	B	C	Y	A	B	C	Y
0	0	0	1	1	0	0	1
0	0	1	1	1	0	1	0
0	1	0	0	1	1	0	1
0	1	1	1	1	1	1	1

(3) 逻辑函数的卡诺图化简法:利用卡诺图化简逻辑函数的方法称为卡诺图化简法。其基本原理是利用卡诺图的几何位置相邻与逻辑相邻一致,找出几何相邻的最小项加以合并,消去互反变量,达到化简的目的。

A \ BC	00	01	11	10
0	1	1	1	0
1	1	0	1	1

图 8-11　例 8-6 图

1) 最小项合并规律

①只有几何位置相邻最小项才能合并。几何位置相邻包括两种情况:一是相接——紧挨着;二是相对——卡诺图中行或列的两头。

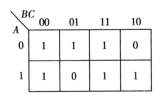

②两个相邻最小项合并,可消去一个变量;四个相邻最小项合并,可消去两个变量,2^n 个相邻最小项合并,可消去 n 个变量。

③相邻最小项可合并为一个乘积项,消去的是它们中的互反变量,保留的是它们中的共有变量,且合并的相邻最小项越多,消去的变量也越多,化简后的乘积项就越简单。

2) 卡诺图化简法的基本步骤

①画出逻辑函数的卡诺图;

②按合并相邻最小项的原则,画出合并最小项的包围圈,写出各包围圈合并后的与项;

③写出逻辑函数的最简与-或表达式。

化简时必须将卡诺图中的 2^n 个相邻为 1 的最小项方格用包围圈圈起来进行合并,直到所有 1 方格都被圈过。

画圈的注意事项如下:画圈时,圈越大越好,圈的个数越少越好,这样消去的变量越多,与项中的变量个数越少;最小项可重复被圈,但每个圈内至少有一个新的最小项;含 1 的方格都应被圈入,无几何相邻项的"1"格,独立构成一个圈,以防止遗漏乘积项;卡诺图中 4 个角上的最小项也是几何相邻最小项,可以圈在一起合并。

【例 8-7】 利用卡诺图将下式化简为最简与-或形式。

$$Y=A\,\overline{C}+BC+\overline{A}\,\overline{B}+\overline{A}C+\overline{B}\,\overline{C}$$

解:该逻辑函数有 3 个变量,画出它的卡诺图,画包围圈,如图 8-12 所示。

由图 8-12 合并最小项,可得化简后的逻辑函数:

$$Y=\overline{B}\,\overline{C}+\overline{A}C+AB$$

【例 8-8】 利用卡诺图化简逻辑函数

$$L(ABCD)=\sum m(1,5,6,7,11,12,13,15)$$

解:将最小项填入卡诺图,画包围圈,如图 8-13 所示。

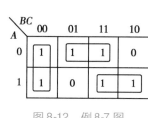

图 8-12 例 8-7 图

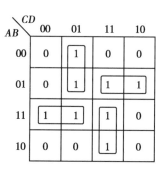

图 8-13 例 8-8 图

由图 8-13 合并最小项,可得化简后的逻辑函数:

$$L=\overline{A}\,CD+\overline{A}BC+AB\,\overline{C}+ACD$$

(4) 具有无关项的逻辑函数的化简:无关项是指那些与所讨论的逻辑问题没有关系的变量取值组合所对应的最小项。这些最小项有两种情况:①一种是某些变量取值组合不允许出现,如 8421BCD 编码中 1010 ~ 1111 这 6 种代码是不允许出现的,是受到约束的,称为约束项;②另一种是某些变量取值组合所对应的函数值可以是任意的,是 0 是 1 均可,对逻辑关系没有影响。这些变量取值称为任意项。

约束项和任意项统称为无关项,所谓无关是指是否将这些最小项写入逻辑表达式无关紧要,可以写入也可以删除,不影响逻辑关系。在卡诺图中,无关项对应的方格中常用"×"来标记,既可以当 1 也可以当 0。无关项在逻辑函数中用字母 d 和相应的编号表示:$\sum d(1,2,$ $3\cdots)$。利用卡诺图化简时,无关项方格是作为 1 方格还是作为 0 方格,应根据化简需要灵活确定,合理地利用无关项的性质对具有无关项的逻辑函数进行化简,通常可以得到更简单的结果。

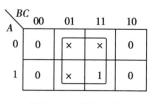

图 8-14 例 8-9 图

【例 8-9】 用卡诺图化简含有无关项的逻辑函数

$$Y(ABC)=\sum m(7)+\sum d(1,3,5)$$

解:画出含有无关项的卡诺图,这里将无关项当作 1,使包围圈变大,结果最简,如图 8-14 所示。

由卡诺图可得最简逻辑表达式为:$Y=C$(遵循约束条件)

第二节 门电路

在数字电路中,将实现逻辑运算关系的电子电路,称为门电路,门电路是最基本的逻辑器件。如果以门电路的输入信号作为条件,输出信号作为结果,那么,输出信号和输入信号之间存在一定的逻辑关系。因此,门电路又称为逻辑门电路(logic gate circuit)。最基本的逻辑关系有与逻辑、或逻辑和非逻辑,实现这些逻辑关系的门电路分别称为与门、或门、非门。本节主要研究如何用半导体器件构建门电路。

数字电路是二值逻辑电路,只存在两种工作状态。门电路实际输入信号为高电平或低电平,高、低电平所指不是具体电压值,而是两个可以截然区分开来的电压范围,分别对应逻辑变量 1 和 0。若规定逻辑值 1 表示高电平,逻辑值 0 表示低电平,则称为正逻辑;反之,则称为负逻辑。本书除另加说明外,均采用正逻辑。

门电路可用半导体二极管、三极管等元器件组成。借助半导体二极管、三极管等的开关特性可以获取门电路两种工作状态,由此构建分立元件门电路、集成门电路。由于分立元件门电路具有电路体积大、效率低、电平偏移、带负载能力差等缺点,因此,目前在数字电路中大都采用集成门电路。但为便于理解,仍从分立元件电路入手,介绍门电路的组成和分析方法。

一、分立元件门电路

1. 二极管与门电路 实现与逻辑功能的电路为与门电路。图 8-15 所示为二极管与门电路和逻辑符号。A、B 是电路的两个输入端,Y 是输出端。

对于 A、B 中的每一个输入端而言,均只能有两种状态:高电平或低电平,而输出的状态究竟是高电平还是低电平,需根据 A、B 两个输入端的状态组合情况而定,这里规定:+5V 左右为高电平,用逻辑"1"表示,0V 左右为低电平,用逻辑"0"表示。按输入信号的不同状态,输出有四种可能的工作情况。

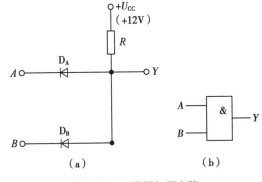

图 8-15 二极管与门电路
a. 电路图;b. 逻辑符号

(1) A、B 均为低电平时,即 $U_A = U_B = 0V$,此时二极管 D_A、D_B 均处于正向偏置而导通,输出端 Y 为低电平。

(2) A 为低电平、B 为高电平时,即 $U_A = 0V$,$U_B = +5V$,此时二极管 D_A 优先导通,输出端 Y 钳位在 0.7V,输出端为低电平,此时二极管 D_B 处于反向偏置而截止。

(3) A 为高电平、B 为低电平时,即 $U_A = +5V$,$U_B = 0V$。其结果和第二种情况相似,D_B 承受正向电压优先导通,输出端的电平等于 0.7V,即 Y 为低电平,此时二极管 D_A 处于反向偏置而截止。

(4) A、B 均为高电平时,即 $U_A = U_B = +5V$,D_A、D_B 均导通,输出端 Y 的电位钳位在+5.7V,此时,Y 为高电平。

上述四种情况可列成表 8-14 的形式,它反映了图 8-15 电路的逻辑关系。可见,只有当输入均为高电平"1"时,输出才是高电平"1",只要有一个或一个以上输入为低电平"0"时,输出就是低电平"0"。输出与输入为与逻辑关系。

表 8-14　与门真值表

A	B	Y
0	0	0
0	1	0
1	0	0
1	1	1

2. 二极管或门电路　实现或逻辑功能的电路为或门电路。图 8-16 所示为二极管组成的或门电路及逻辑符号。

图中 A、B 是门电路的输入端，Y 是输出端。它也有四种可能的工作情况。

（1）当 A、B 均为低电平时，即 $U_A = U_B = 0V$，D_A、D_B 均导通，输出端 Y 为低电平"0"。

（2）当 A 为低电平、B 均为高电平时，如 $U_A = 0$，$U_B = +5V$，此时 D_B 导通，并使 D_A 承受反向电压而截止，输出电压为 4.3V，Y 为高电平"1"。

（3）当 A 为高电平、B 均为低电平时，如 $U_A = +5V$，$U_B = 0$，D_A 承受较高的正向电压导通，此时，D_B 承受反向电压而截止，输出端 Y 的电压为 4.3V，即 Y 为高电平"1"。

（4）当输入端全为高电平时，D_A、D_B 均承受正向电压导通，输出端 Y 为高电平"1"。

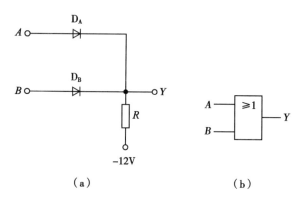

图 8-16　二极管或门电路
a. 电路图；b. 逻辑符号

用"1"和"0"分别表示高、低电平，则输入与输出的逻辑关系可列成表 8-15 所示的真值表。可见，只有当输入全为低电平"0"时，输出才是低电平"0"；输入端只要有一个是高电平，无论其他输入端如何，输出即为高电平，说明输出 Y 是输入 A、B 逻辑或的结果。

表 8-15　或门真值表

A	B	Y
0	0	0
0	1	1
1	0	1
1	1	1

3. 三极管非门电路　非逻辑关系是指输入和输出总是处于相反的逻辑状态。实现非逻辑功能的电路为非门电路。图 8-17 是三极管组成的非门电路及逻辑符号，图中 A 为输入端，Y 为输出端。

当输入端 A 为低电平"0"时，只要满足基极电位 $U_B < 0$ 的条件，则三极管截止，输出端 Y 的电位接近于 U_{CC}。在这种情况下，Y 输出高电平"1"。

当输入端是高电平"1"时，只要电路参数能满足 $I_B = \dfrac{U_{CC}}{\beta R_C}$ 条件，则晶体管饱和导通，即 $U_{CE} = U_{CES} = 0.3V$。$U_Y = U_{CES} = 0.3V$ 即 Y 为低电平"0"。

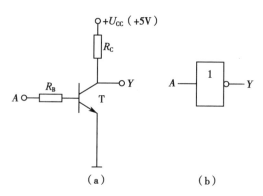

图 8-17　三极管非门电路
a. 电路图；b. 逻辑符号

真值表如表 8-16 所示。可见,输出端的状态总是和输入端状态相反,当输入为低电平"0"时,输出为高电平"1";输入为高电平"1"时,输出为低电平"0",输出 Y 的结果刚好与输入 A 相反。非门电路也称为反相器。

表 8-16　非门真值表

A	Y
0	1
1	0

4. 复合门电路　前面介绍的二极管门电路具有电路简单、经济等优点。但在许多门电路互相连接的时候,由于二极管有正向压降,通过一级门电路以后,输出电平对输入电平约有 0.7 V(硅管)的偏移。这样,经过一连串的门电路后,高低电平就会严重偏离原来的数值,以致造成错误结果。此外,二极管门电路带负载能力也较差。

为了解决这些问题,往往在与门、或门后加一级非门,组成与非门、或非门、与或非门等复合门电路。这些电路在带负载能力、工作速度和可靠性方面都大为提高,因此成为逻辑电路中最常用的基本单元。

图 8-18a 是与非门电路,它是由二极管与门和三极管非门串接而成,图 8-18b 是与非门的逻辑符号。

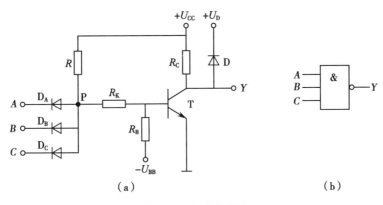

图 8-18　与非门电路
a. 电路图;b. 逻辑符号

当输入端有一个或一个以上为低电平"0"时,"与"门输出 P 点为低电平"0"。这时,因负电源($-U_{BB}$)的作用,使发射结反向偏置,三极管截止,输出 Y 为高电平"1";当输入端全为高电平"1"时,与门输出 P 点为高电平"1"。P 点高电平抵消了负电源的作用,使发射结正向偏置,三极管饱和,输出 Y 为低电平"0"。

与非门电路的真值表见表 8-17,可见,当输入全为高电平时,输出为低电平,只要有一个输入端为低电平时,输出就为高电平。

表 8-17　与非门真值表

A	B	C	Y
0	0	0	1
0	0	1	1
0	1	0	1
0	1	1	1
1	0	0	1
1	0	1	1
1	1	0	1
1	1	1	0

二、集成门电路

集成门电路(integrated gate circuit)与分立元件门电路相比,具有速度快、可靠性高和便于微型化等优点。目前,随着半导体技术的高速发展,分立元件电路已被集成电路替代。

集成门电路可分为两大类:一类是以三极管为主要器件,称为 TTL(transistor-transistor logic)集成门电路(即三极管-三极管逻辑集成电路),双极型集成门电路;另一类是以 MOS 型场效应管为主要器件,称为 MOS 型或单极型集成门电路,有 PMOS、NMOS 和 CMOS,以 CMOS 管最为常见。

1. TTL 与非门电路　在数字集成电路中最基本的门电路是与、或、非三种以及由它们组合而成的与非、或非等门电路。而 TTL 与非门电路又是最常见的 TTL 集成门电路。

(1) 电路结构:图 8-19 是 TTL 与非门的典型电路,它由输入级、中间级和输出级三部分组成。输入级由多发射极 T_1 和 R_1 组成,其中 T_1 的集电极可视为一个二极管,而发射极则可看作几个二极管,输入级的作用和二极管与门电路的作用相似。T_2 和电阻 R_2、R_3 组成中间级,它作为输出级的驱动电路,将单端输入信号转变为互补的双端信号,分别由 T_2 的集电极和发射极送入输出级,又称倒相级。T_3、T_4、T_5 和 R_4、R_5 组成推拉式输出级,以提高 TTL 电路的开关速度和负载能力。

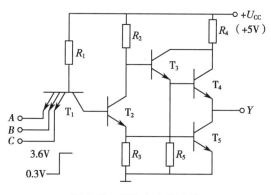

图 8-19　TTL 与非门电路

TTL 与非门的电源电压为 5V,输入和输出信号的高、低电平标准值为 3.6V 和 0.3V。

(2) 电路的逻辑功能:当输入端有一个或一个以上接低电平"0"时,T_1 的基极与低电平发射极之间处于正向导通状态,T_1 的基极电位 $U_{B1} = 0.3V + U_{BE1} = 1V$,它不足以向 T_2、T_3 提供正向基极电流,故 T_2 截止。因 T_2 截止,其集电极电位接近于 U_{CC},使 T_3、T_4 导通,T_3、T_4 的发射极分别具有 0.7V 的导通压降,所以,输出端 Y 为高电平"1"。

$$U_Y = U_{CC} - U_{BE3} - U_{BE4} = (5 - 0.7 - 0.7)V = 3.6V$$

这种输入有"0",输出为"1"的工作情况称为与非门关闭。

当输入端全为高电平"1"时(即输入端电压为 3.6V),使 T_1 的发射结处于反偏,集电结处于正偏,T_1 工作于"倒置"状态,集电极做发射极用,发射极做集电极用。T_1 集电结、T_2 和 T_3 的发射结导通,从而使 T_1 基极电位钳位在 2.1V(T_1 的基极对地电位有 T_1 的集电结、T_2 和 T_5 的发射结这三个 PN 结的正向压降组成)。此时,T_2 处于饱和状态,其集电极电位 $U_{C2} = U_{CE2} + U_{BE3} = 1V$,可使 T_3 导通,T_4 的基极电位为:$U_{B4} = U_{E3} = U_{C2} - U_{BE3} = 0.3V$,故 T_4 截止。T_5 则由 T_2 提供足够的基极电流而使其处于饱和状态,使输出 $U_Y = U_{CE5} = 0.3V$,输出 Y 为低电平"0"。

这种输入全为"1",输出为"0"的工作情况称为与非门开启。

总之,当输入有一个或几个为"0"时,输出就为"1";只有当输入全为"1"时,输出才为"0",符合与非的逻辑关系。

图 8-20 是两种 TTL 与非门外引线排列图。每一集成电路芯片内的各个逻辑门互相独立,可单独使用,但共用一根电源引线和一根接地线。

(3) 主要参数

1) 输出高电平 U_{OH}:当输入端有一个(或几个)接低电平,输出空载时的输出电平。

2) 输出低电平 U_{OL}:当输入端全为高电平,输出在额定负载条件下的输出电平。

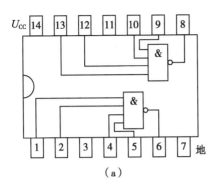 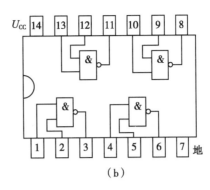

图 8-20　TTL 与非门外引线排列图

a. 74LS20 型；b. 74LS00 型

3）开门电平 $U_{\rm ON}$：在额定负载条件下，确保输出为额定低电平时，所允许的最小输入高电平值。它表示使与非门开通时的最小输入电平。

4）关门电平 $U_{\rm OFF}$：在空载条件下，确保输出为额定高电平时，所允许的最大输入低电平值。它表示使与非门关断所需的最大输入电平。

5）扇出系数 N：表示与非门输出端最多能接几个同类与非门的个数，它表征了带负载的能力。表8-18 列出了 TTL 与非门的几个主要参数数据。

表 8-18　TTL 与非门参数

参数名称	符号	测试条件			单位	规范值
输出高电平	$U_{\rm OH}$	任一输入端接地，其余悬空			V	≥2.7
输出低电平	$U_{\rm OL}$	$u_i = 1.8{\rm V}$	$R_L = 380\Omega$		V	≤0.35
开门电平	$U_{\rm ON}$	$U_{\rm OL} = 0.35{\rm V}$	$R_L = 380\Omega$	$u_i = 1.8{\rm V}$	V	≤1.8
关门电平	$U_{\rm OFF}$	$U_{\rm OH} \geq 2.7{\rm V}$	$u_i = 0.8{\rm V}$		V	≥0.8
扇出系数	N	$u_i = 1.8{\rm V}$	$u_0 \leq 0.35{\rm V}$		个	≥8

2. CMOS 门电路　CMOS 电路是在 MOS 电路的基础上发展起来的一种互补对称场效应管集成电路（complementary-symmetry metal-oxide-semiconductor circuit, CMOS），目前应用得很普遍。图 8-21 是 CMOS 非门电路（常称 CMOS 反向器），它由一个 N 沟道增强型 MOS 管 T_1 和一个 P 沟道增强型 MOS 管 T_2 连成互补对称的结构。两管的栅极相连，作为输入端；两管的漏极也相连，作为输出端。P 沟道管的源极接电源正极，N 沟道管的源极接电源的公共端（电源负端）。

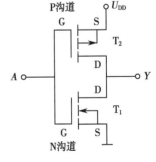

图 8-21　CMOS 门电路

当输入端为高电平"1"（约为 $U_{\rm DD} = +5{\rm V}$）时，T_1 管导通，而 T_2 管截止，输出 Y 为低电平（约为 0V）；当输入端为低电平"0"时，T_1 管截止，T_2 管导通，输出端 Y 为高电平"1"。可见，此电路输出与输入之间的逻辑关系为 $Y = \overline{A}$。

除了上述介绍的 CMOS 非门电路外，CMOS 传输门、CMOS 与非门、COMS 或非门都是很常见的 CMOS 集成门电路，因篇幅限制，这里不再介绍。

在使用 CMOS 门电路时，应特别注意：①未使用的输入端不允许悬空；②使用时应先接直流电源，后接信号源,工作结束时应先去除信号源,后关闭直流电源;③焊接和测试时电烙铁和测试仪器应有良好的接地。

集成门电路已被广泛应用于医学电子仪器中。TTL 集成门电路与 CMOS 集成门电路各自有其特点和用途。相比较于 TTL 电路,CMOS 电路具有制造工艺简单、功耗低、输入阻抗高、集成度高等优点。

第三节　组合逻辑电路的分析与设计

数字逻辑电路按逻辑功能可分为两大类:一类为组合逻辑电路(combinational logic circuit);另一类为时序逻辑电路(sequential logic circuit)。本节主要介绍组合逻辑电路。

一、组合逻辑电路的特点

组合逻辑电路的特点是:任一时刻的输出只取决于该时刻的输入状态,而与电路原来的状态无关,电路不具有记忆功能。任何一种组合逻辑电路,不管是简单的还是复杂的,其电路结构均有以下特点:

1. 由逻辑门电路组成。
2. 电路的输出与输入之间无反馈途径。
3. 电路中不包含记忆单元。

二、组合逻辑电路的分析方法

分析组合逻辑电路的目的是为了确定已知电路的逻辑功能。对逻辑电路进行分析,一方面可以更好地对其加以改进和应用,另一方面也可用于检验所设计的逻辑电路是否优化以及是否能实现预定的逻辑功能。

分析组合逻辑电路的步骤一般为:

1. 根据逻辑图从输入到输出逐级写出逻辑函数式;
2. 利用逻辑代数或卡诺图进行化简或变换,得到最简的逻辑表达式;
3. 根据简化的逻辑函数表达式列出相应的真值表;
4. 分析真值表中输入变量与输出结果之间的因果对应规律,确定其逻辑功能。

【例 8-10】　分析图 8-22a 所示逻辑电路的逻辑功能。

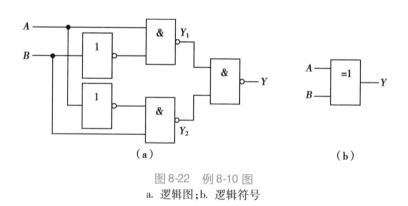

图 8-22　例 8-10 图
a. 逻辑图;b. 逻辑符号

解:(1) 由逻辑电路列出逻辑函数

从输入到输出,依次写出各个门电路的逻辑函数式,最后列出输出 Y 的逻辑函数式:

G_1门 $\qquad\qquad\qquad\qquad\qquad\qquad Y_1 = \overline{A \cdot \overline{B}}$

G_2门 $\qquad\qquad\qquad\qquad\qquad\qquad Y_2 = \overline{\overline{A} \cdot B}$

G_3门 $\qquad\qquad\qquad\qquad\qquad\qquad Y = \overline{Y_1 \cdot Y_2} = \overline{\overline{A \cdot \overline{B}} \cdot \overline{\overline{A} \cdot B}}$

（2）运用逻辑代数进行化简

$$Y = \overline{\overline{A \cdot \overline{B}} \cdot \overline{\overline{A} \cdot B}} = \overline{\overline{A \cdot \overline{B}}} + \overline{\overline{\overline{A} \cdot B}} = A \cdot \overline{B} + \overline{A} \cdot B$$

（3）由逻辑函数式列出真值表:这是一个二输入变量(A、B)的逻辑函数,共有 4 种取值组合。将它们依次代入逻辑函数式中作逻辑运算,并把所得结果填入表内,可得真值表 8-19 所示。

表 8-19 异或门真值表

A	B	Y
0	0	0
0	1	1
1	0	1
1	1	0

（4）逻辑功能分析:当输入端 A 和 B 不同为"1"或"0"时,输出端 Y 为"1";否则,输出 Y 为"0",输入端和输出端为异或逻辑关系,其逻辑符号如图 8-22b 所示。

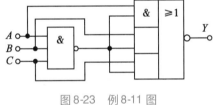

图 8-23 例 8-11 图

【例 8-11】 分析图 8-23 所示电路的逻辑功能。

解:（1）由逻辑电路列出逻辑函数

如图 8-23 所示,$Y = \overline{\overline{ABC} \cdot A + \overline{ABC} \cdot B + \overline{ABC} \cdot C}$

（2）运用逻辑代数公式进行化简

$$Y = \overline{\overline{ABC} \cdot A + \overline{ABC} \cdot B + \overline{ABC} \cdot C} = ABC + \overline{\overline{A} + \overline{B} + \overline{C}} = ABC + \overline{A}\,\overline{B}\,\overline{C}$$

（3）由逻辑函数式列出真值表 8-20。

表 8-20 例 8-11 真值表

A	B	C	Y
0	0	0	1
0	0	1	0
0	1	0	0
0	1	1	0
1	0	0	0
1	0	1	0
1	1	0	0
1	1	1	1

（4）逻辑功能分析:分析真值表可知,输入信号相同时,输出为高电平,输入信号不同时,输出为低

189

电平,该电路是判断输入信号极性是否相同的电路—符号电路。

三、组合逻辑电路的设计方法

组合逻辑电路的设计过程与上述逻辑电路的分析过程刚好相反,它是根据给定的逻辑问题,设计满足该逻辑要求的逻辑电路。一般设计过程是:

1. 根据给定的逻辑功能进行逻辑赋值,列出真值表。
2. 由真值表写出逻辑表达式。
3. 再利用逻辑代数或卡诺图对逻辑表达式进行化简或变换。
4. 画出逻辑电路图。

【例8-12】　用与非门设计一个裁判判断电路,比赛共有1名主评委,2名副评委。要求只有当包括主评委在内的2名或2名以上评委都同意时,结果才可判断为通过。

解:(1)根据给定的逻辑要求进行逻辑赋值,列出真值表。

设 A 为主裁判, B 、 C 为两个副裁判, Y 表示判断结果。如果裁判同意表示“1”,裁判不同意表示“0”; Y 为“1”时,表示判断结果成功; Y 为“0”时,表示失败。由此可列出真值表,如表8-21所示。

表8-21　例8-12的真值表

A	B	C	Y
0	0	0	0
0	0	1	0
0	1	0	0
0	1	1	0
1	0	0	0
1	0	1	1
1	1	0	1
1	1	1	1

(2)由真值表列逻辑函数式

1)取全部 $Y=1$ 的变量组合组成逻辑表达式中的与项。

2)对每一种变量组合而言,变量与变量之间是与逻辑关系,对应于 $Y=1$,如果输入变量为“1”,则取其原变量本身(如 A);如果输入变量为“0”,则取其反变量(如 $\overline{A}$)。然后取各组变量组成的与项。

3)各组变量组合之间是或逻辑关系,故取以上各与项之和。

由此,可列出逻辑函数表达式:

$$Y=A\overline{B}C+AB\overline{C}+ABC$$

(3)利用逻辑代数化简逻辑函数

$$Y=A\overline{B}C+AB\overline{C}+ABC$$
$$=AC(\overline{B}+B)+AB(\overline{C}+C)$$
$$=A\cdot B+A\cdot C$$

(4)根据上式可以得到逻辑电路,如图8-24所示。

因题意要求结果用与非门构成,故对上式进行变换

$$Y=A\cdot B+A\cdot C=\overline{\overline{A\cdot B+A\cdot C}}$$
$$=\overline{\overline{A\cdot B}\cdot\overline{A\cdot C}}$$

由逻辑函数式画出逻辑电路,如图 8-25 所示。

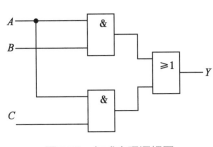

图 8-24　与或实现逻辑图　　　　　　　　　图 8-25　与非实现逻辑图

第四节　常用组合逻辑电路

在数字系统中,有很多逻辑部件如编码器、译码器、加法器、数据选择器等都属于组合逻辑电路。

一、加法器

在数字系统,尤其是在计算机的算数运算器中,二进制加法器是主要部件之一。本部分内容主要介绍一位二进制加法器电路。

1. 半加器　两个一位二进制数相加,不考虑低位进位信号的逻辑电路称为半加器(half-adder)。

表 8-22 是半加器的真值表。其中,A 和 B 是相加的两个数,S 是相加的和数,C 是进位数。由真值表可写出半加器的逻辑表达式

$$\begin{cases} S = A\overline{B} + \overline{A}B = A \oplus B \\ C = AB \end{cases}$$

表 8-22　半加器真值表

A	B	S	C
0	0	0	0
0	1	1	0
1	0	1	0
1	1	0	1

半加器逻辑图如图 8-26 所示。

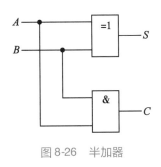

图 8-26　半加器

191

2. 全加器　两个一位二进制数相加,考虑低位进位信号的逻辑电路称为全加器(full-adder)。

表8-23是全加器真值表。其中A_i、B_i是两个加数,C_{i-1}是来自低位的进位;S_i是全加和,C_i是向高位的进位。

表 8-23　全加器真值表

A_i	B_i	C_{i-1}	S_i	C_i
0	0	0	0	0
0	0	1	1	0
0	1	0	1	0
0	1	1	0	1
1	0	0	1	0
1	0	1	0	1
1	1	0	0	1
1	1	1	1	1

化简后可写出全加器的逻辑表达式为:

$$S_i = \overline{A_i}\,\overline{B_i}C_{i-1} + \overline{A_i}B_i\overline{C_{i-1}} + A_i\overline{B_i}\,\overline{C_{i-1}} + A_iB_iC_{i-1}$$

$$C_i = A_iB_i + A_iC_{i-1} + B_iC_{i-1}$$

全加器逻辑图如图8-27所示。

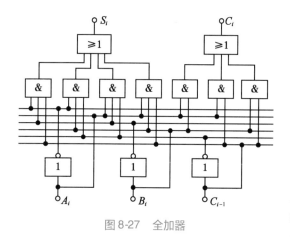

图 8-27　全加器

二、编码器

编码器(coder)一般地说,用文字、符号或者数字表示特定对象的过程都可以称为编码。在数字电路中,数据和信息常常用0和1组成的二进制代码来表示,将若干个"0"和"1"按一定的规律编排在一起,编成不同的代码,并赋予每个代码以固定的含义。如用3位二进制数组成的编码来表示十进制数0~7,十进制数0编成二进制数码的000,十进制数1编成二进制数码的001,十进制数2编成二进制数码的010等。用来完成编码工作的数字电路称为编码器。常用的编码器有二进制编码器(binary coder)、BCD编码器(BCD coder)等。

1. 二进制编码器　用n位二进制代码对$N=2^n$个信号进行编码的电路称为二进制编码器。一位二进制代码可以表示2个信号;两位二进制代码可以表示4个信号;n位二进制代码可以表示2^n个信号。

(1) 3位二进制编码器

1)确定二进制代码的位数:输入有I_0、I_1、I_2、I_3、I_4、I_5、I_6、I_7八个信号,则编码器输出的位数是三位($2^3 = 8$),这种编码器称为8线-3线编码器。

2)列真值表:8个输入编码信号$I_0 \sim I_7$中,在同一时刻只能对一个请求信号进行编码,否则,输出二进制代码会发生混乱,也就是说$I_0 \sim I_7$八个编码信号是相互排斥的。将二进制代码与八个不同的输入信号一一对应起来,即为编码方案。理论上编码方案有多种,但实际上为了研究方便,编码方案常常具有一定的规律性。表8-24所列的就是一种常用的编码方案。

表 8-24　8 线-3 线编码器的编码表

输　　入								输　出		
I_0	I_1	I_2	I_3	I_4	I_5	I_6	I_7	Y_2	Y_1	Y_0
1	0	0	0	0	0	0	0	0	0	0
0	1	0	0	0	0	0	0	0	0	1
0	0	1	0	0	0	0	0	0	1	0
0	0	0	1	0	0	0	0	0	1	1
0	0	0	0	1	0	0	0	1	0	0
0	0	0	0	0	1	0	0	1	0	1
0	0	0	0	0	0	1	0	1	1	0
0	0	0	0	0	0	0	1	1	1	1

3）根据编码表写出逻辑式：由表 8-24 可知，输出函数为其值是 1 的对应输入变量（请求编码信号取值为 1 的变量）进行逻辑与，然后再化为与非的形式，即

$$Y_2 = I_4 + I_5 + I_6 + I_7 = \overline{\overline{I_4 + I_5 + I_6 + I_7}} = \overline{\overline{I_4} \cdot \overline{I_5} \cdot \overline{I_6} \cdot \overline{I_7}}$$

$$Y_1 = I_2 + I_3 + I_6 + I_7 = \overline{\overline{I_2 + I_3 + I_6 + I_7}} = \overline{\overline{I_2} \cdot \overline{I_3} \cdot \overline{I_6} \cdot \overline{I_7}}$$

$$Y_0 = I_1 + I_3 + I_5 + I_7 = \overline{\overline{I_1 + I_3 + I_5 + I_7}} = \overline{\overline{I_1} \cdot \overline{I_3} \cdot \overline{I_5} \cdot \overline{I_7}}$$

4）根据逻辑式画出逻辑图，如图 8-28 所示。应当指出，当 $I_1 \sim I_7$ 都为 0 时，输出 $Y_2 Y_1 Y_0 = 000$，所以 I_0 输入线可以不画出。

（2）3 位二进制优先编码器：优先编码器是当多个输入端同时输入有效信号时，只对优先级别最高的输入端进行编码的电路。优先级别的高低，完全可以根据各个输入信号的轻重缓急情况决定。集成的 8 线-3 线优先编码器有 74148、74LS348 等。如图 8-29 为 74LS348 外引脚排列图。

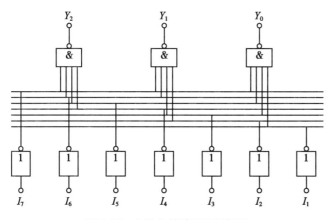

图 8-28　8 线-3 线编码器逻辑图

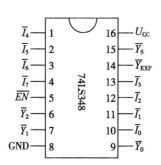

图 8-29　74LS348 优先编码器的外引脚排列图

193

图 8-29 是 8 线-3 线优先编码器 74LS348 的外引脚排列图。它除了有八个信号输入端 $\overline{I_0}\cdots\overline{I_7}$ 和三个信号输出端 $\overline{Y_2}$、$\overline{Y_1}$、$\overline{Y_0}$ 外,还附加了一个输入控制端 $\overline{EN}$ 和两个输出端 $\overline{Y_S}$、$\overline{Y_{EXP}}$。表 8-25 是 74LS348 的真值表,它的输入和输出都是以低电平作为有效信号(低电平有效的字母上加"−"),输出的是反码。由表 8-25 可知输入信号 $\overline{I_0}\cdots\overline{I_7}$ 中 $\overline{I_7}$ 的优先权最高,$\overline{I_0}$ 的优先权最低。

表 8-25　74LS348 的真值表

输入									输出				
$\overline{EN}$	$\overline{I_0}$	$\overline{I_1}$	$\overline{I_2}$	$\overline{I_3}$	$\overline{I_4}$	$\overline{I_5}$	$\overline{I_6}$	$\overline{I_7}$	$\overline{Y_2}$	$\overline{Y_1}$	$\overline{Y_0}$	Y_S	$\overline{Y_{EXP}}$
1	×	×	×	×	×	×	×	×	Z	Z	Z	1	1
0	1	1	1	1	1	1	1	1	Z	Z	Z	0	1
0	×	×	×	×	×	×	×	0	0	0	0	1	0
0	×	×	×	×	×	×	0	1	0	0	1	1	0
0	×	×	×	×	×	0	1	1	0	1	0	1	0
0	×	×	×	×	0	1	1	1	0	1	1	1	0
0	×	×	×	0	1	1	1	1	1	0	0	1	0
0	×	×	0	1	1	1	1	1	1	0	1	1	0
0	×	0	1	1	1	1	1	1	1	1	0	1	0
0	0	1	1	1	1	1	1	1	1	1	1	1	0

表中"×"表示可以任意取 0 或 1,Z 表示为高阻态

$\overline{EN}$ 是选通输入端。当 $\overline{EN}=1$ 时,无论有没有编码输入,都没有编码输出($\overline{Y_2}$、$\overline{Y_1}$ 和 $\overline{Y_0}$ 始终处于高电平)。只有当 $\overline{EN}=0$ 时,编码器才工作。

$\overline{Y_S}$ 是选通输出端。只有当 $\overline{EN}=0$、且 $I_0\sim I_7$ 全部为高电平(此时没有编码输入信号)时,$\overline{Y_S}$ 才为 0。因此,$\overline{Y_S}=0$ 表示电路虽然处于工作状态,但是没有编码输入信号。

$\overline{Y_{EXP}}$ 是优先编码器的输出端。只要 $I_0\sim I_7$ 中有一个为低电平,且 $\overline{EN}=0$,则 $\overline{Y_{EXP}}=0$。表示电路处于工作状态,且有编码信号输入。例如,当 $\overline{I_7}=0$ 时,无论 $\overline{I_0}\sim\overline{I_6}$ 输入是 0 或 1,输出端只对优先级最高的 $\overline{I_7}$ 编码,所以输出反码为 000;$\overline{I_6}=0$,且 $\overline{I_7}=1$,无论 $\overline{I_0}\sim\overline{I_5}$ 输入是 0 或 1,输出端只对优先级比 $\overline{I_0}\sim\overline{I_5}$ 高的 $\overline{I_6}$ 编码,输出反码为 001,其余状态依次类推。

2. 二-十进制(BCD)编码器　能实现二-十进制编码的电路,称为二-十进制编码器。二-十进制普通编码器设计如下:

(1) 确定二进制代码位数:对十路输入进行编码,所以输出需要四位二进制代码。这种编码器常称为 10 线-4 线编码器。

(2) 列真值表:输入端分别用 $I_0\sim I_9$ 表示,有编码请求时,输入信号用 1 表示,没有时用 0 表示,Y_0、Y_1、Y_2、Y_3 表示编码输出,按照常用的 8421BCD 编码规律,由此可列出二-十进制编码器的真值表,如表 8-26 所示。

表8-26 二-十进制编码器的真值表

对应十进制 N	输 入										输 出			
	I_0	I_1	I_2	I_3	I_4	I_5	I_6	I_7	I_8	I_9	Y_3	Y_2	Y_1	Y_0
0	1	0	0	0	0	0	0	0	0	0	0	0	0	0
1	0	1	0	0	0	0	0	0	0	0	0	0	0	1
2	0	0	1	0	0	0	0	0	0	0	0	0	1	0
3	0	0	0	1	0	0	0	0	0	0	0	0	1	1
4	0	0	0	0	1	0	0	0	0	0	0	1	0	0
5	0	0	0	0	0	1	0	0	0	0	0	1	0	1
6	0	0	0	0	0	0	1	0	0	0	0	1	1	0
7	0	0	0	0	0	0	0	1	0	0	0	1	1	1
8	0	0	0	0	0	0	0	0	1	0	1	0	0	0
9	0	0	0	0	0	0	0	0	0	1	1	0	0	1

（3）根据真值表写出逻辑式，并变换为与非的形式

$$Y_3 = I_8 + I_9 = \overline{\overline{I_8} \cdot \overline{I_9}}$$

$$Y_2 = I_4 + I_5 + I_6 + I_7 = \overline{\overline{I_4} \cdot \overline{I_5} \cdot \overline{I_6} \cdot \overline{I_7}}$$

$$Y_1 = I_2 + I_3 + I_6 + I_7 = \overline{\overline{I_2} \cdot \overline{I_3} \cdot \overline{I_6} \cdot \overline{I_7}}$$

$$Y_0 = I_1 + I_3 + I_5 + I_7 + I_9 = \overline{\overline{I_1} \cdot \overline{I_3} \cdot \overline{I_5} \cdot \overline{I_7} \cdot \overline{I_9}}$$

（4）根据逻辑式画出逻辑图，如图8-30所示。该编码器的输入信号 $I_0 \sim I_9$ 也是相互排斥的。

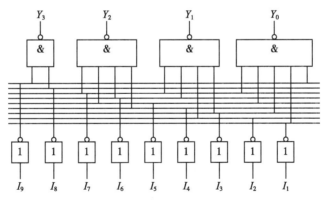

图8-30 二-十进制编码器的逻辑图

在此，主要介绍了二-十进制普通编码器的设计，如有需要可查阅相关资料学习二-十进制优先编码器。

三、译码器

译码是编码的逆过程。译码就是将具有特定含义的代码"翻译"出它的原义。实现译码功能的逻辑电路称为译码器（decoder）。译码器的种类很多，常见的中规模集成译码器有二进制译码器（binary decoder)、二-十进制译码器(two-decimal decoder)以及用于数码显示电路中的七段显示译码器(seven segment display decoder)等。

1. 二进制译码器 把二进制代码的各种状态,按其原义翻译成对应输出信号的电路,称为二进制译码器。二进制译码器若输入有 n 位,数码组合则有 2^n 种,可译出 2^n 个输出信号。例如,要设计一个三位二进制译码器,要求将输入的三位二进制代码 $A_2A_1A_0$ 分别译成对应的八个低电平有效的输出信号 $\overline{Y_0} \sim \overline{Y_7}$,即 3 线-8 线二进制译码器,其译码过程如下:

（1）根据译码要求列出真值表,如表 8-27 是 3 线-8 线译码器的真值表。

表 8-27 3 线-8 线译码器的真值表

输入			输 出							
A_2	A_1	A_0	$\overline{Y_7}$	$\overline{Y_6}$	$\overline{Y_5}$	$\overline{Y_4}$	$\overline{Y_3}$	$\overline{Y_2}$	$\overline{Y_1}$	$\overline{Y_0}$
0	0	0	1	1	1	1	1	1	1	0
0	0	1	1	1	1	1	1	1	0	1
0	1	0	1	1	1	1	1	0	1	1
0	1	1	1	1	1	1	0	1	1	1
1	0	0	1	1	1	0	1	1	1	1
1	0	1	1	1	0	1	1	1	1	1
1	1	0	1	0	1	1	1	1	1	1
1	1	1	0	1	1	1	1	1	1	1

（2）根据真值表 8-27 列出逻辑式:

$$\overline{Y_0} = \overline{\overline{A_2} \cdot \overline{A_1} \cdot \overline{A_0}} = \overline{m_0} \qquad \overline{Y_1} = \overline{\overline{A_2} \cdot \overline{A_1} \cdot A_0} = \overline{m_1}$$

$$\overline{Y_2} = \overline{\overline{A_2} \cdot A_1 \cdot \overline{A_0}} = \overline{m_2} \qquad \overline{Y_3} = \overline{\overline{A_2} \cdot A_1 \cdot A_0} = \overline{m_3}$$

$$\overline{Y_4} = \overline{A_2 \cdot \overline{A_1} \cdot \overline{A_0}} = \overline{m_4} \qquad \overline{Y_5} = \overline{A_2 \cdot \overline{A_1} \cdot A_0} = \overline{m_5}$$

$$\overline{Y_6} = \overline{A_2 \cdot A_1 \cdot \overline{A_0}} = \overline{m_6} \qquad \overline{Y_7} = \overline{A_2 \cdot A_1 \cdot A_0} = \overline{m_7}$$

由上式可以看出,3 线-8 线译码器的 8 个输出提供了逻辑函数输入变量的全部最小项的反函数,因此,可方便地用它实现相应变量的逻辑函数。

（3）画出逻辑图,如图 8-31 所示。

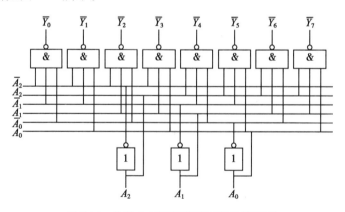

图 8-31 3 线-8 线二进制译码器的逻辑图

为了扩展功能以及增加使用的灵活性,在实际使用的译码器电路上通常都附加有选通控制端。图 8-32 是常用的中规模集成电路 74LS138 译码器的外引脚排列图,E_0、$\overline{E_1}$、$\overline{E_2}$ 为选通控制端,用以控制译码器工作与否;A_0、A_1、A_2 为三位地址输入端,$\overline{Y_0} \sim \overline{Y_7}$ 是译码器的输出端,用低电平 0 表示输出译码器的输出端信号有效。

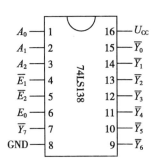

图 8-32　74LS138 译码器的外引脚排列图

当 $E_0 = 0$ 或 $\overline{E_1} + \overline{E_2} = 1$ 时,$\overline{Y_0} \sim \overline{Y_7}$ 输出全为高电平 1,不受 A_0、A_1、A_2 输入信号控制,译码器不工作。当 $E_0 = 1$ 或 $\overline{E_1} + \overline{E_2} = 0$ 时,译码器工作,对应一组输入码就有一个信号输出为 0。如表 8-27 所示,当 $A_2 A_1 A_0 = 001$ 时,$\overline{Y_1} = 0$,其余输出为 1,即只有 $\overline{Y_1}$ 输出的译码信号有效。

2. 二-十进制译码器　将 8421BCD 代码翻译成对应的 10 个输出信号的电路,称为二-十进制译码器。将输入的 8421BCD 代码分别译成 10 个输出端上的高(或低)电平。其原理与 3 线-8 线译码器类似,当输入端 $A_3 A_2 A_1 A_0$ 为 0000 ~ 1001 时,输出端 $\overline{Y_0} \sim \overline{Y_9}$ 依次给出低电平 0。例如,当 $A_3 A_2 A_1 A_0 = 0000$ 时,$\overline{Y_0} = 0$,其余输出为 1,只有 $\overline{Y_0}$ 有效;当 $A_3 A_2 A_1 A_0 = 0001$ 时,$\overline{Y_1} = 0$,其余输出为 1,只有 $\overline{Y_1}$ 输出有效,其余依次类推,完成译码任务。

3. 显示译码器　显示译码器能把输入的 8421BCD 码译成驱动数码管的输出信号,使数码管能直观显示 8421BCD 码所表示的数值的字形。数码管分为共阴极和共阳极两类。

(1) 七段数码管:常见的字符显示器有半导体数码管和液晶显示器两种。半导体数码管又称为 LED 数码管(light emitting diode,LED),目前广泛使用的是七段数码管(或称七段字符显示器),每段为一个发光二极管。同一规格的数码管都有共阴极和共阳极两种,如图 8-33 所示。图中"Δ"表示共阴极的第 3、8 管脚,应把它们接地,而共阳极的第 3、8 管脚应接电源。共阴极接法时相应字段需高电平驱动发光,而共阳极接法时为低电平驱动发光。

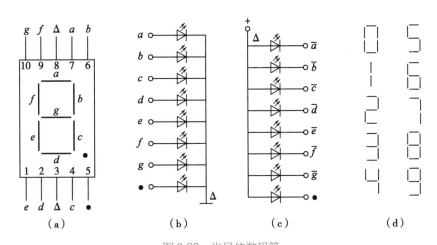

图 8-33　半导体数码管
a. 数码管;b. 共阴极;c. 共阳极;d. 七段字形显示

十进制的 0 ~ 9 十个数码是通过点亮七段数码管相应字段以此"形似"地显示数码。

(2) 七段显示译码器:七段显示译码器的功能是将输入的 8421BCD 码翻译成七段字符显示驱动电路所需要的电平,显示出相应的十进制数码。显然,此译码器需要七个输出端 a、b、c、d、e、f、g,它们分别与七段数码管对应字段的输入相连。一个译码器和一个数码管相配合可以显示一位十进制数,其连接关系如图 8-34 所示。

下面以 74LS248 型共阴极七段显示译码器为例来说明其功能。表 8-28 是其真值表,表中以"×"表示任意输入,输出为高电平有效(点亮字段)。

74LS248 型共阴极七段显示译码器的输出 $Y_a \sim Y_g$ 为高电平有效,可以直接驱动共阴极数码管各对应的字段发亮。如图 8-35 所示。

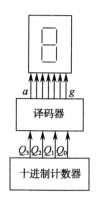

图 8-34　七段译码器连接示意图

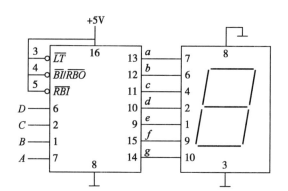

图 8-35　74LS248 驱动 LED 数码管的连接图

表 8-28　74LS248 型七段译码器真值表

输　入						输入/输出	输　　出							字形显示
$\overline{LT}$	$\overline{RBI}$	D	C	B	A	$\overline{BI}/\overline{RBO}$	Y_a	Y_b	Y_c	Y_d	Y_e	Y_f	Y_g	
1	1	0	0	0	0	1	1	1	1	1	1	1	0	0
1	×	0	0	0	1	1	0	1	1	0	0	0	0	1
1	×	0	0	1	0	1	1	1	0	1	1	0	1	2
1	×	0	0	1	1	1	1	1	1	1	0	0	1	3
1	×	0	1	0	0	1	0	1	1	0	0	1	1	4
1	×	0	1	0	1	1	1	0	1	1	0	1	1	5
1	×	0	1	1	0	1	1	0	1	1	1	1	1	6
1	×	0	1	1	1	1	1	1	1	0	0	0	0	7
1	×	1	0	0	0	1	1	1	1	1	1	1	1	8
1	×	1	0	0	1	1	1	1	1	1	1	1	1	9
×	×	×	×	×	×	0	0	0	0	0	0	0	0	灭灯
1	0	0	0	0	0	0	0	0	0	0	0	0	0	灭零
0	×	×	×	×	×	1	1	1	1	1	1	1	1	8

$\overline{LT}$ 为试灯输入端。当 $\overline{LT}=0$ 时,无论输入什么信号,$Y_a \sim Y_g$ 七段输出均为 1,全亮,由此可以检测数码管的好坏。

$\overline{RBI}$ 为灭零输入端,可以将有效数字前、后无用的 0 熄灭,低电平有效。

$\overline{BI}/\overline{RBO}$ 为灭灯输入/灭零输出端。该端可作为输入也可作为输出,当 $\overline{BI}=0$ 时,七段数码输出为 0,

数码管熄灭;当$\overline{RBO}=0$时,数码管也熄灭,但是这种情况只有当$\overline{RBI}=0$,输入为0的二进制码0000时,$\overline{RBO}$输出才为0,所以熄灭的是数字0,对1~9照常显示。

四、数据选择器

数据选择器(data selector)又叫多路转换开关。它能分时从多路输入数据中选择一路作为输出。

数据选择器是根据地址输入信号来选择某个数据输出的。例如双4选1数据选择器74LS153,它包含了两个完全相同的4选1数据选择器,图8-36是其中一个的逻辑图。$D_0 \sim D_3$是4个数据输入端;A_1、A_0是两个数据选择器公共的地址选择端;$\overline{E}$是选通(使能)端,低电平有效,即$\overline{E}=0$时数据选择器正常工作,其真值表如表8-29所示。

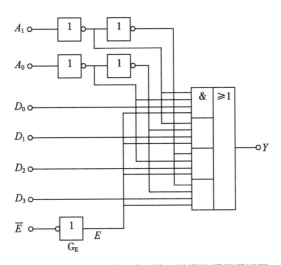

图8-36 74LS153(双)4选1数据选择器逻辑图

表8-29 74LS153型数据选择器的真值表

地址输入		选通	输出
A_1	A_0	$\overline{E}$	Y
×	×	1	0
0	0	0	D_0
0	1	0	D_1
1	0	0	D_2
1	1	0	D_3

由逻辑图8-36可写出Y的逻辑表达式

$$Y=\left[D_0(\overline{A_1}\,\overline{A_0})+D_1(\overline{A_1}A_0)+D_2(A_1\,\overline{A_0})+D_3(A_1A_0) \right] \cdot E$$

如果地址端A_1、A_0用最小项表示,上式变为

$$Y=\left[D_0(m_0)+D_1(m_1)+D_2(m_2)+D_3(m_3)\right]\cdot\overline{E}$$

由上式可知，$\overline{E}=0$，$D_0\sim D_3$ 都为 1 时，数据选择器的输出为输入地址变量的全部最小项之和。$\overline{E}=1$ 时，$Y=0$，数据选择器不工作。

对于数据选择器，如果有 2^n 个数据输入端，就需要 n 个地址选择端。

【例 8-13】 逻辑函数 $F=AB+AC+BC$，试用 4 选 1 数据选择器 74LS153 实现之。

解：（1）把逻辑式写成最小项之和

$$F=ABC+AB\overline{C}+A\overline{B}C+\overline{A}BC$$

（2）数据选择器输入输出运算关系

$$Y=D_0\overline{A}_1\overline{A}_0+D_1\overline{A}_1A_0+D_2A_1\overline{A}_0+D_3A_1A_0=D_0m_0+D_1m_1+D_2m_2+D_3m_3$$

（3）确定输入变量和地址码的对应关系

令 $A_1=A,A_0=B$ $F=\overline{A}BC+A\overline{B}C+AB\overline{C}+ABC=Cm_1+Cm_2+\overline{C}m_3+Cm_3$

取输入数据 $D_0=0,D_1=D_2=C,D_3=1$，此时的输出 Y 就是逻辑函数 F，如图 8-37 所示。

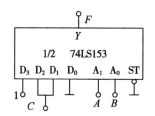

图 8-37　用 4 选 1 数据选择器
74LS153 实现逻辑函数

（车琳琳）

习题八

（一）填空题

8-1　二极管和三极管在数字电路中可作为电子开关使用，试分析，三极管工作在（　　）状态下可视为断开的开关，工作在（　　）状态下可视为闭合的开关。

8-2　列举出组合逻辑电路的四种表示方法（　　）（　　）（　　）（　　）。

8-3　最基本的逻辑运算有三个，它们是（　　）（　　）（　　）。

8-4　对于共阳接法的发光二极管数码显示器，应采用（　　）电平驱动的七段显示译码器。

8-5　若 $Y=A\,\overline{B}+\overline{C+D+C}$，则 $\overline{Y}=$（　　）。

8-6　优先编码器 74LS148 输入为 $\overline{I}_0\sim\overline{I}_7$，输出为 $\overline{Y}_2$、$\overline{Y}_1$、$\overline{Y}_0$。当使能输入端 $\overline{S}=0$，$\overline{I}_1=\overline{I}_5=\overline{I}_6=0$，其余输入端为 1 时，$\overline{Y}_2\,\overline{Y}_1\,\overline{Y}_0$ 应为（　　）。

8-7　如果对键盘上 108 个符号进行二进制编码，则至少要（　　）位二进制数码。

8-8　一个八选一的数据选择器，其地址输入端（　　）个。

8-9　$(101011)_2=(\ \ \ )_{10}$；$(78.25)_{10}=(\ \ \ )_2$。

8-10　现有两输入同或门，欲将其当作反相器使用，则此同或门的其中一个输入端应输入（　　）电平。

（二）选择题

8-11　逻辑函数表示方法中具有唯一性的是（　　　）

　　　　a. 真值表　　　　b. 逻辑表达式　　　　c. 逻辑图　　　　d. 最简式

8-12　8421BCD 码编码器输入、输出线的组合是（　　　）

　　　　a. 4 线-16 线　　　b. 4 线-10 线　　　c. 10 线-4 线　　　d. 16 线-4 线

8-13　十六路数据选择器的地址输入端（选择控制端）有（　　　）

　　　　a. 16 个　　　　b. 2 个　　　　c. 4 个　　　　d. 8 个

8-14　在下列逻辑电路中，不是组合逻辑函数的是（　　　）

　　　　a. 加法器　　　　b. 编码器　　　　c. 译码器　　　　d. 寄存器

8-15　在题图 8-1 所示的逻辑图中，所表示的逻辑函数的逻辑表达式为（　　　）

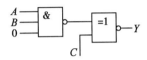

题图 8-1　习题 8-15 图

　　　　a. 0　　　　　b. C　　　　　c. 1　　　　　d. $\overline{C}$

（三）简答题

8-16　什么是数字信号？ 数字电路有什么特点？

8-17　数字电路可以分为两大类，组合逻辑电路和时序逻辑电路。 组合逻辑电路的特点是什么？

8-18　分别指出，下述的各个结论适合哪种逻辑门电路：

（1）只有当全部输入都是低电平时，输出才是高电平。

（2）只有当全部输入都是高电平时，输出才是高电平。

（3）只有当全部输入都是高电平时，输出才是低电平。

（4）只有当全部输入都是低电平时，输出才是低电平。

8-19 利用卡诺图化简下列逻辑函数：

$$F(A, B, C, D) = \sum m(0, 2, 5, 7, 8, 10, 13, 15)$$

8-20　用公式法化简逻辑函数：

$$F(A, B, C, D) = \overline{A}\,\overline{B} + BD + \overline{A}BD + \overline{A}\,\overline{B}\,\overline{C}D + A\overline{B}$$

8-21　用卡诺图化简下列逻辑函数：

$$F(A, B, C, D) = \sum m(1, 7, 8) + \sum d(3, 5, 9, 10, 12, 14, 15)$$

8-22　编码器主要功能是什么？ 与普通编码器相比，优先编码器有什么优点？

（四）计算与分析题

8-23　题图 8-2 所示为一组合逻辑电路。

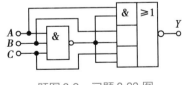

题图 8-2　习题 8-23 图

要求：（1）写出该电路的真值表及最简逻辑表达式。

　　　　（2）用题图 8-3 所示的 74LS138 及必要的门电路实现上述逻辑函数 Y。

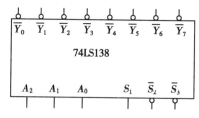

题图 8-3　习题 8-23 图

8-24　用 4 选 1 数据选择器 74LS153 实现逻辑函数 $F = A\bar{B}\bar{C} + \bar{A}\bar{C} + BC$。

8-25　人的血型有 A、B、AB、O 型四种。 输血时，输血者与受血者的血型必须符合题图 8-4 表示的授受关系。 试用 8 选 1 数据选择器 74LS151 设计一个逻辑电路，判断输血者与受血者的血型是否符合上述规定。

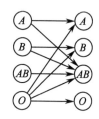

题图 8-4　习题 8-25 图

数字电路分为组合逻辑电路(combinational logic circuit)和时序逻辑电路(sequential logic circuit)两大类,第八章介绍的组合逻辑电路的特点是在任一时刻的输出状态只取决于该时刻的输入状态。而本章介绍的时序逻辑电路的输出状态不仅取决于当时的输入状态,还与电路以前的状态有关,即具有记忆功能。本章主要介绍三个方面的内容:构成时序逻辑电路的基本存储单元—双稳态触发器;时序逻辑电路的分析和两种常用的时序逻辑电路—计数器和寄存器;555 定时器和由 555 定时器组成的触发器和多谐振荡器。

第一节　双稳态触发器

数字电路中,经常需要对二进制信息进行保存,需要具有记忆功能的逻辑电路。我们把能够存储 1 位二进制信息的基本单元电路称为触发器(flip-flop)。触发器是组成时序逻辑电路的基本单元,为了能够存储 1 位二值信息,触发器应具备两个基本特点:一是有两个稳定状态,"0"状态和"1"状态;二是在输入信号作用下,能够从一个稳定状态翻转到另一个稳定状态,当输入信号消失后,能够保持状态不变。

触发器的种类很多。按电路结构的不同,可分为同步触发器、主从触发器和边沿触发器等;按逻辑功能的不同,可分为 RS 触发器、JK 触发器、D 触发器、T 触发器和 T'触发器等。

一、RS 触发器

根据输入信号 R、S 端取值的不同,把具有"置 0、置 1 和保持"功能的电路叫作 RS 触发器。常见的有基本 RS 触发器和同步 RS 触发器。

1. 基本 RS 触发器

(1) 电路组成:基本 RS 触发器由两个与非门的输入和输出交叉连接而成,如图 9-1a 所示。这种连接的结果,使得两个与非门具有了记忆功能,成为时序逻辑电路的基本单元。Q 与 $\overline{Q}$ 是基本 RS 触发器的输出端,正常情况下,两者的逻辑状态总是相反的。所以这种触发器有两个稳定状态:一个状态是 $Q=1,\overline{Q}=0$,称为置位状态("1"态);另一个状态是 $Q=0,\overline{Q}=1$,称为复位状态("0"态)。与其相对应的输入端分别称为直接置位端 $\overline{S}$(或直接置"1"端)和直接复位端 $\overline{R}$(或直接置"0"端)。通常规定 Q 端的状态为触发器的输出状态。触发器由"1"态变为"0"态,或由"0"态变为"1"态,称为触发器的翻转。

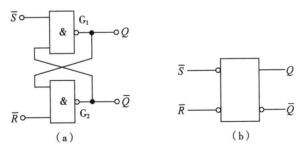

图 9-1　基本 RS 触发器
a. 逻辑图;b. 逻辑符号

(2) 工作原理:触发器接收输入信号之前的输出状态叫作初态或称为现态,用 Q^n 表示;接收输入信号之后的输出状态称为次态,用 Q^{n+1} 表示。下面分四种情况来分析它的输出与输入的逻辑关系。由于两个输入端有四种不同的状态组合,故基本 RS 触发器输出与输入之间的逻辑关系可分为四种情况。

1) $\overline{S}=1,\overline{R}=0$:所谓 $\overline{S}=1$,就是将 $\overline{S}$ 端保持高电平;而 $\overline{R}=0$,就是在 $\overline{R}$ 端加一负脉冲。设触发器的

初始状态为"1"态,即 $Q=1,\bar{Q}=0$。这时与非门 G_2 有一个输入端为"0",其输出端 $\bar{Q}$ 变为"1";而与非门 G_1 的两个输入端全为"1",其输出端 Q 变为"0"。因此,在 $\bar{R}$ 端加负脉冲后,触发器由"1"态翻转为"0"态。如它的初始状态为"0"态,触发器的状态将保持不变,仍为"0"态。所以,触发器置0。

2)$\bar{S}=0,\bar{R}=1$:设触发器的初始状态为"0"态,即 $Q=0,\bar{Q}=1$。这时与非门 G_1 有一个输入端为"0",其输出端 Q 变为"1";而与非门 G_2 的两个输入端全为"1",其输出端 $\bar{Q}$ 变为"0"。因此,在 $\bar{S}$ 端加负脉冲后,触发器由"0"态翻转为"1"态。如果它的初始状态为"1"态,触发器仍保持"1"态不变。所以,触发器置1。

3)$\bar{S}=1,\bar{R}=1$:设触发器的初始状态为"0"态,即 $Q=0,\bar{Q}=1$。此时门 G_2 的一个输入端为"0",其输出端 $\bar{Q}$ 为"1",该"1"电平反馈到门 G_1 的输入端,使它的两个输入端全为"1",所以门 G_1 的输出端 Q 为"0",即状态保持不变;若触发器的初始状态为"1"态,即 $Q=1,\bar{Q}=0$。此时门 G_1 的一个输入端为"0",其输出端 Q 为"1";该"1"电平反馈到门 G_2 的输入端,使它的两个输入端都为"1",所以门 G_2 的输出端 $\bar{Q}$ 为"0",即状态保持不变。因此,$\bar{S}=1,\bar{R}=1$ 时,触发器保持原状态不变,即具有存储或记忆功能。

4)$\bar{S}=0,\bar{R}=0$:当 $\bar{S}$ 端和 $\bar{R}$ 端同时加负脉冲时,两个与非门输出端均为"1",这就违反了 Q 与 $\bar{Q}$ 的状态应该相反的逻辑要求。一旦两个输入信号同时回到"1"后,触发器的状态不能确定,将由各种偶然因素决定其最终状态。因此,这种情况在正常使用中应避免出现。

综上所述,基本 RS 触发器有两个稳定状态,它可以直接置位或复位,并具有存储或记忆功能。在直接置位端加负脉冲($\bar{S}=0$)即可置位,在直接复位端加负脉冲($\bar{R}=0$)即可复位。当负脉冲除去后,直接置位端和复位端均处于"1"态高电平(平时固定接高电平),此时触发器保持原状态不变,实现存储或记忆功能。但是,$\bar{S}$ 端和 $\bar{R}$ 端不能同时处于低电平状态。

(3)逻辑功能的描述:触发器逻辑功能的描述常见有特性表、特性方程和波形图等多种方式。

表9-1 基本 RS 触发器特性表

$\bar{S}$	$\bar{R}$	Q^n	Q^{n+1}	功能
1	0	0	0	置0
1	0	1	0	
0	1	0	1	置1
0	1	1	1	
1	1	0	0	保持
1	1	1	1	
0	0	0	×	禁用
0	0	1	×	

1)特性表:触发器次态 Q^{n+1} 与输入 $\bar{S}$、$\bar{R}$ 和初态 Q^n 之间关系的真值表,称为特性表。因此,基本 RS 触发器的逻辑功能可用表9-1所示的特性表来表示。

2)特性方程:触发器次态 Q^{n+1} 与输入 $\bar{S}$、$\bar{R}$ 和初态 Q^n 之间关系的逻辑表达式,称为特性方程。根据表9-1可画出基本 RS 触发器 Q^{n+1} 的卡诺图,如图9-2所示。由此可求得它的特性方程为

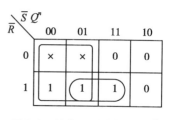

图9-2 基本 RS 触发器 Q^{n+1} 的卡诺图

$$\begin{cases} Q^{n+1}=S+\bar{R}Q^n \\ RS=0(约束条件) \end{cases} \tag{9-1}$$

3）波形图：触发器的逻辑功能也可以用波形图来表示，由表 9-1 或根据式（9-1）可画出基本 RS 触发器的工作波形图，如图 9-3 所示。

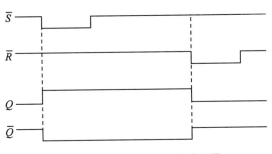

图 9-3　基本 RS 触发器的波形图

图 9-1b 是基本 RS 触发器的逻辑符号，图中输入端引线上靠近方框的小圆圈表示触发器是负脉冲（低电平）复位或置位，即低电平有效。基本 RS 触发器电路结构简单，它是构成其他触发器的基础。由于触发器状态受输入信号的直接控制，因此这种触发器也被称为直接置位、直接复位触发器。

2. 同步 RS 触发器　在数字电路中，通常要求触发器在指定的时刻翻转，做到统一步调。为此就需要引入一个协调动作的控制信号，这就是时钟脉冲信号 CP，使触发器只有在时钟脉冲到达时才根据输入信号改变它的输出状态。这种触发器称为同步触发器。

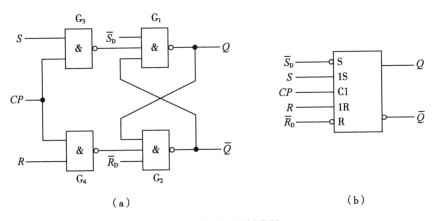

图 9-4　同步 RS 触发器
a. 逻辑图；b. 逻辑符号

（1）电路组成：图 9-4（a）是同步 RS 触发器的逻辑图，图 9-4（b）是它的逻辑符号。由图 9-4（a）可以看出，电路是在基本 RS 触发器的基础上增加了两个由时钟脉冲 CP 控制的门 G_3 和 G_4 后构成的。与非门 G_1 和 G_2 构成基本触发器，与非门 G_3 和 G_4 构成导引电路，通过导引电路实现时钟脉冲对输入端 R 和 S 的控制，故称为同步 RS 触发器。其中 R 为复位输入端，S 为置位输入端，CP 为时钟信号输入端；$\overline{R}_D$ 和 $\overline{S}_D$ 是直接复位端和直接置位端，它们不受时钟脉冲 CP 的控制，直接使基本触发器置"0"或置"1"，一般用在工作之初，使触发器预先处于某一确定状态，在工作过程中不用时它们处于"1"态（高电平）。

（2）工作原理：同步 RS 触发器是利用时钟脉冲 CP 进行选通控制。当时钟脉冲到来之前，即 $CP=0$ 时，控制门 G_3 和 G_4 被封锁，其输出均为"1"。这时，不论 R 和 S 端的状态如何变化，基本触发器的状态保持不变。

当时钟脉冲到来之后，即 $CP=1$ 时，门 G_3 和 G_4 被打开，R、S 端的输入信号反相后送到基本 RS 触发器的输入端，即基本触发器的输入信号为 $\overline{R}$ 和 $\overline{S}$。此时基本触发器处于工作状态，其工作情况与基本

RS 触发器完全相同。由此,可得出同步 RS 触发器特性表,如表9-2所示。

表9-2 同步 RS 触发器特性表

R	S	Q^n	Q^{n+1}	功能
0	0	0	0	保持
0	0	1	1	
0	1	0	0	置1
0	1	1	0	
1	0	0	1	置0
1	0	1	1	
1	1	0	×	不允许
1	1	1	×	

由表9-2可以看出,同步 RS 触发器具有如下逻辑功能:当 $S=R=0$ 时,触发器状态保持不变,即 $Q^{n+1}=Q^n$;当 $R\neq S$ 时,触发器次态 Q^{n+1} 与 S 的状态相同,即具有置0和置1功能;当 $R=S=1$ 时,触发器的两输出端均为"1",这违反了 Q 与 $\bar{Q}$ 的状态应该相反的逻辑要求。一旦两个输入信号同时回到"0"后,触发器的状态不能确定。因此,这种情况在正常使用中应不允许出现。状态不定,这种不正常情况应避免出现。

根据表9-2可得到同步 RS 触发器的特性方程为

$$\begin{cases} Q^{n+1}=S+\bar{R}Q^n & （CP=1\ 期间有效） \\ RS=0（约束条件） \end{cases} \tag{9-2}$$

由表9-2或根据式(9-2)可画出同步 RS 触发器的工作波形图,如图9-5所示。

如果将同步 RS 触发器的 $\bar{Q}$ 端接 S 端,Q 端接 R 端,并在 CP 端加上计数脉冲,如图9-6所示。由此,每来一个计数脉冲,触发器的状态就能翻转一次,翻转的次数等于计数脉冲的个数。这样,触发器便具有了计数功能,可以用它来构成计数器。

图9-6中的门 G_4 和 G_3 分别受 Q 和 $\bar{Q}$ 控制,作为导引电路。当计数脉冲加到 CP 端时,G_3、G_4 两个门中只会有一个门产生负脉冲,这个负脉冲恰巧能使基本触发器状态发生翻转。例如,当 $Q=0$,$\bar{Q}=1$ 时,在计数脉冲(正脉冲)到来后,门 G_3 两个输入端都是"1"态,它将输出一个负脉冲,该负脉冲使触发器翻转到 $Q=1$,$\bar{Q}=0$(在门 G_3 输出负脉冲时,门 G_4 不会输出负脉冲,因为它有一个由输出端 Q 控制的输入端

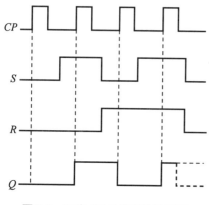

图9-5 同步 RS 触发器的波形图

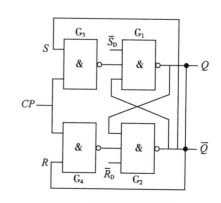

图9-6 计数式 RS 触发器

仍处于"0"态）；当 $Q=1$，$\overline{Q}=0$ 时，在计数脉冲到来后，门 G_4 两个输入端都是"1"态，它将输出一个负脉冲，该负脉冲使触发器翻转到 $Q=0$，$\overline{Q}=1$。总之，$Q^{n+1}=\overline{Q^n}$。

由此看来，导引电路似乎能对计数脉冲实现正确的引导，使触发器适时地翻转。但实际上是有条件的，要求在触发器翻转之后，计数脉冲应由高电平及时变为低电平。否则，触发器将会继续翻转。也就是在一个计数脉冲的作用下，引起触发器两次或多次翻转，产生所谓"空翻"现象，造成触发器动作混乱。为了防止触发器的"空翻"，在结构上多采用主从型触发器。

二、主从 *JK* 触发器

在时钟脉冲的控制下，根据输入信号 J、K 取值的不同，具有置0、置1、保持和翻转功能的电路，叫作 *JK* 触发器。*JK* 触发器是一种性能比较稳定的触发器，不需要输入信号满足约束条件且不会出现空翻现象，从而得到广泛的应用。

1. 电路组成　图 9-7a 是主从 *JK* 触发器的逻辑图。它由两个同步 *RS* 触发器通过非门 G 和两条反馈线连接而成，图中左边的触发器称为主触发器，右边的称为从触发器，时钟脉冲先使主触发器翻转，然后使从触发器翻转，这就是"主从"的由来。主触发器的输出作为从触发器的输入，使得稳态时两个同步 *RS* 触发器的输出状态保持一致，从触发器的输出通过反馈线引到主触发器的输入端，这样可以消除输入信号满足的约束条件。

2. 工作原理　当时钟脉冲来到后，即当 *CP* 从 0 变为 1 时，非门 G 的输出为"0"，故从触发器的状态不变；主触发器的状态取决于输入端 J、K 以及 Q、$\overline{Q}$ 的状态（在图中 $S=J\overline{Q}$，$R=KQ$）。当 *CP* 从 1 变为 0 时，主触发器的状态不变，此时非门 G 的输出为"1"，从触发器根据主触发器的输出状态翻转，从而使主、从触发器状态一致，保证了每来一个时钟脉冲，触发器状态翻转一次，避免了空翻现象。

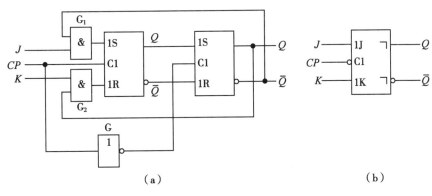

图 9-7　主从 *JK* 触发器
a. 逻辑图；b. 逻辑符号

根据图 9-7a 所示电路，主从 *JK* 触发器的工作原理分析如下：

（1）当 $J=0$，$K=0$ 时，$Q^{n+1}=Q^n$：不管触发器原来的状态如何，在 *CP*=1 时，因为主触发器的 $S=J\overline{Q}$，$R=KQ$，即 $S=0$、$R=0$，所以，它的状态不变；当 *CP* 下降沿到来时，由于从触发器的 S、R 状态未变，它的状态也不会改变，即触发器保持原状态不变。

（2）当 $J=0$，$K=1$ 时，$Q^{n+1}=0$：在 *CP*=1 时，主触发器的 $S=0$、$R=Q^n$。若 $Q^n=0$，主触发器状态不变，当 *CP* 下降沿到来时，从触发器的状态也不会改变，即 $Q^{n+1}=0$；若 $Q^n=1$，主触发器的 $S=0$、$R=1$，它的状态是 0，当 *CP* 下降沿到来时，由于从触发器的 $S=0$、$R=1$，所以其状态翻转为 0，即触发器置 0。

（3）当 $J=1$，$K=0$ 时，$Q^{n+1}=1$：在 *CP*=1 时，主触发器的 $S=\overline{Q^n}$、$R=0$。若 $Q^n=0$，主触发器的 $S=1$、

$R=0$,它的状态是1,当 CP 下降沿到来时,由于从触发器的 $S=1$、$R=0$,故其状态翻转为1,即 $Q^{n+1}=1$;若 $Q^n=1$,主触发器的 $S=0$、$R=0$,它的状态保持不变,当 CP 下降沿到来时,由于从触发器的 $S=1$、$R=0$,所以其状态仍为1,即触发器置1。

（4）当 $J=1$,$K=1$ 时,$Q^{n+1}=\overline{Q^n}$:主触发器的两个输入端的状态由从触发器的输出状态确定。若 $Q^n=0$,主触发器的 $S=1$、$R=0$,当 CP 下降沿到来时,$Q^{n+1}=1$;若 $Q^n=1$,主触发器的 $S=0$、$R=1$,当 CP 下降沿到来时,$Q^{n+1}=0$。总之,$Q^{n+1}=\overline{Q^n}$,即每输入一个时钟脉冲,触发器的状态就翻转一次,也就是说,触发器具有计数功能。

3. 逻辑功能的描述　由以上分析可得出主从 JK 触发器的特性表,如表9-3所示。根据表9-3可得到主从 JK 触发器的特性方程为

$$Q^{n+1}=J\,\overline{Q^n}+\overline{K}Q^n\,(CP\,下降沿时刻有效)\qquad(9\text{-}3)$$

表9-3　JK 触发器特性表

J	K	Q^n	Q^{n+1}	功能
0	0	0	0	保持
0	0	1	1	
0	1	0	0	置0
0	1	1	0	
1	0	0	1	置1
1	0	1	1	
1	1	0	1	翻转
1	1	1	0	

由表9-3或根据式（9-3）,可画出主从 JK 触发器的工作波形图,如图9-8所示。

图9-7b是主从 JK 触发器的逻辑符号,图中 CP 输入端靠近方框处的小圆圈表示时钟脉冲下降沿有效。

三、边沿 D 触发器

主从 JK 触发器是在 CP 高电平期间接收信号,如果在 CP 高电平期间输入端出现干扰信号,那么就有可能使触发器产生与逻辑功能不符的错误状态。边沿触发器的电路结构可使触发器在时钟脉冲 CP 有效触发沿到来前一瞬间接收信号,在有效触发沿到来后产生状态转换,而其他时刻输入信号对触发器的状态没有影响,不会产生空翻和误翻。

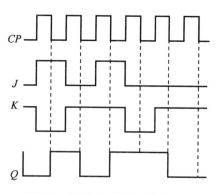

图9-8　主从 JK 触发器的波形图

1. 电路组成　边沿 D 触发器的种类很多,有利用传输延迟时间的边沿触发器,有利用 CMOS 传输门的边沿触发器,有 TTL 维持阻塞型触发器等。本书只介绍目前用得较多的维持阻塞型 D 触发器,图9-9a是维持阻塞型 D 触发器的逻辑图。它由六个"与非"门组成,其中 G_1、G_2 组成基本 RS 触发器,G_3、G_4 组成时钟控制电路,G_5、G_6 组成数据输入电路。$\overline{S}_D$ 和 $\overline{R}_D$ 是直接置位端和直接复位端,一般用在工作之初,使触发器预先处于某一确定状态,在工作过程中不用时它们处于高电平"1"态。

2. 工作原理　下面分两种情况来分析维持阻塞型 D 触发器的工作过程。

（1）$D=0$:当时钟脉冲来到之前,即 $CP=0$ 时,门 G_3、G_4 被封锁,其输出 $Q_3=Q_4=1$,触发器状态保持

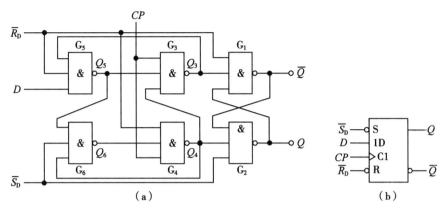

图 9-9　边沿 D 触发器
a. 逻辑图；b. 逻辑符号

不变。同时，G_3 到 G_5、G_4 到 G_6 的反馈将门 G_5、G_6 打开，使 $Q_5=0$、$Q_6=1$。当时钟脉冲由 0 变为 1，即 $CP=$ 1 时，门 G_4 因输入全为 1，其输出 Q_4 由 1 变为 0。这一负脉冲使基本 RS 触发器置"0"，即 $Q^{n+1}=0$。与此同时，Q_4 的负脉冲反馈到 G_6 的输入端，使在 $CP=1$ 期间不论 D 如何变化，触发器保持"0"态不变。

（2）$D=1$：当 $CP=0$ 时，门 G_3、G_4 的输出 $Q_3=Q_4=1$；门 G_5、G_6 的输出 $Q_5=1$、$Q_6=0$，触发器状态不变。当 $CP=1$ 时，门 G_3 的输出 Q_3 由 1 变为 0。这一负脉冲使基本 RS 触发器置"1"，即 $Q^{n+1}=1$。同时，Q_3 的负脉冲反馈到 G_4 和 G_5 的输入端，使在 $CP=1$ 期间不论 D 如何变化，只能改变门 G_6 的输出状态。而其他门均保持不变，即触发器保持"1"态不变。

综上所述，触发器状态的翻转只发生在时钟脉冲 CP 上升沿，且与 CP 上升沿到来前瞬间 D 的状态一致，在其他时刻触发器状态保持不变。这样就克服了主从 JK 触发器可能出现的错误状态，极大地提高了电路的抗干扰能力和电路工作的可靠性。

3. 逻辑功能的描述　根据上述分析可得出 D 触发器的特性表，如表 9-4 所示。

表 9-4　D 触发器特性表

D	Q^n	Q^{n+1}	功能
0	0	0	置 0
0	1	0	
1	0	1	置 1
1	1	1	

由表 9-4 可得出 D 触发器的特性方程为

$$Q^{n+1}=D（CP 上升沿时刻有效） \tag{9-4}$$

由表 9-4 或根据式（9-4）可画出边沿 D 触发器的工作波形图，如图 9-10 所示。

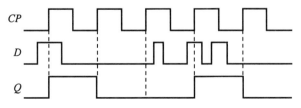

图 9-10　边沿 D 触发器的波形图

209

图 9-9b 是维持阻塞型 D 触发器的逻辑符号,其中靠近方框的"∧"符号表示边沿触发,为了与下降沿触发相区别,在 CP 输入端靠近方框处不加小圆圈。

四、触发器逻辑功能的转换

在计数器中经常要用到 T 触发器和 T' 触发器,而集成触发器产品中没有这两种类型的电路。通常,T 和 T' 触发器主要由 JK 触发器或 D 触发器构成。T 触发器是根据 T 端输入信号的不同,在时钟脉冲 CP 作用下具有"保持"和"翻转"功能的逻辑电路。T' 触发器是一种翻转型或计数型触发器,它可以实现每来一个时钟脉冲就翻转一次的逻辑功能。

1. JK 触发器转换为 T 触发器　由于 JK 触发器也具有"保持"和"翻转"功能,因此,把 JK 触发器的 J、K 端联在一起作为 T 端,即可构成 T 触发器,如图 9-11 所示。

T 触发器的特性方程可由 JK 触发器的特性方程推导得出,即

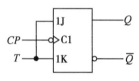

图 9-11　JK 触发器构成的 T 触发器

$$Q^{n+1} = J\overline{Q^n} + \overline{K}Q^n = T\overline{Q^n} + \overline{T}Q^n \qquad (9-5)$$

由式(9-5)可知,T 触发器具有的逻辑功能为:当 $T=0$ 时,$Q^{n+1}=Q^n$,时钟脉冲作用后触发器状态不变,即具有"保持"功能;当 $T=1$ 时,$Q^{n+1}=\overline{Q^n}$,每来一个时钟脉冲,触发器的状态就变化一次,即具有"翻转"功能。T 触发器的特性表如表 9-5 所示。T 触发器常用来构成计数器。

表 9-5　T 触发器特性表

T	Q^n	Q^{n+1}	功能
0	0	0	保持
0	1	1	
1	0	1	翻转
1	1	0	

2. D 触发器转换为 T' 触发器　由于 T' 触发器仅具有"翻转"功能。所以,只需将 D 触发器的 D 端和 $\overline{Q}$ 端相连,如图 9-12 所示,D 触发器便转换为 T' 触发器。它的逻辑功能是每来一个时钟脉冲,触发器的状态就翻转一次,即 T' 触发器的特性方程为

$$Q^{n+1} = \overline{Q^n} \qquad (9-6)$$

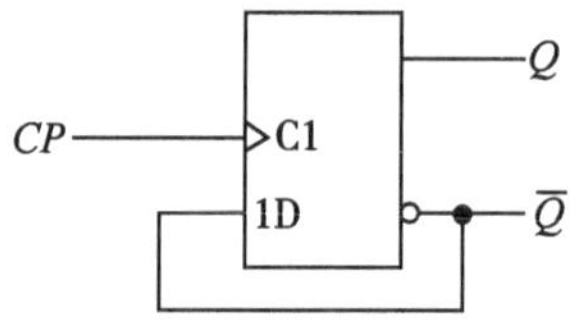

图 9-12　D 触发器构成的 T' 触发器

第二节　时序逻辑电路

时序逻辑电路(简称时序电路)是数字电路中的重要组成部分,在现代医学影像设备中被广泛应用。本节在介绍时序电路的一般分析方法的基础上,着重讨论计数器、寄存器的基本工作原理、逻辑功能及其应用等。

一、时序逻辑电路的分析

1. 时序逻辑电路的特点及分类

(1)特点:组合逻辑电路在任一时刻的输出状态完全取决于该时刻的输入信号,而与电路原来的状态无关,没有记忆功能。而时序逻辑电路在任何时刻电路的输出信号不仅与该时刻电路的

输入信号有关,而且还与电路过去的状态有关,所以电路中必须具有"记忆"功能的器件,记住电路过去的状态,并与输入信号共同决定电路的现时输出。从电路结构上看,时序逻辑电路由组合逻辑电路和触发器两部分组成,触发器是实现存储记忆的基本单元,是构成时序电路必不可少的器件。

（2）分类:时序逻辑电路按触发脉冲输入方式的不同可分为同步时序逻辑电路和异步时序逻辑电路两大类。在同步时序逻辑电路中,各触发器状态是在统一的时钟脉冲 CP 控制下同时变化的。在异步时序逻辑电路中,电路没有统一的时钟脉冲,各触发器的状态变化不是同时发生的。

2. 时序逻辑电路的分析　所谓时序逻辑电路的分析是根据给定的逻辑电路图,写出它的逻辑方程式,求出状态转换表,画出状态转换图和时序图,说明其逻辑功能。

（1）分析的一般步骤

1）写逻辑方程式

时钟方程:各触发器时钟脉冲 CP 的逻辑表达式。

输出方程:时序逻辑电路的输出逻辑表达式,通常为初态和输入变量的函数。

驱动方程:各触发器输入端的逻辑表达式。如 JK 触发器 J 和 K 的逻辑表达式。

状态方程:将驱动方程代入相应触发器的特性方程,便可得到该触发器的状态方程,它也是触发器的次态方程。时序逻辑电路的状态方程由各触发器次态的逻辑表达式组成。

2）列状态转换表:将电路状态的各种取值组合代入状态方程和输出方程中进行计算,求出相应的次态和输出,从而列出状态转换表。如初态的起始值已给定,则从给定值开始计算。如没有给定,则可设定一个初态起始值依次进行计算。在计算时,不能漏掉任何一种初态的取值组合。

3）画状态转换图和时序图:状态转换图是指电路由初态转换到次态的示意图。电路的时序图是指在时钟脉冲 CP 作用下,各触发器状态变化的波形图。

4）描述逻辑功能:根据电路的状态转换表或状态转换图分析说明给定电路的逻辑功能。

（2）分析举例

【例9-1】　分析图 9-13 所示同步时序逻辑电路的逻辑功能,列出状态转换表,画出状态转换图和时序图。

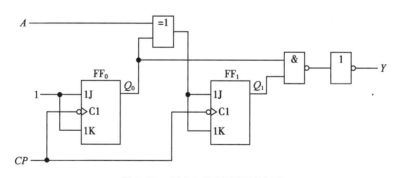

图 9-13　例 9-1 的时序逻辑电路

解:由图 9-13 可以看出,各触发器的时钟都连在同一时钟脉冲 CP 上,为同步时序逻辑电路,所以时钟方程可不必写出。

1）写逻辑方程式

输出方程

$$Y = Q_1^n Q_0^n \tag{9-7}$$

驱动方程

$$\begin{cases} J_0 = 1, K_0 = 1 \\ J_1 = A \oplus Q_0^n, K_1 = A \oplus Q_0^n \end{cases} \tag{9-8}$$

状态方程

$$\begin{cases} Q^{n+1} = J_0 \overline{Q_0^n} + \overline{K_0} Q_0^n = \overline{Q_0^n} \\ Q_1^{n+1} = J_1 \overline{Q_1^n} + \overline{K_1} Q_1^n = (A \oplus Q_0^n) \overline{Q_1^n} + \overline{(A \oplus Q_0^n)} Q_1^n \end{cases} \tag{9-9}$$

2）列状态转换表：由于输入信号 A 可取 0 和 1，所以，应分别列出 $A=0$ 和 $A=1$ 时的两个状态转换表。设电路的初态为 $Q_1^n Q_0^n = 00$，代入式（9-7）和式（9-9）中进行计算，由此可得出状态转换表，如表 9-6 和表 9-7 所示。

表 9-6　$A=0$ 时【例 9-1】的状态转换表

现态		次态		输出
Q_1^n	Q_0^n	Q_1^{n+1}	Q_0^{n+1}	Y
0	0	0	1	0
0	1	1	0	0
1	0	1	1	0
1	1	0	0	1

表 9-7　$A=1$ 时【例 9-1】的状态转换表

现态		次态		输出
Q_1^n	Q_0^n	Q_1^{n+1}	Q_0^{n+1}	Y
0	0	1	1	0
1	1	1	0	1
1	0	0	1	0
0	1	0	0	0

3）画状态转换图和时序图：根据表 9-6 和表 9-7 可画出如图 9-14（a）、（b）所示的 $A=0$ 和 $A=1$ 时的两个状态转换图。图 9-14 中圆圈内表示电路的一个状态，箭头表示状态转换的方向，箭头线上方的标注为状态转换的条件，A 是转换前输入变量的取值，Y 是输出值。

根据表 9-6 和表 9-7 可画出如图 9-15 所示的时序图。

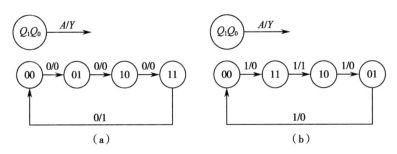

图 9-14　【例 9-1】的状态转换图
a. $A=0$ 时的状态转换图；b. $A=1$ 时的状态转换图

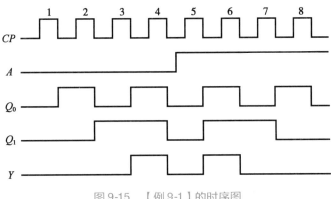

图 9-15　【例 9-1】的时序图

4）描述逻辑功能：由图 9-14 所示的状态转换图可以看出，图 9-13 所示电路为同步四进制加/减计数器。当 $A=0$ 时，电路为加法计数器，在时钟信号连续作用下，Q_1Q_0 的数值从 00 递增到 11。当 $A=1$ 时，电路为减法计数器，在时钟信号连续作用下，Q_1Q_0 的数值从 11 递减到 00。

至于异步时序逻辑电路的分析，将在计数器中以异步计数器为例讨论。

二、计数器

在计算机和数字逻辑系统中，计数器（counter）是重要器件，它能累计输入脉冲的数目，就像人们数数一样，1、2、3……，最后给出累计的总数。计数器的种类很多，可以从不同的角度来分类。

按计数进制不同可分为：二进制计数器、十进制计数器和任意进制计数器；按计数增减不同可分为：加法计数器、减法计数器和可逆计数器；按计数器中的触发器是否同时翻转可分为：同步计数器和异步计数器。下面主要讨论同步计数器、异步计数器以及利用集成计数器构成任意进制计数器的方法。

1. 同步二进制加法计数器　图 9-16 所示为由 JK 触发器组成的三位二进制同步加法计数器，下降沿触发。下面分析它的工作原理。

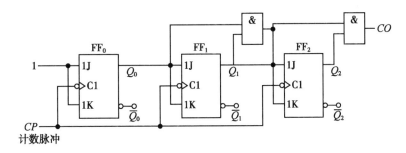

图 9-16　由 JK 触发器组成的三位二进制同步加法计数器

（1）写逻辑方程式
输出方程

$$CO = Q_2^n Q_1^n Q_0^n \tag{9-10}$$

驱动方程

$$\begin{cases} J_0 = K_0 = 1 \\ J_1 = K_1 = Q_0^n \\ J_2 = K_2 = Q_1^n Q_0^n \end{cases} \tag{9-11}$$

状态方程:将驱动方程代入 JK 触发器的特性方程 $Q^{n+1}=J\,\overline{Q^n}+\overline{K}Q^n$ 中,便可得到计数器的状态方程为

$$\begin{cases} Q_0^{n+1}=1\cdot\overline{Q_0^n}+\overline{1}\cdot Q_0^n=\overline{Q_0^n} \\ Q_1^{n+1}=Q_0^n\cdot\overline{Q_1^n}+\overline{Q_0^n}\cdot Q_1^n \\ Q_2^{n+1}=Q_1^nQ_0^n\cdot\overline{Q_2^n}+\overline{Q_1^nQ_0^n}\cdot Q_2^n \end{cases} \qquad (9\text{-}12)$$

(2)列状态转换表:三位二进制计数器共有 $2^3=8$ 种不同的组合,设初态为 $Q_2^nQ_1^nQ_0^n=000$,并将其代入式(9-10)和式(9-12)中,计算得 $CO=0$、$Q_2^{n+1}Q_1^{n+1}Q_0^{n+1}=001$,这说明在第一个计数脉冲 CP 作用下,电路状态由 000 翻到 001。然后,再将 001 作为新的初态代入上两式中计算,以此类推,便可得出表9-8 所示的状态转换表。

表9-8　3位二进制加法计数器的状态转换表

计数脉冲数 CP	二进制数			进位 CO
	Q_2	Q_1	Q_0	
0	0	0	0	0
1	0	0	1	0
2	0	1	0	0
3	0	1	1	0
4	1	0	0	0
5	1	0	1	0
6	1	1	0	0
7	1	1	1	1
8	0	0	0	0

(3)画状态转换图和时序图:图9-17 和图9-18 是图9-16 所示电路的状态转换图和时序图。

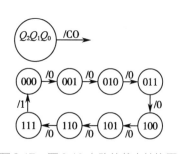

图9-17　图9-16 电路的状态转换图

(4)描述逻辑功能:由表9-8 和图9-17 可以看出,电路在输入第8 个计数脉冲 CP 后返回初态000,同时进位输出端 CO 输出一个进位信号,所以该电路为八进制加法计数器。

此外,由时序图9-18 可以看出,若计数输入脉冲的频率为 f_0,则 Q_0、Q_1 和 Q_2 端输出脉冲的频率分别为 $\frac{1}{2}f_0$、$\frac{1}{4}f_0$ 和 $\frac{1}{8}f_0$。对于计数器的这种分频功能,将它称为分频器。

2. 同步十进制加法计数器　图9-19 所示为由四个下降沿触发的 JK 触发器组成的同步十进制加法计数器。下面分析它的工作原理。

(1)写逻辑方程式

输出方程

$$CO=Q_3^nQ_0^n \qquad (9\text{-}13)$$

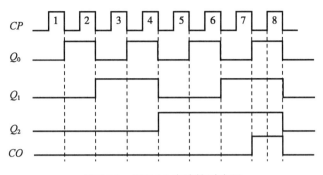

图 9-18 图 9-16 电路的时序图

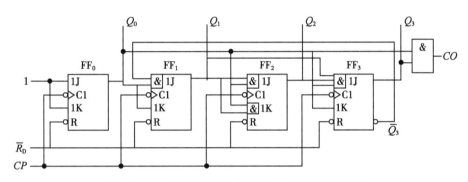

图 9-19 由 JK 触发器组成的同步十进制加法计数器

驱动方程

$$\begin{cases} J_0 = 1, K_0 = 1 \\ J_1 = \overline{Q_3^n} Q_0^n, K_1 = Q_0^n \\ J_2 = Q_1^n Q_0^n, K_2 = Q_1^n Q_0^n \\ J_3 = Q_2^n Q_1^n Q_0^n, K_3 = Q_0^n \end{cases} \tag{9-14}$$

状态方程:将驱动方程代入 JK 触发器的特性方程 $Q^{n+1} = J\,\overline{Q^n} + \overline{K} Q^n$ 中,便可得到计数器的状态方程为

$$\begin{cases} Q_0^{n+1} = 1 \cdot \overline{Q_0^n} + \overline{1} \cdot Q_0^n = \overline{Q_0^n} \\ Q_1^{n+1} = \overline{Q_3^n} Q_0^n \cdot \overline{Q_1^n} + \overline{Q_0^n} \cdot Q_1^n \\ Q_2^{n+1} = Q_1^n Q_0^n \cdot \overline{Q_2^n} + \overline{Q_1^n Q_0^n} \cdot Q_2^n \\ Q_3^{n+1} = Q_2^n Q_1^n Q_0^n \cdot \overline{Q_3^n} + \overline{Q_0^n} \cdot Q_3^n \end{cases} \tag{9-15}$$

(2)列状态转换表:设初态为 $Q_3^n Q_2^n Q_1^n Q_0^n = 0000$,将其代入式(9-13)和式(9-15)中进行计算,便可得输入第一个计数脉冲 CP 后计数器的状态为 $CO = 0$、$Q_3^n Q_2^n Q_1^n Q_0^n = 0001$,这说明电路状态由 0000 翻到 0001。然后,再将 0001 作为新的初态代入上两式中计算,以此类推,便可列出表 9-9 所示的状态转换表。

(3)画时序图:图 9-20 是图 9-19 所示电路的时序图。

(4)描述逻辑功能:由表 9-9 和图 9-20 可以看出,电路在输入第十个计数脉冲 CP 后返回初态 0000,同时进位输出端 CO 输出一个进位信号,所以该电路为同步十进制加法计数器。

表 9-9　同步十进制加法计数器的状态转换表

计数脉冲数 CP	二进制数				进位 CO
	Q_3	Q_2	Q_1	Q_0	
0	0	0	0	0	0
1	0	0	0	1	0
2	0	0	1	0	0
3	0	0	1	1	0
4	0	1	0	0	0
5	0	1	0	1	0
6	0	1	1	0	0
7	0	1	1	1	0
8	1	0	0	0	0
9	1	0	0	1	1
10	0	0	0	0	0

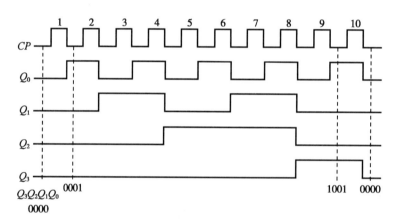

图 9-20　图 9-19 电路的时序图

3. 异步加法计数器　它是一种典型的异步时序逻辑电路,下面通过实例讨论异步时序逻辑电路的分析方法和异步计数器的工作原理。

【例 9-2】　分析图 9-21 所示异步时序逻辑电路的逻辑功能。

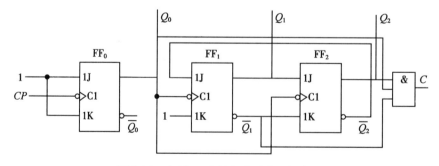

图 9-21　【例 9-2】的异步时序逻辑电路

解:图9-21所示电路的时钟连接方式是 CP_0 与计数脉冲相连,CP_1、CP_2 与 Q_0 相连。由于各触发器的时钟输入端不一致,所以该电路为异步时序逻辑电路。分析其状态转换时,要注意各触发器的时钟输入端是否有边沿信号,只有当触发器的时钟边沿有效时,该触发器才翻转,否则触发器将保持原状态不变。其余与同步时序逻辑电路的分析相同。

(1)写逻辑方程式

时钟方程

$$\begin{cases} CP_0 = CP \\ CP_1 = CP_2 = Q_0^n \end{cases}$$

输出方程

$$C = Q_2^n \overline{Q_1^n} Q_0^n \tag{9-16}$$

驱动方程

$$\begin{cases} J_0 = K_0 = 1 \\ J_1 = \overline{Q_2^n}, K_1 = 1 \\ J_2 = Q_1^n, K_2 = \overline{Q_1^n} \end{cases} \tag{9-17}$$

状态方程

$$\begin{cases} Q_0^{n+1} = 1 \cdot \overline{Q_0^n} + \overline{1} \cdot Q_0^n = \overline{Q_0^n} \\ Q_1^{n+1} = \overline{Q_2^n} \cdot \overline{Q_1^n} + \overline{1} \cdot Q_1^n = \overline{Q_2^n} \cdot \overline{Q_1^n} \\ Q_2^{n+1} = Q_1^n \cdot \overline{Q_2^n} + Q_1^n \cdot Q_2^n = Q_1^n \end{cases} \tag{9-18}$$

(2)列状态转换表:设初态 $Q_2^n Q_1^n Q_0^n = 000$,将其代入式(9-16)和式(9-18)进行计算,便可得出状态转换表,如表9-10所示。注意状态方程只有满足时钟方程时才有效。

表9-10 【例9-2】的状态转换表

时钟			现态			次态			输出
CP_2	CP_1	CP_0	Q_2^n	Q_1^n	Q_0^n	Q_2^{n+1}	Q_1^{n+1}	Q_0^{n+1}	C
↑	↑	↓	0	0	0	0	0	1	0
↓	↓	↓	0	0	1	0	1	0	0
↑	↑	↓	0	1	0	0	1	1	0
↓	↓	↓	0	1	1	1	0	0	0
↑	↑	↓	1	0	0	1	0	1	1
↓	↓	↓	1	0	1	0	0	0	0

注:↑表示 CP 脉冲上升沿触发;↓表示 CP 脉冲下降沿触发。

(3)画状态转换图和时序图:根据状态转换表可以画出状态转换图和时序图,如图9-22所示。

(4)描述逻辑功能:由表9-10和图9-22可以看出,电路在输入6个计数脉冲 CP 后返回初态000,同时向高位送出一个进位信号,所以该电路为异步六进制加法计数器。

4. 集成计数器 中规模集成计数器的产品种类多,通用性强,应用广泛。这些计数器通常具有清零、计数、预置数和保持等功能,使用方便。为了进一步提高正确、灵活使用中规模集成计数器的能力,

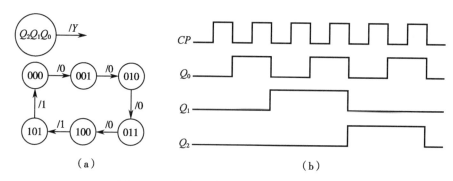

图 9- 22　【例 9-2】的状态转换图和时序图
a. 状态转换图；b. 时序图

下面以 74LS161 为例来介绍集成计数器的功能和构成任意进制计数器的基本方法。

（1）集成同步计数器：图 9-23 是集成四位二进制同步计数器 74LS161 的外引脚图和功能示意图。图中 Q_3、Q_2、Q_1、Q_0 是计数器由高位到低位的输出端，CO 是进位输出端，用来作级联时的进位信号，$\overline{LD}$ 为同步并行预置数端，D_3、D_2、D_1、D_0 是预置数的数据输入端，$\overline{R_D}$ 是异步清零端，CP 是计数脉冲输入端，EP、ET 是计数控制端，其功能如表 9-11 所示。

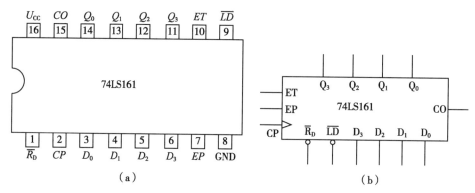

图 9-23　74LS161 外引脚图和功能示意图
a. 外引脚图；b. 功能示意图

表 9-11　74LS161 的功能表

$\overline{R_D}$	$\overline{LD}$	EP	ET	CP	D_3	D_2	D_1	D_0	Q_3	Q_2	Q_1	Q_0	功能
0	×	×	×	×	×	×	×	×	0	0	0	0	异步清零
1	0	×	×	↑	d_3	d_2	d_1	d_0	d_3	d_2	d_1	d_0	同步置数
1	1	0	×	×	×	×	×	×		保持			保持原态
1	1	×	0	×	×	×	×	×		保持			保持原态
1	1	1	1	↑	×	×	×	×		计数			计数

注：↑表示 CP 脉冲上升沿触发

由表 9-11 可知，74LS161 具有如下逻辑功能：

1）直接置零（异步清零）功能：$\overline{R_D}$ 端与各个触发器的直接置 0 端相连，当 $\overline{R_D}=0$ 时，无论 CP 为何种状态，计数器立即清零，即 $Q_3Q_2Q_1Q_0=0000$。

2）预置数功能：当 $\overline{R}_D = 1$、$\overline{LD} = 0$ 时，EP、ET 无论为何种状态，在 CP 上升沿的作用下，并行输入的数据 $d_3 d_2 d_1 d_0$ 被置入计数器，即 $Q_3 Q_2 Q_1 Q_0 = d_3 d_2 d_1 d_0$。

3）保持功能：当 $\overline{R}_D = 1$、$\overline{LD} = 1$，且 EP、ET 至少有一个是低电平，即 $EP \cdot ET = 0$ 时，计数器停止计数，Q_3、Q_2、Q_1、Q_0 保持原来的状态不变。

4）计数功能：当 $\overline{R}_D = 1$、$\overline{LD} = 1$、$EP \cdot ET = 1$ 时，在 CP 上升沿的作用下，计数器进行四位二进制的加法计数。当计至 1111 时，进位输出端 $CO = 1$，表示低四位计满，向高位进 1。

（2）任意进制计数器：如前所述，74LS161 是四位二进制加法计数器，就是一个十六进制加法计数器。利用 74LS161 的异步清零功能或同步预置数功能，可以将一个 74LS161 芯片构成一个小于十六进制的任意进制计数器。下面通过举例予以说明。

【例 9-3】　应用异步清零法把集成计数器 74LS161 接成六进制计数器。

解：图 9-24 所示电路是采用异步清零法接成的六进制计数器。当计数器计到 $Q_3 Q_2 Q_1 Q_0 = 0110$ 的同时，与非门 G 输出低电平信号给 $\overline{R}_D$ 端，使计数器置零，使 $Q_3 Q_2 Q_1 Q_0 = 0000$（在稳定状态下，计数不包括 0110 状态），所以该电路为六进制计数器。

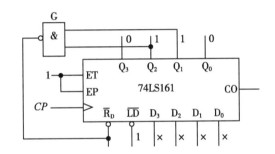

图 9-24　用异步清零法将 74LS161 接成六进制计数器

【例 9-4】　应用同步预置数法把集成计数器 74LS161 接成十进制计数器。

解：图 9-25 所示电路是采用同步预置数法（置入 0000）接成的十进制计数器。当计数器计到 $Q_3 Q_2 Q_1 Q_0 = 1001$ 时，与非门 G 输出低电平信号使 $\overline{LD} = 0$，下一个计数脉冲 CP 到达时置入 0000 状态，从而跳过 1010 ~ 1111 这 6 个状态，得到十进制计数器。

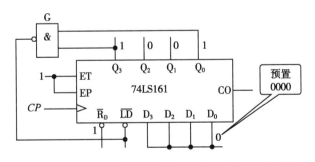

图 9-25　用同步预置数法将 74LS161 接成十进制计数器

通过 n 个 74LS161 芯片的级联，可以构成一个最大为 16^n 的任意进制计数器。关于多芯片级联的知识，请读者查阅有关书籍，在此不做讨论。

三、寄存器

寄存器（register）是用来暂时存放二进制数码、数据或指令的基本时序逻辑电路，是数字控制系统中的常用器件。一个触发器可以存储一位二进制数码,n 个触发器能存储 n 位二进制数码。寄存器从功能上可以分为数码寄存器(digital register)和移位寄存器(shift register)两类,它们的区别在于有无移位功能。

1. 数码寄存器 它具有接收数码、存放数码和清除原有数码的功能。图9-26 是一个由 D 触发器组成的四位数码寄存器。$\overline{R_D}$ 为异步复位(清零)端,低电平有效,其作用是清除寄存器中原有的数码,使 4 个触发器全部置零,即 $Q_3Q_2Q_1Q_0 = 0000$。寄存器在工作时,$\overline{R_D}$ 为高电平。例如数码 $D_3D_2D_1D_0 = 1100$ 被送到寄存器的输入端,当寄存指令脉冲的上升沿到达时,由 D 触发器的特性可知,触发器的输出状态由输入状态决定,即 $Q_3^{n+1}Q_2^{n+1}Q_1^{n+1}Q_0^{n+1} = 1100$,于是输入端的数码被存入寄存器中。由于各位数码是同时输入的,其输出状态也是同时建立起来的,这种输入、输出方式称为并行输入、并行输出方式。

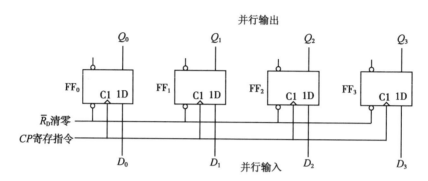

图 9-26　由 D 触发器组成的四位数码寄存器

常用的四位双稳态锁存器有 74LS375、74HC173、74HC299、CC4076、CC40106 等。现以 74LS375 为例说明其内部结构和功能。74LS375 是四位 D 锁存器,逻辑图如图 9-27 所示,外引脚图如图 9-28 所示,功能表如表 9-12 所示。

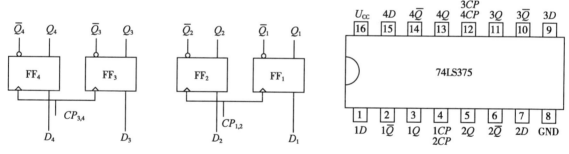

图 9-27　74LS375 逻辑图　　　　　　　图 9-28　74LS375 外引脚排列图

表 9-12　74LS375 功能表

输入		输出		功能说明
D	CP	Q	$\overline{Q}$	
0	1	0	1	接收 0
1	1	1	0	接收 1
×	0	不变	不变	锁存数码

由表 9-12 可以看出,74LS375 具有如下功能:

接收数码:在 $CP = 1$,$Q = D$ 时,数码存入寄存器。

锁存数码:在 $CP = 0$ 时,无论输入如何变化,寄存器的输出状态不变,具有锁存功能。

2. 移位寄存器　它除了具有数码寄存器的功能外,还能在移位脉冲(时钟脉冲)的控制下,将寄存的数码向左或向右移位;数码的输入、输出方式可以是串行的,也可以是并行的,因此能方便地进行串行码和并行码之间的转换。移位寄存器分为单向移位寄存器和双向移位寄存器。

(1) 单向移位寄存器:图 9-29a 是由 4 个 D 触发器组成的四位右移寄存器。从图 9-29a 看出,所有触发器的时钟输入端连在一起,由一个移位脉冲 CP 控制。从左至右每个触发器的输出端都接到下一个触发器的输入端,只有 FF_0 的输入端 $D_0 = D_1$,寄存的数码在此逐位移入,实现触发器的状态依次移入右侧相邻的触发器中。

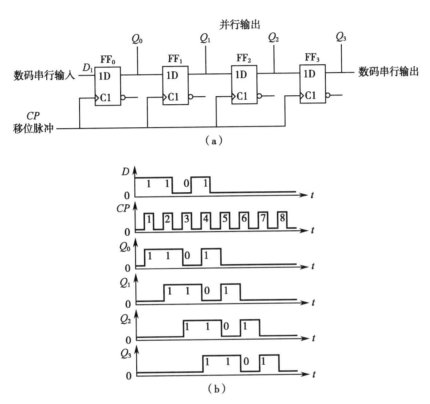

图 9-29　由 D 触发器组成的四位右移寄存器及工作波形图
a. 四位右移寄存器图;b. 工作波形图

图 9-29a 的工作原理如下:由 D 触发器的逻辑功能 $Q^{n+1} = D$ 可知,每来一个移位脉冲,输入端就有一位数码移入;同时每个触发器的状态依次移入右侧相邻的触发器中。移位一次,存入一个新数码。在连续 4 个移位脉冲作用之后,四位数码从高位至低位全部移入寄存器中存放。例如 D 端输入串行码1101,按照移位脉冲的节拍,数码在移位寄存器中移位的情况如表 9-13 所示。

表 9-13　四位右移寄存器数码移动状态表

现　态				数码输入	移位脉冲	次　态				移位情况说明
Q_3^n	Q_2^n	Q_1^n	Q_0^n	D_1	CP	Q_0^{n+1}	Q_1^{n+1}	Q_2^{n+1}	Q_3^{n+1}	
0	0	0	0	1	↑	1	0	0	0	右移 1 位
1	0	0	0	1	↑	1	1	0	0	右移 2 位
1	1	0	0	0	↑	0	1	1	0	右移 3 位
0	1	1	0	1	↑	1	0	1	1	右移 4 位

注:↑表示 CP 脉冲上升沿触发

从表9-13中看到,第4个移位脉冲过去后,触发器的输出状态$Q_3Q_2Q_1Q_0$为1101与输入的数码是一致的。

取出数码的方式有并行和串行两种。所谓并行输出就是在第4个移位脉冲之后,从4个触发器的Q端并行输出数码。而串行输出就是在FF_3的Q_3端依次经过4个移位脉冲,数码便可逐位串行移出。图9-29(b)描述了串行数码1101向右移位输入、输出过程中,各触发器Q端的电压变化情况,可见第8个脉冲过后,1101全部从寄存器中移出。

(2)双向移位寄存器:所谓双向移位寄存器是指可以实现数据的左移和右移功能,其应用十分灵活。图9-30是集成双向移位寄存器74LS194的外引脚图,其功能表如表9-13所示。

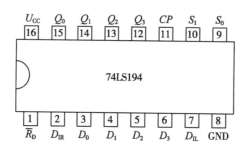

图9-30 集成双向移位寄存器74LS194的外引脚图

表9-14 双向移位寄存器74LS194功能表

输入										输出				功能说明
$\overline{R_D}$	S_1	S_0	CP	D_{IL}	D_{IR}	D_0	D_1	D_2	D_3	Q_0	Q_1	Q_2	Q_3	
0	×	×	×	×	×	×	×	×	×	0	0	0	0	异步清零
1	×	×	0	×	×	×	×	×	×	Q_0^n	Q_1^n	Q_2^n	Q_3^n	
1	1	1	↑	×	×	d_0	d_1	d_2	d_3	d_0	d_1	d_2	d_3	同步置数
1	0	1	↑	×	1	×	×	×	×	1	Q_0^n	Q_1^n	Q_2^n	向右移位
1	0	1	↑	×	0	×	×	×	×	0	Q_0^n	Q_1^n	Q_2^n	向右移位
1	1	0	↑	1	×	×	×	×	×	Q_1^n	Q_2^n	Q_3^n	1	向左移位
1	1	0	↑	0	×	×	×	×	×	Q_1^n	Q_2^n	Q_3^n	0	向左移位
1	0	0	×	×	×	×	×	×	×	Q_0^n	Q_1^n	Q_2^n	Q_3^n	保持

注:↑表示CP脉冲上升沿触发

由表9-14可见,74LS194具有如下功能:

1)异步清零功能:$\overline{R_D}$为异步清零端,当$\overline{R_D}=0$时,无论其他输入端为何状态,都使$Q_0Q_1Q_2Q_3$=0000。

2)同步置数功能:S_1、S_0是两个控制端,可取得四种控制信号(S_1S_0=00、01、10、11)。当$\overline{R_D}=1$,$S_1S_0=11$时,在CP上升沿作用下,使$D_0\sim D_3$端输入的数码$d_0\sim d_3$并行送入寄存器,即寄存器并行置数,$Q_0Q_1Q_2Q_3=d_0d_1d_2d_3$。

3)右移位功能:当$\overline{R_D}=1$,$S_1S_0=01$时,在CP上升沿作用下,$Q_1=Q_0^n$、$Q_2=Q_1^n$、$Q_3=Q_2^n$,寄存器向右移位。

4)左移位功能:当$\overline{R_D}=1$,$S_1S_0=10$时,在CP上升沿作用下,$Q_0=Q_1^n$、$Q_1=Q_2^n$、$Q_2=Q_3^n$,寄存器向左

移位。

5）保持功能：当$\overline{R}_\mathrm{D}=1$，$S_1S_0=00$时，无论其他输入端为何状态，寄存器都保持原态不变。

一个74LS194芯片只能寄存四位数码，如果待寄存的数码超过四位，则需要用两个或多个74LS194芯片级联成更多位的寄存器。由于74LS194功能齐全，在实际数字系统中广泛使用，故称为通用型寄存器。

第三节　555定时器及其应用

555定时器(555 timer)是一种多用途的集模拟、数字电路于一体的中规模集成电路，由于使用灵活、方便，所以在波形的产生与变换、测量与控制、家用电器、医学影像设备等诸多领域中都得到了应用。本节在介绍555定时器的结构和功能的基础上，重点介绍555定时器的应用，即由555定时器组成的施密特触发器、单稳态触发器和多谐振荡器。

一、555定时器

555定时器的型号有多种，常用的有双极型的CB555和CMOS型的CC7555两种，它们的结构与工作原理相似，外引脚排列及功能完全相同。下面以双极型的CB555为列，介绍其电路结构及功能。

1. 电路结构　图9-31所示是双极型的CB555定时器的电路结构图和外引脚排列图。它含有两个电压比较器C_1和C_2、一个由与非门组成的基本RS触发器、一个与门、一个非门、一个放电三级管T以及由三个$5k\Omega$的电阻组成的分压器。比较器C_1的参考电压为$\frac{2}{3}U_\mathrm{CC}$，加在同相输入端；C_2的参考电压为$\frac{1}{3}U_\mathrm{CC}$，加在反相输入端。两者均由分压器上取得。

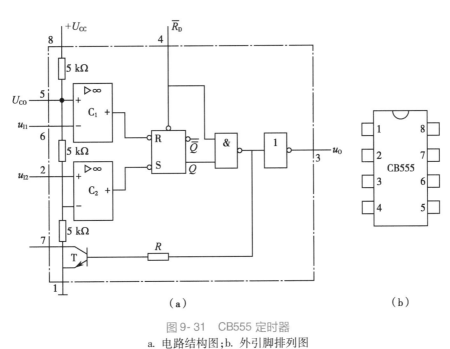

图9-31　CB555定时器
a. 电路结构图；b. 外引脚排列图

2. 各外引脚的功能　2为低电平触发端。当2端的输入电压$u_{\mathrm{I}2}$高于$\frac{1}{3}U_\mathrm{CC}$时，C_2的输出为1；当输入电压$u_{\mathrm{I}2}$低于$\frac{1}{3}U_\mathrm{CC}$时，C_2的输出为0，使基本RS触发器置1。

6 为高电平触发端。当 6 端的输入电压 u_{I1} 低于 $\frac{2}{3}U_{CC}$ 时，C_1 的输出为 1；当输入电压 u_{I1} 高于 $\frac{2}{3}U_{CC}$ 时，C_1 的输出为 0，使基本 RS 触发器置 0。

4 为复位端，由此输入负脉冲（或使其电压低于 0.7V）而使触发器直接置 0。

5 为电压控制端，在此端可外加一电压以改变比较器的参考电压。不用时，经 $0.01\mu F$ 的电容接地，以防止干扰的引入。

7 为放电端，当与门的输出端为 1 时，放电三级管 T 导通，外接电容通过 T 放电。

3 为输出端，输出电流可达 200mA，由此可直接驱动继电器、发光二极管、扬声器等。输出高电压约低于电源电压 1~3V。

8 为电源端，可在 5~18V 范围内使用。

1 为接"地"端。

上述 CB555 定时器的功能表如表 9-15 所示。

表 9-15　CB555 定时器的功能表

输　　入			输　　出	
$\overline{R}_D$	u_{I1}	u_{I2}	u_O	T
0	×	×	0	导通
1	$> \frac{2}{3}U_{CC}$	$> \frac{1}{3}U_{CC}$	0	导通
1	$< \frac{2}{3}U_{CC}$	$< \frac{1}{3}U_{CC}$	1	截止
1	$< \frac{2}{3}U_{CC}$	$> \frac{1}{3}U_{CC}$	保持	保持

二、由 555 定时器组成的施密特触发器

施密特触发器是脉冲波形变换中经常使用的一种电路，常用来完成波形变换、幅度鉴别等工作，它具有以下工作特点：第一，输入信号从低电平上升的过程中电路状态转换时对应的输入电平，与输入信号从高电平下降的过程中对应的输入转换电平不同；第二，在电路状态转换时，通过电路内部的正反馈过程使输出电压波形的边沿变得很陡。

利用这两个特点不仅能将边沿变化缓慢的信号波形整形为边沿陡峭的矩形波，而且可以将叠加在矩形脉冲高、低电平上的噪声有效地清除。下面我们来分析由 555 定时器组成的施密特触发器的电路组成和工作原理。

1. 电路组成　将 CB555 定时器的 u_{I1} 和 u_{I2} 两个输入端连在一起作为信号输入端 u_I，即可构成施密特触发器，如图 9-32a 所示。下面分析它的工作原理。

2. 工作原理

当 u_I 由 0 逐渐升高时的工作过程：

当 $u_I < \frac{1}{3}U_{CC}$ 时，$u_{I1} = u_{I2} < \frac{1}{3}U_{CC}$，$u_O = U_{OH}$。

当 $\frac{1}{3}U_{CC} < u_I < \frac{2}{3}U_{CC}$ 时，$u_O = U_{OH}$ 不变。

当 $u_I > \frac{2}{3}U_{CC}$ 时，$u_{I1} = u_{I2} > \frac{2}{3}U_{CC}$，$u_O = U_{OL}$，即 u_O 由高电平跳变为低电平；之后 u_I 再增加，仍是 $u_I > \frac{2}{3}U_{CC}$，u_O 保持低电平不变。

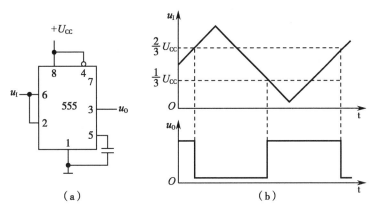

图 9-32 由 555 定时器组成的施密特触发器
a. 电路图；b. 波形图

当 u_I 由大于 $\frac{2}{3}U_{CC}$ 开始下降时的工作过程：

当 $u_I > \frac{2}{3}U_{CC}$ 时，$u_{I1} = u_{I2} > \frac{2}{3}U_{CC}$，$u_0 = U_{OL}$。

当 $\frac{1}{3}U_{CC} < u_I < \frac{2}{3}U_{CC}$ 时，$u_0 = U_{OL}$ 不变。

当 $u_I < \frac{1}{3}U_{CC}$ 时，$u_{I1} = u_{I2} < \frac{1}{3}U_{CC}$，$u_0 = U_{OH}$，即 u_0 由低电平跳变为高电平，电路再次翻转。

如果输入 u_I 的波形是三角波，电路的工作波形如图 9-32（b）所示。

三、由 555 定时器组成的单稳态触发器

单稳态触发器具有以下特点：第一，它有稳态和暂稳态两个不同的工作状态；第二，在触发脉冲作用下，电路由稳态翻转到暂稳态，在暂稳态维持一段时间后，再自动返回稳态；第三，暂稳态维持时间的长短取决于电路中的 RC 参数值。

由于具备这些特点，单稳态触发器被广泛地应用于脉冲的整形、延时和定时等。下面我们来分析由 555 定时器组成的单稳态触发器的电路组成和工作原理。

1. 电路组成 图 9-33a 所示是由 CB555 定时器构成的单稳态触发器。R、C 是外接定时元件；u_I 是输入触发信号，下降沿有效，加在 555 定时器的 2 端；u_0 是输出信号端。

2. 工作原理

（1）稳态：没有触发信号时 u_I 处于高电平 $\left(u_I > \frac{1}{3}U_{CC}\right)$，如果接通电源后触发器的原态 $Q = 0$，$u_0 = 0$，T 导通，电容通过放电三极管 T 放电，使 $u_C = 0$，u_0 保持低电平不变。如果接通电源后触发器的原态 $Q = 1$，放电三极管 T 就会截止，电源通过电阻 R 向电容 C 充电，当 u_C 上升到 $\frac{2}{3}U_{CC}$ 时，触发器置 0，u_0 为低电平。此时放电三极管 T 导通，电容 C 放电，u_0 保持低电平不变。因此，电路通电后在没有触发信号时，电路只有一个稳定状态 $u_0 = 0$。

（2）暂稳态：若触发输入端加的触发信号低于 $\frac{1}{3}U_{CC}$，电路的输出状态由低电平跳变为高电平，电路进入暂稳态，放电三极管 T 截止。此后电容 C 充电，当 C 充电至 $u_C = \frac{2}{3}U_{CC}$ 时，电路的输出电压 u_0 由高电平翻转为低电平，同时 T 导通，于是电容 C 放电，电路返回到稳定状态。电路的工作波形如图9-33b

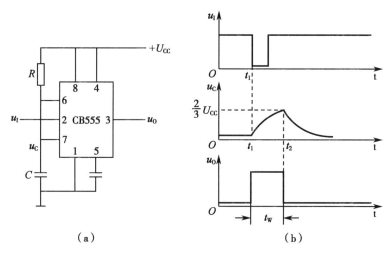

（a）   （b）

图 9-33　由 555 定时器组成的单稳态触发器

a. 电路图；b. 波形图

所示。

由图 9-33b 可知,输出的是矩形脉冲,其宽度(暂稳态期的持续时间)

$$T_w = RC\ln 3 = 1.1RC \tag{9-19}$$

上式说明,单稳态触发器的脉冲宽度 T_w 仅取决于定时元件 R、C 的数值,与输入信号和电源电压无关,但要求输入触发脉冲的宽度小于输出脉冲的宽度 T_w。

四、由 555 定时器组成的多谐振荡器

多谐振荡器是一种自激振荡电路,当电路连接好之后,只要接通电源,在其输出端便可获得矩形脉冲,由于矩形脉冲中除基波外还含有极丰富的高次谐波,所以人们把这种电路叫作多谐振荡器。多谐振荡器是常用的一种矩形波发生器,触发器和时序电路中的时钟脉冲一般都是由多谐振荡器产生的。下面我们来分析由 555 定时器组成的多谐振荡器的电路组成和工作原理。

1. 电路组成　图 9-34a 所示是由 CB555 定时器组成的多谐振荡器。R_1、R_2、C 为外接定时元件,定时器的 6 端和 2 端连接起来接 u_C。

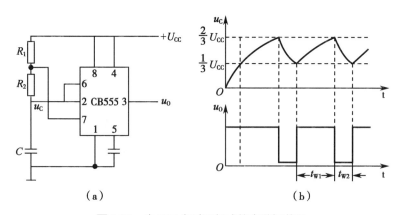

（a）   （b）

图 9-34　由 555 定时器组成的多谐振荡器

a. 电路图；b. 波形图

2. 工作原理 接通电源 U_{CC} 后,经电阻 R_1 和 R_2 对电容 C 充电,使 u_C 按指数规律上升。当 u_C 上升到略大于 $\frac{2}{3}U_{CC}$ 时,555 定时器输出 u_O 为低电平,同时放电三级管 T 导通。此后,电容 C 通过电阻 R_2 和 555 定时器端的放电三级管 T 放电,u_C 由 $\frac{2}{3}U_{CC}$ 开始呈指数规律下降。当 u_C 下降到略低于 $\frac{1}{3}U_{CC}$ 时,555 定时器输出 u_O 翻转为高电平。电容 C 放电所需的时间为

$$T_{w1} = R_2 C \ln 2 \approx 0.7 R_2 C \tag{9-20}$$

当放电结束时,T 截止,U_{CC} 将通过 R_1、R_2 向电容 C 充电,u_C 由 $\frac{1}{3}U_{CC}$ 上升到 $\frac{2}{3}U_{CC}$ 所需的时间为

$$T_{w2} = (R_1 + R_2) C \ln 2 \approx 0.7(R_1 + R_2) C \tag{9-21}$$

当 u_C 上升到 $\frac{2}{3}U_{CC}$ 时,电路又翻转为低电平。如此周而复始,于是,在电路的输出端就得到一个周期性的矩形脉冲。电路的工作波形如图 9-34b 所示。其振荡周期 T 为

$$T = T_{w1} + T_{w2} = 0.7(R_1 + 2R_2) C \tag{9-22}$$

（刘太刚）

习题九

（一）填空题

9-1 具有两个稳定状态,能够存储 1 位二进制信息的基本单元称为（　　　）。

9-2 时序逻辑电路一般由（　　　）和（　　　）两部分组成。

9-3 全面描述一个同步时序逻辑电路的逻辑功能有三个方程,分别是（　　　）（　　　）（　　　）。

9-4 时序逻辑电路按照触发脉冲输入方式的不同可分为（　　　）和（　　　）两大类。

9-5 数码寄存器具有（　　　）（　　　）（　　　）的功能。

（二）选择题

9-6 对于 D 触发器,欲使 $Q^{n+1} = Q^n$,应使输入端 D 为（　　　）

    a. 0   b. 1   c. Q d. $\bar{Q}$

9-7 要实现 $Q^{n+1} = Q^n$,JK 触发器的 J、K 取值应为（　　　）

    a. $J=0$, $K=0$ b. $J=1$, $K=0$ c. $J=0$, $K=1$ d. $J=1$, $K=1$

9-8 在下列逻辑电路中,属于组合逻辑电路的是（　　　）

    a. 计数器   b. 译码器   c. 寄存器   d. 触发器

9-9 下列触发器中,有约束条件的触发器是（　　　）

    a. RS 触发器   b. JK 触发器   c. T 触发器   d. D 触发器

9-10 为产生周期性矩形波,应当选用（　　　）

    a. 施密特触发器   b. 单稳态触发器   c. 多谐振荡器   d. 译码器

9-11 可以用来实现并/串转换和串/并转换的器件是（　　　）

    a. 计数器   b. 全加器   c. 移位寄存器   d. 存储器

9-12 对于 T 触发器,若初态 $Q^n = 1$,欲使次态 $Q^{n+1} = 1$,应使 T 为（　　　）

    a. 0   b. 1   c. Q d. $\bar{Q}$

（三）简答题

9-13 试述基本 RS 触发器的工作原理。

9-14 同步 RS 触发器电路结构上有什么特点? 时钟脉冲 CP 的作用是什么?

9-15 按照逻辑功能的不同可以把触发器分成哪几种类型？ 每一种类型触发器的逻辑功能分别是什么？

9-16 如何将 JK 触发器转换成 D 触发器？ 如何将 JK 触发器转换成 T 触发器？

9-17 什么是时序逻辑电路？ 组合逻辑电路与时序逻辑电路在电路结构与功能上有何区别？

（四）计算与分析题

9-18 输入信号 U_1 的波形如题图 9-1 所示，试画出由与非门组成的基本 RS 触发器 Q 端的波形。

（1） U_1 加在 $\bar{R}$ 端，且 $\bar{S}=1$，设触发器的初始状态为 $Q=1$；

（2） U_1 加在 $\bar{S}$ 端，且 $\bar{R}=1$，设触发器的初始状态为 $Q=0$。

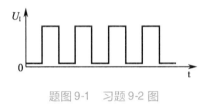

题图 9-1　习题 9-2 图

9-19 同步 RS 触发器的初始状态 $Q=0$，画出题图 9-2 所示的 CP 信号作用下，触发器 Q 端的波形。

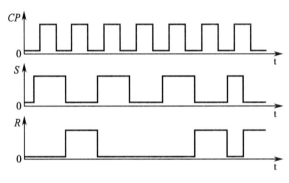

题图 9-2　习题 9-19 图

9-20 边沿 JK 触发器如题图 9-3a 所示，输入信号 CP、J、K 端的波形如题图 9-3b 所示，画出对应输出端 Q 的波形。 设触发器的初始状态为 $Q=0$。

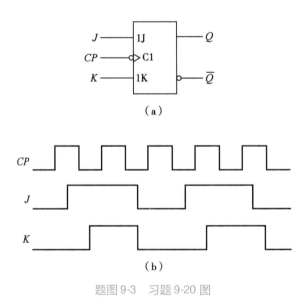

题图 9-3　习题 9-20 图

9-21　分析题图 9-4 所示同步时序逻辑电路的逻辑功能。 列出状态转换表, 画出状态转换图和时序图。

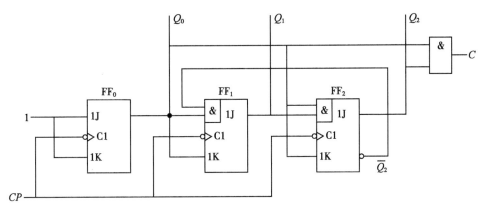

题图 9-4　习题 9- 21 图

第十章　数/模（D/A）与模/数（A/D）转换器

随着电子技术的飞速发展，数字电子计算机、数字控制系统及数字通讯设备已广泛应用在各个领域中，然而，自然界中绝大多数的物理量都是连续变化的模拟量。例如温度、速度、压力等，若要数字电路或计算机对这些信号进行处理，就必须将其转换为数字信号交给计算机处理、保存；另外，经过数字电路处理后的数字信号需要转换为模拟量输出去控制某些执行元件。所以，在数字系统的输入和输出部分，一般要设有模拟信号转换成数字信号和数字信号转换成模拟信号的电路。本章主要介绍数模转换和模数转换的基本概念及主要性能参数，然后重点介绍数模转换器和模数转换器的工作原理及应用。

第一节　概述

从模拟信号到数字信号的转换称为模-数转换（analog to digital，A/D），实现模数转换的电路称为模-数转换器（analog-digital converter，ADC），简称 A/D 转换器。经过数字系统处理后的数字信号需还原成模拟信号才能实现控制系统的功能，将数字信号到模拟信号的转换称为数-模转换（digital to analog，D/A），实现数模转换的电路称为数-模转换器（digital-analog converter，DAC），简称 D/A 转换器，A/D 转换器和 D/A 转换器是模拟量输入和模拟量输出通路中的核心部件。图 10-1 所示框图是一个典型的数字 X 线设备成像系统原理图。

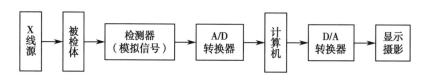

10-1　数字 X 线成像系统原理图

如图所示，X 线透过被检体（人体）后，检测器检测 X 线转换成模拟信号，经去噪滤波、信号放大等预处理之后，然后经模数转换电路转换成数字信号，送入计算机进行数字处理，计算机处理后的数字信号必须再通过数模转换电路转成模拟信号，显示被检部位的 X 线影像。得到的图像数据既可在终端显示器上显示，也可保存于硬盘或其他存储盘中，当今医学影像设备进入了全新的数字影像时代，这是 A/D 与 D/A 转换器在现代医学成像系统中的典型应用。

第二节　D/A 转换器

数字信号到模拟信号的转换由 D/A 转换器实现，数字信号一般为多位二进制信息。D/A 转换器是将一组输入的二进制数转换成相应的模拟电压或电流的电路。其作用是将数字信号转换成相应的模拟信号，为了将数字量转换成模拟量，普遍采用的转换方法是将输入的数字信号按其权值分别转换为模拟信号，然后再通过运算放大器将这些模拟量相加，即可得到与数字量成正比的总模拟量，从而实现数字-模拟转换。

D/A 转换器通常由四个部分组成，即权电阻网络、运算放大器、参考电源和模拟电子开关。目前最常见的 D/A 转换器主要有权电阻网络 D/A 转换器、倒 T 形电阻网络 D/A 转换器两种类型。下面简要介绍这两种典型的 D/A 转换电路。

一、D/A 转换器的工作原理

D/A 转换器本质上是一种解码器。它的输入量是数字量 D_n 和基准电压 U_R，输出模拟量 u_0 与输入

量之间的关系表达式为

$$u_O = K_n D_n U_R \tag{10-1}$$

式中 K_n 是与 n 有关的系数，D_n 是 n 位的二进制数

$$D_n = a_{n-1}a_{n-2}\cdots a_1 a_0 = d_{n-1}2^{n-1} + d_{n-2}2^{n-2} + \cdots + d_1 2^1 + d_0 2^0 \tag{10-2}$$

其中 d_i 为第 i 位代码，它为 1 或 0。每一位的 1 所代表的数值大小是不同的，也就是它们的"权"不同，每一位的 1 所代表的数值称为这一位的权，n 位二进制数 D_n 从最高位（MSB）到最低位（LSB）的权依次为 2^{n-1}、2^{n-2}、$\cdots 2^1$、2^0。

1. 权电阻网络 D/A 转换器

（1）电路组成：图 10-2 为一个四位权电阻网络 D/A 转换器的原理图，电路由参考电压 U_R、电子开关 S_i、权电阻网络和运算放大器四部分组成。输入是四位二进制数，输出为模拟电压量。

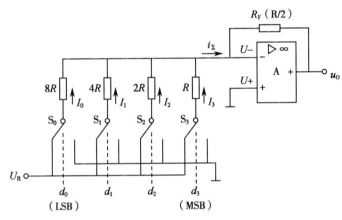

图 10-2　权电阻网络 D/A 转换器

（2）工作原理：S_3、S_2、S_1、S_0 是四个电子开关，它们各自的状态分别受输入四位二进制代码 d_3、d_2、d_1、d_0 的大小控制，代码为 1 时开关接到参考电压 U_R 上，代码为 0 时开关接地。因此当 d_i 为 1 时，该支路有电流 I_i 流向加法运算放大器；d_i 为 0 时，该支路电流为 0。

在图 10-2 所示的电路中，我们可以认为集成运放的输入电流近似为 0，而且反相输入端为"虚地"，因此有

$$u_O = -R_F i_\Sigma = -R_F(I_3 + I_2 + I_1 + I_0) \tag{10-3}$$

而

$$I_3 = \frac{U_R}{R}d_3 , I_2 = \frac{U_R}{2R}d_2 , I_1 = \frac{U_R}{2^2 R}d_1 , I_0 = \frac{U_R}{2^3 R}d_0$$

将它们代入式（10-3）并取 $R_F = \frac{1}{2}R$，则得到

$$u_O = -\frac{U_R}{2^4}(d_3 2^3 + d_2 2^2 + d_1 2^1 + d_0 2^0) \tag{10-4}$$

对于 n 位输入的权电阻网络 D/A 转换器，当反馈电阻 R_F 取 $\frac{R}{2}$ 时，输出电压与输入数字代码之间的关系表达式可写为

$$u_O = -\frac{U_R}{2^n}(d_{n-1}2^{n-1}+d_{n-2}2^{n-2}+\cdots+d_1 2^1+d_0 2^0) = -\frac{U_R}{2^n}D_n \tag{10-5}$$

上式表明,输出模拟电压 u_O 正比于输入数字量 D_n,从而实现了从数字信号到模拟信号的转换。从式中可以看出,输出电压 u_O 与参考电压 U_R 反相,要想得到正的输出电压,可以将 U_R 取为负值。

该电路结构简单,电阻元件少。当输入信号位数较多时,给集成电路的设计和制作带来很大的不便。采用下面介绍的倒 T 形电阻网络 D/A 转换器可以解决这个问题。

2. 倒 T 形电阻网络 D/A 转换器

（1）电路组成:图 10-3 为倒 T 形电阻网络 D/A 转换器的原理图。该电路由参考电压 U_R、电阻网络、电子开关和反相加法运算放大器组成,但电阻网络中只有 R、$2R$ 两种阻值的电阻元件,便于集成电路的设计及制作。

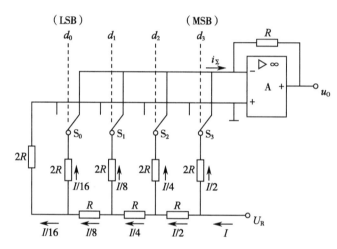

图 10-3　倒 T 形电阻网络 D/A 转换器

（2）工作原理:由电路可以看出,运放的同相及反相输入端电位均为 0,因此无论开关 S_3、S_2、S_1、S_0 接到哪一边,都相当于接"地"（接反相输入端时并没有真正接地,只是"虚地"）,流过每个支路上的电流不会改变。根据电路中电阻网络的连接方式,可以计算出每个支路上的电流依次为 $\frac{I}{2}$、$\frac{I}{4}$、$\frac{I}{8}$ 和 $\frac{I}{16}$,而从参考电源流入倒 T 形电阻网络的总电流为 $I=\frac{U_R}{R}$。

设开关 S_i 接运放同相输入端（接地）时 $d_i=0$,而开关 S_i 接运放反相输入端时 $d_i=1$,则由图 10-3 可知

$$i_\Sigma = \frac{I}{2}d_3+\frac{I}{4}d_2+\frac{I}{8}d_1+\frac{I}{16}d_0$$

当取 $R_F=R$ 时,输出电压为

$$u_O = -Ri_\Sigma = -\frac{U_R}{2^4}(d_3 2^3+d_2 2^2+d_1 2^1+d_0 2^0) \tag{10-6}$$

对于 n 位输入的倒 T 形电阻网络 D/A 转换器,输出模拟信号电压与输入数字量之间的关系表达式可写为

$$u_O = -\frac{U_R}{2^n}(d_{n-1}2^{n-1}+d_{n-2}2^{n-2}+\cdots+d_1 2^1+d_0 2^0) = -\frac{U_R}{2^n}D_n$$

上式与权电阻网络 D/A 转换器输出电压表达式（10-5）形式相同。在实际应用中,应该考虑到权电

阻网络 D/A 转换器和倒 T 形电阻网络 D/A 转换器中的电子开关存在导通电阻、导通压降以及不同开关之间的差异,这些都是影响转换器转换精度的因素。利用权电流型 D/A 转换器和开关树型 D/A 转换器可以降低对开关电路的要求,又不影响转换精度。由于篇幅所限,这里就不一一介绍了。

二、D/A 转换器的主要技术指标

目前广泛使用的 D/A 转换器都是集成 DAC 芯片。为了衡量一个 DAC 芯片的性能并合理使用它,生产 DAC 芯片的厂家提供了芯片的各种性能指标以供用户选择,现就 D/A 转换器的主要参数介绍如下。

1. 分辨率（resolution） 它是表征 D/A 转换器对输出最小电压的分辨能力。它用输入二进制数只有最低位 d_0 为 1（即 $00\cdots01$）时的输出电压与输入数字量全为 1（即 $11\cdots11$）时的输出电压之比来表示,即

$$分辨率 = \frac{1}{2^n - 1}$$

例如,10 位 D/A 转换器的分辨率为 $\dfrac{1}{2^{10} - 1} = \dfrac{1}{1023} \approx 0.001$

此外,分辨率通常还用输入数字量的有效位数表示,如 8 位、12 位或 16 位,D/A 转换器的位数越多,分辨输出最小电压的能力越强。

2. 转换误差（conversion error） 指实际的 D/A 转换特性与理想转换特性之间的最大误差。一般 DAC 的转换误差不会超过 $\pm\frac{1}{2}$LBS,即输出模拟电压与理论值之间的绝对误差小于输入为 $00\cdots001$ 时的输出电压的一半。

3. 转换时间（conversion time） 指从输入数字信号起到输出电压或电流达到稳定值所需的时间。一般 D/A 转换器的位数越多,转换时间越长。

三、集成 D/A 转换器

集成 D/A 转换器芯片种类繁多,功能和性能也存在差异。按其性能分,有通用型、高速型、高精度型等;按其内部结构分,有包含数字寄存器的和不包含数字寄存器的;按其位数分,有 8 位、12 位和 16 位等;按其输出模拟信号分,有电流输出型和电压输出型。下面我们介绍一种通用型 8 位集成 D/A 转换芯片。

DAC0832 是用 CMOS 工艺制作的 8 位 D/A 转换芯片。D/A 转换器采用倒 T 形电阻网络,数字输入设置有输入寄存器和 DAC 寄存器两级缓冲,DAC0832 的分辨率为 8 位,转换时间为 1 微秒,功耗为 20 毫瓦,其方框图和管脚排列如图 10-4 所示。

DAC0832 采用 20 脚双列直插式封装,其管脚与功能如下:

1 脚（$\overline{CS}$）:片选输入端,低电平有效;

2 脚（$\overline{WR}_1$）:写命令输入 1 端,低电平有效;

3 脚（AGND）:模拟量接地端;

4 ~ 7 脚（$D_3 \sim D_0$）:数字量输入端;

8 脚（U_R）:参考电压输入端,U_R 的范围为 $-10V \sim +10V$,由稳压电源提供;

9 脚（R_{FB}）:反馈电阻引出端,用作外接运算放大器的反馈电阻;

10 脚（DGND）:数字量接地端;

11 脚（I_{OUT1}）:模拟电流输出 1 端,它是输入数字量中代码为 1 的各位对应输出电流之和,输入数字

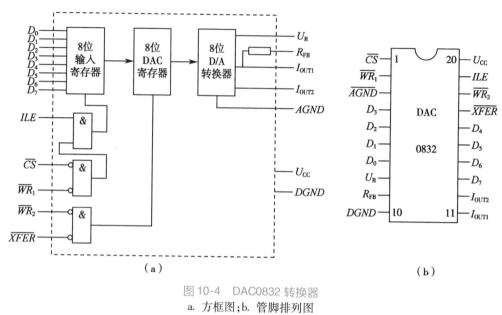

图 10-4 DAC0832 转换器

a. 方框图;b. 管脚排列图

全为 1 时,其值最大;

12 脚(I_{OUT2}):模拟电流输出 2 端,它是输入数字量中代码为 0 的各位对应输出电流之和,$I_{OUT1} + I_{OUT2}$ =常数;

13 ~ 16 脚($D_7 \sim D_4$):数字量输入端;

17 脚($\overline{XFER}$):传送控制输入端,低电平有效;

18 脚($\overline{WR_2}$):写命令输入 2 端,低电平有效;

19 脚(ILE):允许数字量输入端,高电平有效;

20 脚(U_{CC}):电源输入端,可在+5V ~ +15V 范围。

当 ILE、$\overline{CS}$、$\overline{WR_1}$ 均有效时,可将数据写入"输入寄存器";当 $\overline{WR_2}$ 有效时,在 $\overline{XFER}$ 传送控制信号作用下,可将锁存在"输入寄存器"里的数据送到"DAC 寄存器",同时进入"D/A 转换器"开始转换。

第三节 A/D 转换器

A/D 转换器的作用是将模拟信号转换成数字信号,按其转换方式又分为直接型 A/D 转换器和间接型 A/D 转换器。直接型 A/D 转换器是把输入的模拟电压信号直接转换为相应的数字信号,而间接型 A/D 转换器是先把输入的模拟电压信号转换为一种中间变量,如频率、时间等,然后再将这个中间变量转换为相应的数字信号。

一、A/D 转换器的工作原理

在 A/D 转换器中,由于输入的模拟信号在时间上是连续的,而输出的数字信号是离散的,因此 A/D 转换一般要经过采样、保持、量化及编码 4 个过程。

1. 模数转换的具体步骤

(1) 采样和保持:所谓采样(也称取样)是将时间上连续变化的信号转换为时间上离散的信号,即将时间上连续变化的模拟量转换为一系列等间隔的脉冲,脉冲的幅度取决于输入模拟量,其过程如图 10-5 所示。图中 u_i 为输入模拟信号,$S(t)$ 为采样信号,$u'O$ 为采样输出信号。

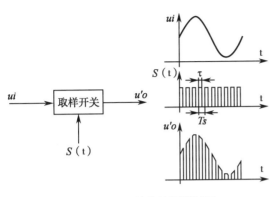

图 10-5　A/D 转换的采样过程

采样信号 $S(t)$ 的频率愈高，所采得信号经低通滤波器后愈能真实地复现输入信号，合理的采样频率由采样定理确定。采样定理：设采样信号 $S(t)$ 的频率为 fs，输入模拟信号 ui 的最高频率为 $fimax$，当 $fs \geq 2fimax$，采样之后的信号完整地保留了原始模拟信号中的信息。

采样的值是瞬时的，在下一个采样时刻到来之前这个值必须保持，否则对其操作的控制器来说则读不到转换器的输出值。采样结果存储起来，直到下次采样，这个过程称作保持。一般来讲，采样器和保持电路一起总称为采样/保持电路，因此不经过采样、保持不可以直接进行 A/D 转换。

（2）量化和编码：将采样电平归化到与之接近的离散电平上，这个过程称为量化；量化后，需用二进制数码来表示各个量化电平，这个过程称为编码。采样值经量化/编码，便得到其对应的数字代码，量化/编码电路是 A/D 转换器的核心组成部分。

2. 常用 A/D 转换器的工作过程

（1）反馈比较型 A/D 转换器：它是一种直接型 A/D 转换器，其转换过程是取一个数字量加到 D/A 转换器上，得到一个对应的输出模拟电压，将这个模拟电压与输入的模拟电压进行比较，如果两者不相等，则调整所取的数字量，直到两个模拟电压相等为止，最后所取的这个数字量就是所求的转换结果。

反馈比较型 A/D 转换器中常用的有计数型和逐次渐近两大类。逐次渐近型 A/D 转换器目前用得较多，它由时钟脉冲源、逐次渐近寄存器、D/A 转换器、控制逻辑和电压比较器等几部分组成。图 10-6 是逐次渐近型 A/D 转换器的原理图。

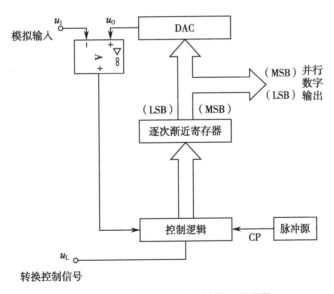

图 10-6　逐次渐近型 A/D 转换器原理图

转换开始前将寄存器置 0。当转换控制信号 u_L 为高电平时开始转换，时钟脉冲信号首先将寄存器的最高位置 1，使寄存器的输出为 $100\cdots00$，经 D/A 转换器转换为相应的模拟电压 u_0 送入电压比较器 A 的同相输入端与待转换的反相输入电压 u_I 进行比较。若 $u_0 > u_I$，说明数字量过大，将寄存器最高位置 0，而将次高位置 1；若 $u_0 < u_I$，说明数字量还不够大，则将寄存器中这一位的 1 保留，将次高位也置 1，再经

D/A 转换器转换为相应的模拟电压 u_0 送入 A 与 u_1 进行比较。这样逐次比较下去,直到最低位为止。寄存器的逻辑状态就是对应于输入模拟电压 u_1 的输出数字量。

逐次渐近型 A/D 转换器没有并联比较型 A/D 转换器转换速度快,但是输出位数较多时,逐次渐近型 A/D 转换器比并联比较型 A/D 转换器的电路规模小得多。因此,逐次渐近型 A/D 转换器是目前集成 A/D 转换器产品中用得最多的一种电路。

（2）电压-频率变换型（V-F 变换型）A/D 转换器:V-F 变换型 A/D 转换器是一种间接转换器。它是先把输入的模拟电压信号转换为频率变量,然后再将频率变量转换为相应的数字信号,其电路结构框图如图 10-7 所示,它主要由压控振荡器（VCO）、计数器、寄存器及时钟信号控制闸门（G）等部分组成。

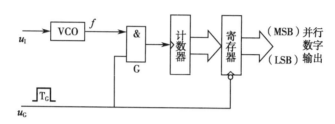

图 10-7 V-F 变换型 A/D 转换器

压控振荡器 VCO 输出脉冲的频率 f 随输入模拟电压 u_1 的不同而变化,而且在一定范围内 f 与 u_1 之间呈线性关系。当转换闸门信号 u_G 为高电平时,VCO 的输出脉冲通过与门 G 送入计数器进行计数。因为 u_G 为固定宽度 T_G 的脉冲信号,所以在 T_G 时间内通过 G 门的脉冲数与 f 成正比,因而也就与 u_1 成正比。因此每个 u_G 周期结束时计数器的数字就是所需要的转换结果,为了避免转换过程中输出的数字跳动,通常在电路的输出端设有输出寄存器。每次转换结束时,u_G 的下降沿将计数器的数字送入寄存器中。

V-F 变换型 A/D 转换器的转换精度取决于 VCO 的线性度和稳定度,并且受计数器容量的影响,计数器的容量越大转换误差越小。V-F 变换型 A/D 转换器的缺点是转换速度慢,但其抗干扰能力强,所以 V-F 变换型 A/D 转换器非常适用于遥测、遥控系统中。

二、A/D 转换器的主要技术指标

1. 分辨率 通常以输出二进制的位数表示分辨率,位数越多,分辨率越高。如 ADC 输出为 8 位二进制数,输入信号最大值为 5V,则这个转换器应能区分出输入信号的最小电压为 $\frac{5}{2^8-1}$V ≈ 19.61mV。

2. 转换误差 指实际输出的数字量与理论上的输出数字量之间的差别,一般多以最低有效位的倍数表示。例如转换误差 $<\frac{1}{2}$LSB,就表示实际输出的数字量与理论上的输出数字量之间的误差小于最低有效位的一半。

3. 转换时间 指从转换控制信号到来开始,到输出端得到稳定的数字信号所需要的时间。A/D 转换器的转换时间与转换电路的类型有关,如直接 A/D 转换器的转换速度快,一般在几十微秒以内,高速 A/D 转换器可低到十纳秒数量级;而间接 A/D 转换器的转换速度慢,可达几十毫秒甚至几百毫秒。

此外,还有功率消耗、温度系数等性能指标,这里不再一一介绍。

三、集成 A/D 转换器

ADC 芯片有多种转换技术和类型。从性能上讲,有通用数据转换器、高分辨率高速度转换器、低功耗转换器等类型;从功能上讲,有的不仅有 A/D 转换的基本功能,还包括内部放大器和三态输出锁存器,有的甚至包括多路开关、采样保持电路等。这里仅介绍 ADC0801 的特性、功能及简单应用。

ADC0801 是美国国家半导体公司生产的逐次渐近型 CMOS 8 位 ADC,由于它具有三态输出锁存器,因而可直接与微处理器数据总线相连。此外,输入部分采用差分输入,故能最大限度地抑制共模噪声,并可以补偿模拟零电压输入,其主要特性如下:

分辨率:8 位;

转换误差:$\pm\frac{1}{4}$LSB;

转换时间:100μS;

功耗:典型电源电流为 1.5mA;

片内有时钟振荡器;

采用单一+5V 电源供电,模拟输入电压范围 0~5V。

ADC0801 芯片为 20 脚双列直插式封装。该芯片的时钟脉冲 CLK 可由微机的系统时钟分频获得,或由芯片自身产生,当由芯片自身提供时钟时,只需外接一个电阻和电容,便可自行产生内部时钟脉冲。

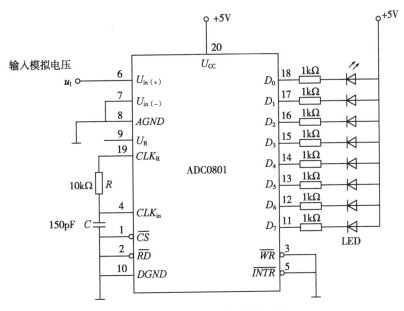

图 10-8　ADC0801 的应用接线图

ADC0801 各管脚的功能如下:

1 脚($\overline{CS}$):片选输入端,低电平有效;

2 脚($\overline{RD}$):输出允许信号端,A/D 转换完成后变为低电平,允许外电路取走转换结果;

3 脚($\overline{WR}$):输入转换控制端,低电平时启动芯片进行转换;

4 脚(CLK_{in}):外部时钟脉冲输入端;

5 脚($\overline{INTR}$):输出控制端,低电平有效;

6 脚($U_{in(+)}$)、7 脚($U_{in(-)}$):模拟信号输入端;

8 脚($AGND$):模拟量接地端;

9 脚(U_R):外接参考电压输入端,其值约为输入电压范围的一半;

10 脚($DGND$):数字量接地端;

11~18 脚($D_7 \sim D_0$):数字量输出端;

19 脚（CLK_R）：内部时钟脉冲端，CLK_R 和 CLK_{in} 两端外接一电阻 R，CLK_{in} 端接一个接地电容 C，即可产生 A/D 转换所要求的时钟，其频率为 $f \approx \dfrac{1}{1.1RC}$；

20 脚（U_{CC}）：电源输入端。

ADC0801 在 $\overline{CS}$ 信号与 $\overline{WR}$ 同时有效时启动 A/D 转换，转换结束时则 $\overline{INTR}$ 信号变为有效，该信号也可以作为中断请求信号使用，转换器数据的读取是利用 $\overline{CS}$ 与 $\overline{RD}$ 信号有效来完成的，在读取数据的同时 $\overline{INTR}$ 复位。在 ADC0801 进行转换过程中，如果再次启动转换，则正在进行的转换被终止，而进入新的一次转换过程，但输出数据寄存器的内容仍是上一次转换后的数据。当 $\overline{INTR}$ 与 $\overline{CS}$、$\overline{WR}$ 一起接地时，A/D 转换器处于自动循环转换状态。

ADC0801 提供两个信号输入端 $U_{in(+)}$ 和 $U_{in(-)}$，如果输入电压的变化范围从 $0 \sim U_{max}$，则 $U_{in(-)}$ 端接地，输入电压加到 $U_{in(+)}$ 端。由于该芯片允许差分输入，在共模电压允许的情况下，输入电压范围可以从非 0V 开始，即 $U_{min} \sim U_{max}$。此时，芯片的 $U_{in(-)}$ 端应该接入等于 U_{min} 的恒值电压，而输入电压仍加到 $U_{in(+)}$ 端上。转换器的零点无须调整，而输入电压范围可以通过调整 U_R 端的电压加以改变。U_R 端的电压应该是输入电压范围的 1/2−，即 $U_R = \dfrac{U_{max} - U_{min}}{2}$。例如，输入电压的范围是 $0.5 \sim 3.5V$，加到 U_R 端的电压应是 1.5V；当输入电压范围是 $0 \sim 5V$ 时，U_R 端则无须加任何电压，而由芯片内部提供参考电压。

图 10-8 中所示电路是 ADC0801 连续转换工作状态，$\overline{CS}$、$\overline{RD}$、$\overline{WR}$ 和 $\overline{INTR}$ 端均接地。在时钟脉冲控制下，将输入电压 u_1 转换为 8 位二进制输出值 $D_7 \sim D_0$，连接到 8 个发光二极管的阴极。高电平输出端对应的发光二极管不亮，低电平输出端对应的发光二极管亮，通过发光二极管的亮和不亮，就可以知道 A/D 转换的结果。改变输入模拟电压的值，可得到不同的二进制输出值。

第四节　A/D 与 D/A 转换器的应用举例

随着计算机技术、多媒体技术、信号处理技术及微电子技术的发展，电子技术的应用已渗透到军事、医学及民用领域的各个角落，不断推出先进的电子系统。在现代先进的电子系统前端和后端都应用 A/D 或 D/A 转换器以改善数字处理技术的性能，特别是诸如军事和医疗成像、高性能控制器与传动器以及现代数字通讯系统等应用对高速、高分辨率的 A/D 和 D/A 转换器的需求不断增加。近年来，它们在现代电子系统中均显示出其重要地位。

本节简单介绍一种与微机直接接口的，集 A/D 和 D/A 转换、光电隔离一体的数据转换电路，图 10-9 为原理框图。

该数据转换电路的模-数转换过程：几路模拟输入信号经过多选一模拟开关 CC4051 和光电耦合隔离放大器 TLP521-4 后，由采样保持器 LF398 取样，再输入模-数转换器 AD574 进行 A/D 转换，转换后的数字信号经过数据锁存器 74LS373 和数据收发器 74LS245 输入微机进行运算与处理；电路的数-模转换过程：微机输出的数字信号经数据收发器送入数-模转换器 DAC0832 进行 D/A 转换，转换结果经两级运放将单极性电流输出变为双极性电压输出信号，可送入记录仪、示波器等用以记录或显示。数据转换电路的转换频率可通过选择时钟脉冲频率及计数分频器 CC4060 不同的输出端很方便地进行调节。

转换电路通过微机控制地址译码器 74LS138 执行不同地址的读写命令来完成 A/D 转换的启动、转换结果的读取，以及待进行 D/A 转换数据的传送和 D/A 转换的启动等动作。从寄存器 74LS175 输出的数字信号通过光电耦合器送到多选一模拟开关 CC4051，用来选通相应的模拟信号输入通道。

在医疗仪器等对信号精度要求极高的精密仪器和测控系统中，系统的共模干扰影响较大，数字信号

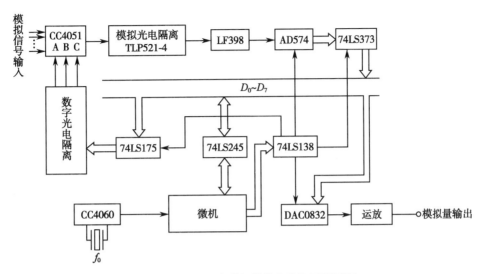

图 10-9　光电隔离数据转换电路的原理框图

也会对模拟信号产生不容忽视的影响,为此数据转换电路在数字端和模拟端均使用了光电耦合隔离放大器,使输入端与输出端和电源间无直接的电路耦合,实现了系统与现场之间的完全不共地,具有很强的共模抑制能力。光电耦合器是电-光-电转换器件,由发光二极管和光敏二极管(或光敏三极管)组成。当给输入端的发光二极管加上电信号时,二极管发光,光被光敏二极管(或光敏三极管)接收,产生输出电流,从而实现了电-光-电的转换作用。由于输入端与输出端之间通过光进行耦合,而没有直接的电路连接,所以光电耦合器具有良好的隔离性能、绝缘性能和很强的抗干扰能力。数字信号间的隔离较简单,因此电路结构也简单,图 10-10a 为其原理图。模拟交流信号的线性隔离要求高一些,可用图10-10b所示的光电耦合隔离放大器,通过调节 R_1、R_{W1} 和适当选择 C_1、C_2 可进行较宽频带的模拟信号的光电传输。对模拟低频或直流小信号进行光电传输,可以先对输入信号进行高频脉冲调制再进行光电隔离,这里不做介绍。

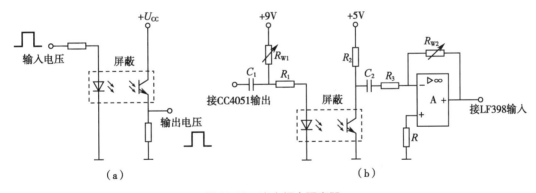

图 10-10　光电耦合隔离器
a. 原理图；b. 光电耦合隔离放大器

该数据转换电路能够满足一般生产和研究中对多路信号进行测量、控制及分析的需要,并且可以记录和显示结果,可应用于智能化生理信号分析仪中。电路集 A/D、D/A 转换和信号的光电隔离于一体,采样频率可根据需要灵活选取。电路结构紧凑、通用性强,具有较高的精度和很强的抗干扰能力。

（鲁　雯）

习题十

（一）填空题

10-1 A/D 转换器的作用是将（　　）量转换成（　　）量；D/A 转换器的作用是将（　　）量转换成（　　）量。

10-2 就实质而言，（　　）类似于译码器，（　　）类似于编码器。

10-3 最小输出电压和最大输出电压之比叫作（　　），它取决于 D/A 转换器的（　　）。

10-4 倒 T 形电阻网络 D/A 转换器由（　　）（　　）（　　）及（　　）组成。

10-5 A/D 转换的过程可分为（　　）（　　）（　　）及（　　）四个步骤。

10-6 A/D 转换器按照工作原理的不同可分为（　　）A/D 转换器和（　　）A/D 转换器

（二）选择题

10-7 D/A 转换器的主要参数有转换误差、转换时间及（　　）

　　a. 分辨率　　　　　　b. 输入电阻　　　　　　c. 输出电阻　　　　　　d. 参考电压

10-8 权电阻网络 D/A 转换器最小输出电压是（　　）

　　a. $\frac{1}{2}U_{LSB}$　　　　b. U_{LSB}　　　　c. U_{MSB}　　　　d. $\frac{1}{2}U_{MSB}$

10-9 A/D 转换器转换速度最快的类型为（　　）

　　a. 逐次渐近式　　　　b. 积分式　　　　　　c. 并行式　　　　　　d. 计数式

10-10 4 位倒 T 型电阻网络 D/A 转换器电阻网络的电阻取值有（　　）

　　a. 1 种　　　　　　b. 2 种　　　　　　c. 4 种　　　　　　d. 8 种

10-11 为使采样输出信号不失真地代表输入模拟信号，采样频率 fs 和输入模拟信号的最高频率 $f$imax 的关系为（　　）

　　a. fs≥$f$imax　　　　b. fs≤$f$imax　　　　c. fs≥2$f$imax　　　　d. fs≤2$f$imax

10-12 用二进制数码表示指定离散电平的过程称为（　　）

　　a. 采样　　　　　　b. 量化　　　　　　c. 保持　　　　　　d. 编码

（三）简答题

10-13 简述 D/A 转换器和 A/D 转换器的主要作用。

10-14 权电阻网络 D/A 转换器和倒 T 形电阻网络 D/A 转换器的电阻网络有什么区别？

10-15 试写出 A/D 转换器将模拟信号转换为数字信号的转换步骤。

10-16 在 A/D 转换芯片中，采样保持电路的作用是什么？

10-17 逐次渐近型 A/D 转换器一般由哪几部分组成？

10-18 V-F 变换型 A/D 转换器主要由哪几部分组成？

（四）计算与分析题

10-19 有一个 8 位倒 T 形电阻网络 D/A 转换器，设 $U_R = +5V$，$R_F = R$，试求 $d_7 \sim d_0 = 10000001$、00000100、11111110 时的输出电压 u_0。

10-20 某 DAC 要求十位二进制数能代表 0～50V，问此二进制数的最低位代表的电压为多少？

在使用电阻器时,需要了解它的主要参数。对电阻器需知道其标称阻值、允许误差、功率。电阻器的标称值和允许偏差一般都标在电阻体上,而在电路图上通常只标电阻器的标称值,如果电路对功率有要求,才标出电阻器的功率。电阻器的标称阻值和允许误差的标示方法有四种,即直接标示法、文字符号标示法、数码标示法和色码标示法。

1. 直接标示法 直接标示法是将电阻器的标称值用数字和文字符号直接标在电阻体上,其允许偏差则用百分数表示,未标偏差值的即为±20%。

2. 文字符号标示法 文字符号法是将电阻器的标称值和允许误差值用阿拉伯数字和单位文字符号以及误差文字符号的组合标在电阻体上。单位文字符号(字母)前面的数字表示整数阻值,后面的数字依次表示第一位小数阻值和第二位小数阻值。最后的文字符号(字母)表示允许偏差值。电阻器标称的单位文字符号如附录表1-1所示

附录表1-1 电阻器标称值的单位与符号

文字符号	单位	名称
R	Ω	欧姆
K	kΩ	千欧
M	MΩ	兆欧
G	GΩ	吉欧
T	TΩ	太欧

常用精密电阻器的误差等级(允许误差)用文字符号表示,其含义如附录表1-2所示。

附录表1-2 常用精密电阻器的误差等级的表示方法

文字符号	B	C	D	F	G	J	K	M
误差等级(%)	±0.1	±0.2	±0.5	±1	±2	±5	±10	±20

例如,2K2J表示该电阻器标称值为2.2KΩ,允许误差为±5%。

3. 数码标示法 数码标注法主要用于小体积的元器件,如贴片元件器等。数码标示法是用数字来表示元件的标称值,再用一个字母表示误差的标示方法。通常用3位阿拉伯数字来标注片状电阻的阻值,其中第1位数代表阻值的第1位有效数;第2位数代表阻值的第二位有效数字;第3位数代表阻值倍率,即阻值第1、2位有效数之后0的个数。例如:203J代表20后的3个0,即20 000Ω=20KΩ,误差为±5%。少数片状电阻亦有用4位数字标注阻值的,4位数标注与3位数标注的差别只是多了一位有效数,其余与3位数标注法相同,这里不再赘述。

4. 色码标示法 通常因为电阻器的表面太小或者外形呈曲面,不便在上面印刷标称阻值和误差等级,所以将电阻器的标称阻值和误差等级用颜色代码来表示,这就是色码标示法。如附录图1-1为四色

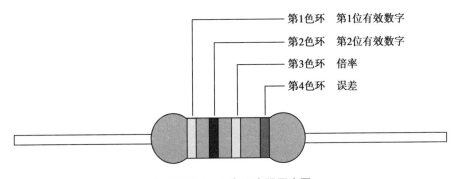

第1色环 第1位有效数字
第2色环 第2位有效数字
第3色环 倍率
第4色环 误差

附录图1-1 四色环电阻示意图

环电阻示意图,附录表 1-3 为四色环电阻器颜色与有效数字对照表。

附录表 1-3　四色环电阻器色环的位置和颜色代表的意义

颜色	第 1 色环 第 1 位数字	第 2 色环 第 2 位数字	第 3 色环 倍率	第 4 色环 允许误差
黑	0	0	10^0	
棕	1	1	10^1	
红	2	2	10^2	
橙	3	3	10^3	
黄	4	4	10^4	
绿	5	5	10^5	
蓝	6	6	10^6	
紫	7	7	10^7	
灰	8	8	10^8	
白	9	9	10^9	
金			10^{-1}	± 5%
银			10^{-2}	± 10%
无色				± 20%

　　实际应用中,还有用五色环表示阻值的电阻器,它通常是精密型电阻器(例如金属膜电阻器)。第 1 色环表示阻值的第 1 位数字,第 2 色环表示阻值的第 2 位数字,第 3 色环表示阻值的第 3 位数字,第 4 色环表示阻值的倍率,第 5 色环表示误差范围。

一、国内半导体分立器件型号命名方法（GB248-89）

第一部分		第二部分		第三部分		第四部分	第五部分
用阿拉伯数字表示器件的电极数目		用汉语拼音字母表示器件的材料和极性		用汉语拼音字母表示器件的类别		用阿拉伯数字表示序号	用汉语拼音字母表示规格号
符号	意义	符号	意义	符号	意义		
2	二极管	A	N型,锗材料	P	小信号管		
3	三极管	B	P型,锗材料	V	混频检波管		
		C	N型,硅材料	W	电压调整管和电压基准管		
		D	P型,硅材料	C	变容管		
		A	PNP型,锗材料	Z	整流管		
		B	NPN型,锗材料	L	整流堆		
		C	PNP型,硅材料	S	隧道管		
		D	NPN型,硅材料	K	开关管		
		E	化合物材料	U	光电管		
示例:				X	低频小功率管($f_\alpha < 3MHz, P_C < 1W$)		
3 D G 12				G	高频小功率管($f_\alpha \geq 3MHz, P_C < 1W$)		
				D	低频大功率管($f_\alpha < 3MHz, P_C \geq 1W$)		
				A	高频大功率管($f_\alpha \geq 3MHz, P_C \geq 1W$)		
				T	晶体闸流管		

二、国外三极管型号的命名方法

1. 日本半导体分立器件型号命名 日本生产的半导体分立器件,由五至七部分组成。通常只用到前五部分,其各部分的符号意义如附录表 2-1 所示。

附录表 2-1 日本半导体分立器件型号命名

第一部分		第二部分	第三部分		第四部分	第五部分
用阿拉伯数字表示		日本电子工业协会JEIA注册标志	用字母表示器件使用材料极性和类型		用阿拉伯数字表示登记的顺序号	用字母表示同一型号的改进型产品标志
符号	意义	用S表示已在日本电子工业协会JEIA注册登记	符号	意义	两位以上整数,从11开始,不同公司的性能相同的器件可以使用同一顺序号,数字越大,越是近期产品	A、B、C、D、E、F等表示这一器件是原型产品的改进产品
0	光电二极管等		A	PNP型高频管		
1	二极管		B	NPN型低频管		
2	三极管		C	NPN型高频管		
			D	NPN型低频管		
示例:						
2 S C 4706						

2. 韩国三星电子公司产的三极管的命名 韩国三星电子公司产的三极管以四位数字表示管子的型号。常用的有9011-9018等几种型号。9011、9013、9014、9016、9018 为 NPN 型三极管,9012、9015 为 PNP 型三极管,9016、9018 为高频三极管,它们的特征频率 f(T) 都在 500MHz 以上。9012、9013 型三极管为功放管,它的耗散功率为 625mW。

3. 美国半导体分立器件型号命名 美国晶体管或其他半导体分立器件的命名法较混乱。美国电子工业协会半导体分立器件命名如附录表 2-2 所示。

附录表 2-2 美国电子工业协会半导体分立器件型号命名

第一部分	第二部分	第三部分	第四部分	第五部分
用符号表示器件用途的类型	用阿拉伯数字表示 PN 结数目	美国电子工业协会(EIA)注册标志	美国电子工业协会登记顺序号	用字母表示器件分档
JAN-军级 JANTX-特军级 JANTXV-超特军级 JANS-宇航级	1-二极管 2-三极管 3-3 个 PN 结	N-器件已在 EIA 注册登记	多位阿拉伯数字	A、B、C、D 等

示例:

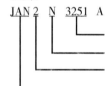

JAN 2 N 3251 A

	第一部分		第二部分	第三部分		第四部分	
用字母表示器件符合国家标准		用字母表示器件的类型	用数字表示器件的系列和品种代号	用字母表示器件的工作温度范围		用字母表示器件的封装	
符号	意义	符号	意义		符号	意义	符号	意义
C	符合国家标准	T	TTL	TTL 分为：	C	0～70℃	W	陶瓷扁平
		H	HTL	54/74×××①	G	−25～70℃	B	塑料扁平
		E	ECL	54/74 H×××②	L	−25～85℃	F	全密封扁平
		C	CMOS	54/74 L×××③	E	−40～85℃	D	陶瓷双列直插
		F	线性放大器	54/74 S×××	R	−55～85℃	P	塑料双列直插
		D	音响、电视电路	54/74 L S××× ④	M	−55～125℃	J	黑瓷双理直插
		W	稳压器	54/74 A S×××				
		J	接口电路	54/74 A L S×××			K	金属菱形
		B	非线性电路	54/74 F×××			T	金属圆壳
		M	存储器	CMOS 为：				
		U	微机电路	4000 系列				
		AD	A/D 转换器	54/74HC×××				
		DA	D/A 转换器	54/74 HCT×××				

注：①74:国际通用 74 系列（民用）
54:国际通用 54 系列（军用）
②H:高速
③L:低速
④LS:低功耗
⑤C:只出现在 74 系列
⑥M:只出现在 54 系列

示例

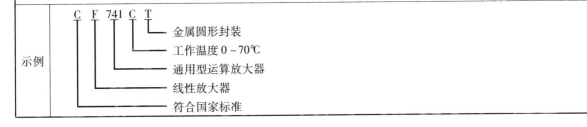

C F 741 C T
金属圆形封装
工作温度 0～70℃
通用型运算放大器
线性放大器
符合国家标准

名称	国家标准符号	惯用符号	国外符号
与门	&		
或门	≥1	+	
非门	1		
与非门	&		
或非门	≥1	+	
异或门	=1	⊕	
同或门	=1	⊕	
缓冲器	1		
半加器	Σ CO	HA	HA
全加器	Σ CI CO	FA	FA
基本 RS 触发器	R S	Q̄ Q R S	Q̄ Q R S
D 触发器	R C1 1D S	Q̄ Q R_D CP D S_D	Q̄ Q R_D CK D S_D

续表

名称	国家标准符号	惯用符号	国外符号
JK 触发器（上升沿触发）			
JK 触发器（下降沿触发）			

推荐阅读

［1］陈仲本. 医学电子学基础. 3 版. 北京：人民卫生出版社，2010.

［2］秦曾煌. 电工学. 7 版. 北京：高等教育出版社，2009.

［3］王鸿明. 电工与电子技术. 北京：高等教育出版社，2009.

［4］吴麒铭. 电子电路基础. 北京：科学出版社，2009.

［5］林红. 模拟电路基础. 北京：清华大学出版社，2007.

［6］鲁雯. 影像电子学基础. 3 版. 北京：人民卫生出版社，2014.

［7］焦素敏. 数字电子技术基础. 2 版. 北京：人民邮电出版社，2012.

［8］李刚. 生物医学电子学. 北京：电子工业出版社，2008.

［9］漆小平. 医用电子仪器. 北京：科学出版社，2013.

［10］刘鸿莲. 医用电子学. 北京：人民卫生出版社，2004.

［11］彭承琳. 生物医学传感器原理与应用. 2 版. 重庆：重庆大学出版社，2011.

［12］寇戈. 模拟电路与数字电路. 北京：电子工业出版社，2008.

［13］姜桥. 电子技术基础. 2 版. 北京：人民邮电出版社，2013.

［14］邓元庆. 电子技术基础. 北京：电子工业出版社，2014.

［15］张延芳. 医用电子学. 北京：科学出版社，2014.

［16］余学飞. 现代医学电子仪器原理与设计. 3 版. 广州：华南理工大学出版社，2013.

［17］贺忠海. 医学电子仪器设计. 北京：机械工业出版社，2014.

［18］张洪润. 电工电子技术. 北京：清华大学出版社，2013.

［19］李秀英. 电工电子技术基础. 北京：化学工业出版社，2015.

［20］普鲁特切. Design and Development of Medical Electronic Instrumentation. 北京：机械工业出版社，2011.

［21］Willis J. Tompkins. 生物医学数字信号处理. 林家瑞，徐邦荃，等译. 武汉：华中科技大学出版社，2001.

［22］杨玉星. 生物医学传感器与检测技术. 北京：化学工业出版社，2009.

［23］《电子技术实验》课程网站. http://eelab.sjtu.edu.cn/dzsy/.

［24］电子技术精品课程网站. http://www.hitwh.edu.cn/jpkc/dzjs/jsjs.htm.